"十三五"国家重点图书出版规划项目
天津市重点出版扶持项目

"癌症知多少"

新媒体健康科普丛书

老年肿瘤

丛书主编　樊代明　郝希山

主　　编　刘端祺　李　方　李小梅

天 津 出 版 传 媒 集 团

天津科技翻译出版有限公司

图书在版编目(CIP)数据

老年肿瘤 / 刘端祺, 李方, 李小梅主编. — 天津：
天津科技翻译出版有限公司, 2022.3
("癌症知多少"新媒体健康科普丛书 / 樊代明,
郝希山主编)
ISBN 978-7-5433-4071-8

Ⅰ.①老… Ⅱ.①刘… ②李… ③李… Ⅲ.①老年病
–肿瘤–诊疗 Ⅳ.①R73

中国版本图书馆 CIP 数据核字(2021)第 018580 号

老年肿瘤
LAONIAN ZHONGLIU

出　　　版:天津科技翻译出版有限公司
出 版 人:刘子媛
地　　　址:天津市南开区白堤路 244 号
邮政编码:300192
电　　　话:(022)87894896
传　　　真:(022)87893237
网　　　址:www.tsttpc.com
印　　　刷:天津海顺印业包装有限公司分公司
发　　　行:全国新华书店
版本记录:710mm×1000mm　16 开本　26.25 印张　360 千字
　　　　　2022 年 3 月第 1 版　2022 年 3 月第 1 次印刷
　　　　　定价:78.00 元

(如发现印装问题,可与出版社调换)

丛书编委会

丛书主编

樊代明　　郝希山

丛书副主编

詹启敏　　于金明　　张岂凡　　季加孚　　王红阳　　赫　捷

李　强　　郭小毛　　徐瑞华　　朴浩哲　　吴永忠　　王　瑛

执行主编

王　瑛

执行副主编

支修益　　赵　勇　　田艳涛　　秦　茵　　陈小兵

插　画

张梓贤

编　者（按姓氏汉语拼音排序）

艾星浩	巴　一	白　冰	白　燕	包　旭	卜　庆
步召德	蔡清清	曹　振	曹家燕	曹伟新	曹旭晨
陈　静	陈　璐	陈　平	陈　彤	陈　伟	陈　妍
陈　艳	陈　燕	陈　宇	陈翔翔	陈昌贤	陈点点
陈公琰	陈金良	陈警之	陈凯琳	陈可欣	陈茂艳
陈倩倩	陈田子	陈婷婷	陈希伟	陈小兵	陈小岑
陈小燕	陈晓锋	陈永顺	陈育红	陈昱丞	陈治宇
陈子华	陈祖锦	程　熠	程亚楠	迟志宏	丛明华

崔云龙	崔兆磊	戴东	丁超	董丽	董阿茹汗
董凤齐	董恒磊	董晓璠	杜娟	杜强	杜玉娟
段峰	段梦磊	段振东	范彪	范志松	方小洁
房锋	封磊	冯莉	冯敏	冯丽娜	冯梦晗
冯梦宇	付强	高婕	高劲	高明	高申
高炜	高秀	高岩	高伟健	弓晓媛	宫本法
关海霞	关莎莎	郭志	郭丹丹	郭婧瑶	郭姗琦
韩晶	何浩	何朗	何流	何毅	何帮顺
何江弘	何亚琳	和芳	贺斌	贺瑾	洪雷
侯秀坤	胡海涛	胡耐博	胡文雪	胡筱蓉	黄河
黄鼎智	黄慧强	黄金超	黄梅梅	黄敏娜	黄诗雄
黄文倩	黄育北	季科	季鑫	季加孚	季耘含
贾佳	贾晓燕	贾英杰	贾子豫	姜文奇	姜志超
蒋微琴	焦杰	金辉	金鹏	金希	金鑫
金雪	荆丽	井艳华	阚艳艳	康文哲	孔学
孔大陆	孔凡铭	孔轻轻	孔雨佳	雷海科	黎军和
李琛	李方	李红	李洁	李静	李娟
李力	李玲	李凌	李宁	李圆	李倩
李荣	李薇	李艳	李燕	李洋	李盈
李莹	李勇	李春波	李大鹏	李冬云	李昉璇
李国强	李海鹏	李虹义	李虎子	李惠霞	李慧锴
李慧莉	李家合	李嘉临	李建丽	李静燃	李利娟
李萌辉	李姝颖	李维坤	李文桦	李文杰	李文涛
李小江	李小梅	李晓东	李雅楠	李勇强	李之华
李志领	李志铭	李冶中	力超	梁峰	梁菁
梁金晓	梁晓峰	廖书恒	廖正凯	林宁	林源
林立森	林贤东	林晓琳	林仲秋	凌小婷	刘晨

刘 刚	刘 昊	刘 洁	刘 姗	刘 涛	刘 巍
刘 妍	刘 阳	刘 颖	刘 昭	刘兵城	刘博文
刘长富	刘东伯	刘东明	刘冬妍	刘端祺	刘合利
刘红利	刘宏根	刘慧龙	刘家成	刘嘉寅	刘俊田
刘凌翔	刘盼盼	刘荣凤	刘少华	刘潇濛	刘晓园
刘筱迪	刘彦芳	刘艳霞	刘耀升	刘云鹤	刘云涛
刘志敏	卢仁泉	卢小玲	卢致辉	鲁军帅	鲁苗苗
陆 鸣	陆 舜	陆 苏	路 娜	吕 强	罗迪贤
罗志芹	马 虎	马 帅	马 薇	马翻过	马福海
马婷婷	马蔚蔚	马雪玲	孟晓敏	牟睿宇	穆 瀚
聂 蔓	宁晓红	牛文博	潘 杰	齐立强	齐文婷
强万敏	秦 磊	秦健勇	邱 红	邱录贵	曲秀娟
瞿慧敏	饶群仙	任 越	任大江	荣维淇	汝 涛
沙永生	单玉洁	邵欣欣	邵志敏	佘 彬	申 鹏
沈 琦	沈 倩	沈文斌	施咏梅	石 晶	石 倩
石 燕	石汉平	司同国	思志强	宋晨歌	宋春花
宋天强	宋亦军	苏 畅	苏 玲	孙 婧	孙 鹏
孙 颖	孙彬栩	孙凌宇	孙文茜	孙现军	孙潇楠
孙雪影	孙艳霞	谭 健	谭先杰	汤 东	唐 凤
唐丽丽	田 洁	田艳涛	汪 艳	王 飞	王 峰
王 杰	王 洁	王 科	王 莉	王 龙	王 琦
王 蕊	王 飒	王 潇	王 欣	王 鑫	王 迎
王 盈	王 莹	王 宇	王 钊	王 勐	王艾红
王安强	王炳智	王丹鹤	王凤华	王海楠	王会英
王建祥	王建正	王晶晶	王景文	王军轶	王丽娟
王楠娅	王书奎	王舒朗	王晰程	王夏妮	王潇潇
王晓群	王艳晖	王玉栋	王玉珏	王园园	王志惠

隗汶校	魏 华	魏 凯	魏立强	魏丽娟	魏述宁
魏松锋	魏振军	闻淑娟	邬明歆	吴 楠	吴 琼
吴尘轩	吴航宇	吴小华	吴晓江	吴延升	吴胤瑛
吴月奎	伍晓汀	武 强	武佩佩	武云婷	夏 奕
向 阳	肖 健	肖 莉	肖书萍	谢玲玲	信 文
邢金良	邢晓静	熊 斌	熊青青	徐 泉	徐 彦
徐慧婷	徐瑞华	徐晓琴	许红霞	许婧钰	闫 东
阎 玲	严 颖	颜 兵	杨 波	杨 丹	杨 航
杨 丽	杨 敏	杨 双	杨合利	杨隽钧	杨李思瑞
杨佩颖	杨伟伟	杨子鑫	姚剑峰	叶 枫	易 丹
易峰涛	易树华	尹 玉	尹如铁	尤 俊	于 歌
于海鹏	于仁文	于晓宇	虞 夏	虞永峰	袁 航
运新伟	翟晓慧	战淑珺	张 斌	张 晨	张 帆
张 红	张 寰	张 慧	张 霁	张 娇	张 晶
张 莉	张 龙	张 蕊	张 倜	张 伟	张 玮
张 雯	张 欣	张 雪	张 瑶	张广吉	张国辉
张海波	张宏艳	张建军	张建伟	张丽丽	张凌云
张梦迪	张青向	张庆芬	张汝鹏	张师前	张炜浩
张潇潇	张小田	张笑颖	张玄烨	张雪娜	张瑶瑶
张亚萍	张一楠	张玉敏	张跃伟	张蕴超	张梓贤
赵 静	赵 峻	赵 坤	赵 群	赵 婷	赵 玮
赵 雯	赵 勇	赵洪猛	赵敬柱	赵林林	赵颂贤
赵锡江	赵志丽	郑 莹	郑爱民	郑传胜	郑华川
郑向前	支修益	只璟泰	周 晨	周 晶	周 岚
周 琦	周洪渊	周丽芯	朱 玲	朱津丽	朱晓黎
朱晓琳	朱颖杰	庄则豪	邹冬玲	邹燕梅	邹征云
左 静					

《老年肿瘤》编委会

丛书前言一

匠心精品，科普为民

人类认识癌症的历史源远流长。无论是古希腊时期的希波克拉底，还是中国古代的《黄帝内经》等早期医学文献，都曾系统描述过癌症。20世纪下半叶以来，世界癌症发病人数与死亡人数均呈快速上升趋势，尤其是20世纪70年代以后，癌症发病率以年均3%~5%的速度递增。癌症已成为当前危害人类健康的重大疾病。

我国自改革开放以来，经济、社会、环境及人们的生活方式都发生了变化，目前正快速步入老龄化社会，这导致我国在肿瘤患者人数快速增长的同时，癌谱也发生了较大变化。在我国，发达国家高发的肺癌、乳腺癌、结直肠癌的发病率迅速上升，发展中国家高发的胃癌、肝癌、食管癌等的发病率亦居高不下，形成发达国家与发展中国家癌谱交融的局面，这给我国的肿瘤防治工作带来了较大挑战。

为了推动肿瘤科普精品创作，为公众和广大患者提供一套权威、科学、实用、生动的科普丛书，在中国科学技术协会的大力支持下，中国抗癌协会组织数百位国内肿瘤专家，集体编写了本套丛书。

丛书的作者都是活跃在我国肿瘤科普领域的专家，通过讲座、访谈、文章等多种形式为广大群众特别是肿瘤患者及其家属答疑解惑，消除癌症认知误区，推进癌症的早诊早治。他们的经验积累和全心投入是本套丛书得以出版的基础。

本套丛书满足了两方面的需求：

一是大众的需求。中国抗癌协会通过各地肿瘤医院、肿瘤康复网站、康复会、患友会等组织问卷调研，汇总常见问题，以保证专家回答的问题是读者最关心和最渴望知道答案的问题。

二是医生的需求。在日常工作中，临床医生要用很大一部分时间来回答患者一些重复率非常高的问题。如果能把这些问题汇总，统一进行细致深入的解答，以图书的形式提供给患者及其家属，不仅能为临床医生节省很多时间，同时也能大大提高诊疗的效率。

丛书的出版不是终点，而是一个起点。本套丛书将配合中国抗癌协会每年的世界癌症日、全国肿瘤防治宣传周等品牌活动，以及肺癌、乳腺癌关注月等各类单病种的宣传活动，通过讲座与公益发放相结合的形式，传播防癌抗癌新知识，帮助患者树立战胜癌症的信心，普及科学合理的规范化治疗方法，全面落实癌症三级预防的总体战略。

本套丛书是集体智慧的结晶。衷心感谢中国科学技术协会对丛书的鼎力支持，感谢百忙之中为丛书的编写投入巨大精力的各位专家，感谢为丛书出版做了大量细致工作的出版社编辑，也感谢所有参与丛书筹备组稿工作的中国抗癌协会秘书处的工作人员。

希望本套丛书的出版能为国家癌症防治事业做一份贡献，为大众健康谋一份福祉。

郝希山

中国抗癌协会名誉理事长
中国工程院院士

丛书前言二

肿瘤防治，科普先行

一、肿瘤防治，科普先行

1.健康科普，国家之需求

2016 年，习近平总书记在"科技三会"上指出，"科技创新、科学普及是实现创新发展的两翼，要把科学普及放在与科技创新同等重要的位置。"这是中央领导从国家发展战略高度对新的历史时期科普工作和科普产业发展的新部署和新要求。2017 年，"健康中国"作为国家基本发展战略被写进十九大报告，报告明确提出"健康中国行动"的主要任务就是实施健康知识普及行动。

2.肿瘤科普，卫生事业之需求

恶性肿瘤的病因预防为一级预防；通过筛查而早期诊断，以提高肿瘤疗效为二级预防。世界卫生组织（WHO）认为，40%以上的癌症可以预防。恶性肿瘤的发生是机体与环境因素长期相互作用的结果，因此，肿瘤预防应贯穿于日常生活中并长期坚持。肿瘤预防在于降低发病率和死亡率，从而减少国家医疗资源的消耗，减轻恶性肿瘤对国民健康的危害和社会、家庭的经济负担。

3.肿瘤科普，公众之需求

大数据表明，在中国，健康与医疗科普相关词条占总搜索量的57%。2017 年国人关注度最高的 10 种疾病中，"肿瘤"的搜索量超过 36 亿次，跃居十大疾病之首，之后连续数年蝉联关注榜首位。这一方面说明公众对肿瘤科普有巨大需求，同时也反映了公众对癌症的恐慌情绪。一次次名人患癌事件、一段段网络泛滥的癌症谣言，时时处处诱发公众"谈癌色变"的心理。因此，消除癌症误区、建立正确的防癌观念是当前公民健康领域最重要的科普任务，肿瘤医学工作者责无旁贷。

4.肿瘤科普，患者之需求

恶性肿瘤严重威胁人类健康和社会发展。随着肿瘤发病率持续上升、患者生存期延长、个体对自身疾病的关注增加、患者参与诊疗决策的意愿不断增强，肿瘤科普已经成为刚性需求，涉及预防、诊疗、康复、护理、心理、营养等诸多领域。

5.肿瘤科普，大健康产业之需求

随着科普产业的进步和成熟，一批像果壳网、知乎、今日头条等科普资讯平台迅速发展壮大，成为国家发展科普产业的骨干力量。今天的科普产业正在走出科普场馆建设与运营、科普图书出版与发行、科普影视制作与传播、科普展教器具制作与展示等传统形式，迈向经济建设与社会发展更为广阔的前沿领域。科普的产业形态呈多元化发展，科普出版、科普影视、科普动漫与游戏、科普网站、科普旅游、科普会展、科普教育、科普创意设计服务等实体平台百花齐放。随着人口老龄化的加剧，肿瘤科普产业的规模正在不断扩大，这必将催生高水平多元化的科普产品。肿瘤防治，科普先行，利国利民。

二、科普先行，路在脚下

中国抗癌协会作为我国肿瘤学领域最重要的国家一级协会，在成立之日起，就把"科普宣传"和"学术交流"放在同等重要的位置，30多年来，在肿瘤科普工作中耕耘不辍，秉持公心，通过调动行业资源和专家资源，面向公众和患者广泛开展了内容丰富、形式多样的抗癌科普宣传。通过长期实践，协会独创出"八位一体"的科普组织体系（团队－活动－基地－指南－作品－培训－奖项－媒体），为我国肿瘤防治科普事业的模式创新和路径探索做出了重要贡献。

中国抗癌协会自1995年创建"全国肿瘤防治宣传周"活动，经过近30年的洗练，已成为肿瘤领域历史最悠久、规模和影响力最大、社会效益最好的品牌科普活动。养成良好的生活方式、早诊早治、保证有效治疗、提高患者生存质量等防癌抗癌理念逐步深入人心。从2018年开始，中国抗癌协会倡议将每年的4月15日设为"中国抗癌日"，并组织全国性的肿瘤科普宣传活动。

科普精品是科普宣传的最重要武器。中国抗癌协会的几代学者，传承接力，倾心致力于权威科普作品的创作，为公众和患者奉献了数量众多的科普精品。2012年至今10年时间里，中国抗癌协会本着工匠精神，组织数百名专家编写了本套丛书(共20个分册)，采用问答的形式，集中回答了公众及患者在癌症预防、诊疗中的常见疑问。目前本套丛书已入选"国家出版基金项目""'十三五'国家重点图书出版规划项目""天津市重点出版扶持项目"等多个项目，取得了良好的社会效益。

随着近年来临床新进展不断涌现，新技术、新方法、新药物不断应用于临床，协会牵头组织广大专家，将防癌抗癌领域的最新知识奉献给广大读者朋友，帮助公众消除癌症误区，科学理性地防癌抗癌，提升公众的科学素养，为肿瘤防治事业贡献力量。

书之为用，传道解惑。科普创作有四重境界，即权威、科学、实用、生动。我们只为一个目标：让癌症可防可控。

肿瘤防治，科普先行；科普先行，路在脚下。

中国抗癌协会理事长
中国工程院院士

前　言

感谢读者们的厚爱和中国抗癌协会的支持,使《老年肿瘤》一书得以顺利出版。

本书采用问答这种读者比较喜爱的形式,解答肿瘤诊疗的相关问题。编者全部是来自国内知名医院的肿瘤专业骨干医生,问题的选择基本来源于他们的临床实践,力求做到:设问接地气,回答抵心里;保持稳定性,贡献新科技;侧重老年人,兼顾大群体。

读者如有兴趣或精力,不妨先粗略地将本书通读一遍,对肿瘤的防治知识有了较为系统、全面的了解以后,再重点理解所关注的相关章节,会比较容易。

近几年,肿瘤诊疗已深入量子生物学、分子免疫学、基因工程学等领域,涉及的专业知识越来越多,要求读者透彻掌握本书的所有叙述并不现实,我们认为,只要读者通过阅读本书,能够减少与医生沟通、交流的障碍,那就是成功的阅读。

需要提醒的是:本书毕竟不是教科书或药物治疗手册,我们遵循医学科普读物的惯例,尽量回避了疾病的具体治疗方式,药物的名称、使用方法和剂量,只为普及相关肿瘤知识提供一些思考或治疗方向,读者不能以此为据实施或改变原有诊疗方案。

此外,当今医学发展日新月异,图书从成稿、印刷到读者阅读文中内容的时间差毕竟不会太短，注定有些内容已经过时，敬请读者理解，并在就医期间通过与医方沟通交流进行弥补。同时，真诚地希望读者朋友们对书中的疏漏、错误提出宝贵意见，谢谢你们的支持。真诚地希望读者朋友们对书中的疏漏、错误提出宝贵的意见，谢谢你们的支持！

2021 年 12 月

目　录

第一章　老年人的身心特点

第二章　老年肿瘤的基本概念

第三章　老年肿瘤的预防知识

第四章 医院里的化验和检查结果

第五章　老年肿瘤的治疗方法

第六章　老年人常见肿瘤相关问题

第七章　老年肿瘤急症居家处理

第八章　老年肿瘤缓和治疗

第一章 ◀❙❙

老年人的
身心特点

▶▶ 古往今来怎么划分老年？

我国古代根据男子成长过程的生理特点，以 10 年为单元，将人生大致分为 9 个阶段，依次以"幼、弱、壮、强、艾、耆、老、耄、期"表达。"耆艾"一词曾经作为老年人的统称，人到了 50 岁(艾)便"知天命"，成了老人，所以曹操 50 岁时即写出了"老骥伏枥"的诗句。人们还习惯性地将"见了隔辈人"的爷爷、奶奶视为老人(尽管有些爷爷、奶奶可能还不到 50 岁)；一些发达国家则将 65 岁作为壮年与老年的分界点。

由于每个人的生理状况与主观感受不同，人们往往会对自己的身体和心理是否进入了老年有一个判断的标准。当然，对人是否"变老了"各说各话也不行，世界卫生组织(WHO)给出的较为粗糙的老年界定标准是：在发达国家为年龄>65 岁；在发展中国家为年龄>60 岁。

中华老年医学学会根据我国的具体情况，曾建议无论男性还是女性，年龄≥60 岁者即可称为老年人。全国老龄委办公室发布消息称，截至 2018 年，中国 60 岁及以上老年人口已达 2.41 亿，占总人口的17.3%；预计到 2050 年前后，我国老年人口数将可能达到全国总人口的 35%(大约 5 亿)的峰值。

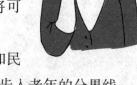

本书根据中国人口普遍的生理、心理状态和民间习惯，参考国际标准及国内惯例，将 60 岁作为步入老年的分界线。

▶▶ 人老了为什么在体态和外貌上有那么多变化？

步入老年后，人们最直观的感受就是变"老"了：头发白了、稀疏了，皮肤松弛了、长出老年斑了，腰弯了、背驼了，牙齿也开始松动脱落了，个头儿变矮了。这些外表的变化，其实都有其内在的生理基础。

头发变白是因为体内的黑色素合成功能下降；皮肤松弛是因为皮肤内的弹性组织退化；脂肪细胞、基质及水分的减少使皮肤粗糙、布满皱纹；体内的抗氧化功能逐步减退后，脂褐质色素在人体表面聚集，形成老年斑。而且,激素水平的变化导致钙质流失,引起骨质疏松甚至脊椎压缩性骨折,同时,椎间盘变性使椎间盘变薄,加之老年人肌力下降,使其很难保持挺胸、收腹的姿态,最终表现为个子变矮、腰弯背驼。

当然,除了上述表面变化,内在综合因素会使老年人面临诸多健康问题,这些问题更值得重视。恶性肿瘤就是其中之一。

▮▶ 老年人的心脏通常会发生哪些变化?这些变化与肿瘤的诊疗有关吗?

心脏通过节律性收缩与舒张,推动血管中的血液流动,并将氧气和养分输送到人体的各种组织、器官中,同时把代谢产生的各种废物带走并排出体外,维持正常的生命活动。

正如汽车的发动机在工作多年后可能出现积碳、燃烧不充分、动力传导不均衡等现象,人体的循环系统在步入老年后,也会出现一系列"状况":心肌可能开始萎缩并发生纤维样变化及心内膜硬化,从而导致心脏泵血效率下降;给心脏供氧的冠状动脉可能发生生理性或病理性硬化,导致心脏本身的养分不足,进一步减弱心脏的收缩能力,并可能诱发心绞痛等临床症状。

虽然心脏本身很少患肿瘤,但其他脏器的肿瘤在治疗过程中需要一颗功能尽可能好的心脏作为支撑,特别是抗癌药物,对老年人的心脏有很大影响。因此,必须尽可能地保护心脏,并不断评估心脏功能,随时调整治疗方案。

▮▶ 老年人的血管有哪些变化?这些变化与肿瘤的诊疗有哪些关系?

血管的老化是人体衰老非常重要的适应证,表现为从微细血管到大血管的管壁变硬、弹性降低、大动脉延长迂曲、管壁增厚等。而且,由于血管壁变硬、管腔变窄、血流速度减慢、外周阻力增大;心脏收缩和舒张时对血管壁压力的弹性缓冲下降,可以使老年人的动脉收缩压上升得很高,而舒张压则较低,两者之间的脉压增大。与此同时,位于颈动脉和主动脉上压力感受器的敏感性也有所下降,反射性调节血压的能力大幅下降,人体对重力效应的代偿机制减弱,因此,老年人在由卧位或蹲位突然站立时,极易发生直立性低血压,导致摔倒等意外伤害。此外,随着年龄增长,静脉也会出现管壁胶原纤维增生、弹性降低、管腔扩大、内膜增厚等现象,因而,老年人容易发生静脉曲张、静脉炎和深静脉血栓。

既然血管遍布全身,影响"全局",上述血管变化必然对肿瘤的治疗产生影响,老年人应了解这方面的知识,在肿瘤诊疗的过程中加强自我体验,有异常感觉时与医护人员沟通。

▶ 老年人的呼吸系统有哪些变化？这些变化与肿瘤的诊疗有哪些关系？

老年人肺的换气和通气功能逐渐减退,必然给肿瘤的诊疗带来许多实际困难。老年人又是肺癌的高发人群,其肺功能的情况对肿瘤的治疗和预后有直接影响。

成年人大约有 3 亿个肺泡,肺泡是氧气与二氧化碳进行交换的场所。步入老年后,肺泡的总数虽然没有明显减少,弹性却降低了,肺泡壁也变薄了,就像一个多次充气、放气的气球,不但变得松弛,还会残留许多气体不能自然排出。人上了年纪后,肺活量每年大约减少 0.6%,造成肺活量下降、肺换气效率低下,表现为运动量大时感觉"气紧"。

除肺活量外,老年人呼吸系统常见的变化还包括湿润气体能力下降、黏液纤毛廓清能力下降等,鼻咽部的肌肉收缩能力下降还可引起上呼吸道变窄、黏膜萎缩变薄,使老年人易患呼吸系统疾病,特别是细菌和病毒的感染,这对患有肿瘤的老年人有时是致命的。

▶ 老年人为什么常常食不甘味、排便不畅？

消化道和消化道腺体组成人体的消化系统。上消化道是指口腔到十二指肠这一段,下消化道是空肠以下的小肠和大肠。人体的消化腺也可分为大消化腺和小消化腺。前者包括肝、胰和3对唾液腺(腮腺、颌下腺、舌下腺);小消化腺散布于消化道的内侧黏膜层管壁内,凭借显微镜才能观察到,主要是胃腺和肠腺。

老年人常抱怨吃东西没味儿、胃口不好、排便不畅,这是因为人上了年纪后舌上味蕾的数目减少,对味道的感知能力下降,再加上胃、肠道的蠕动能力开始下降,胃排空和肠排空食物所需的时间都较年轻时要长,因此较易发生便秘。与此同时,在食物消化过程中极为重要的消化液和消化酶的分泌也大幅降低。上述因素的叠加大大地影响着老年人的消化、吸收能力,因此易发生营养不良、营养过剩或营养不均衡等情况,并影响免疫系统等身体其他重要系统或器官的正常工作,引发一系列连锁反应,直接影响肿瘤的治疗与身体的康复。

▐▶ 有些人年轻时非常"随和",但老了以后就变得有些"不可理喻"了,这是怎么回事?

世界卫生组织将健康定义为"身体上、精神上和社会适应上的完好状态"。人们在谈及健康时,通常更多关注的是生理上的健康。其实,心理健康以及与心理健康密切相关的人际关系、社会适应能力,也是健康的重要组成部分。

老年人的心理变化主要发生在智力、记忆、思维、人格、情感与意志等方面,外在表现为认知能力下降、易怒与恐惧、孤独感和依赖感加强,常受抑郁、焦虑等负面情绪控制。如果此时再逢身体不适、经济能力受限、丧偶或家庭不和等问题,就更容易产生不良情绪,难与旁人沟通、交流,也难以从心理上自我疏导,从而陷入恶性循环,逐渐变得以自我为中心、爱唠叨、爱诉苦、固执、倔强易怒、孤僻,经常对身体不适进行"自我诊断",不去正规医院诊治,盲目使用民间偏方。患者的子女对此要理解和了解,不要着急,耐心疏导是必要的,有时还需要医生的指导。

▰▶ 为什么有的老年人健忘、迟钝、冷暖不自知？

除心理因素以外，这与老年人神经系统的变化有关。

神经系统是我们感知外部世界的工具，也是大脑调度人体各部分运动和功能的渠道。遍布人体各部位的感受器在接收到各种内、外信息后，由周围神经传导到脊髓和脑的各级中枢进行整合，并将中枢系统的指令传递到各系统和器官，应对复杂的内外环境。

刚刚降生的婴儿可能会有近千亿个脑神经细胞。研究表明，成年后人体的脑神经细胞每 10 年减少 5% 左右，60 岁以后减少的速度还要加快。据统计，75 岁老年人的脑神经细胞数量仅相当于年轻时的 60%，联结神经细胞间的树突数量也开始减少。同时，上年纪后，脑血管开始硬化，脑血流中所携带的氧及养分较少，表现为越来越健忘。此时，分布于人体表的外周神经感受器的敏感性也开始降低，导致老年人对冷、热、痛等外界刺激的反应能力下降（如有不少老年人会被热水袋烫伤），给复杂的肿瘤诊疗带来许多不确定因素。

▰▶ 老年人免疫力下降有什么特征？

免疫力俗称"抵抗力"，一般指人对疾病的防御能力。肿瘤本身就是一种免疫缺失、免疫功能障碍性疾病。人的免疫力下降是罹患肿瘤的主要原因，调节并提高机体免疫功能是肿瘤的重要治疗手段。

免疫力要通过免疫系统来实现，免疫系统由免疫器官、免疫细胞和免疫分子组成，是人体抵御外来细菌、病毒侵入最重要的防卫系统。免疫器官包括脾脏、淋巴结、扁桃体、胸腺等；免疫细胞包括淋巴细胞、中性粒细胞、血小板等；免疫物质包括免疫球蛋白、干扰素、肿瘤坏死因子等。

老年人免疫系统退化的一个重要特征就是胸腺发生明显的老龄性退化；细胞因子的生产能力和免疫因子的发挥水平普遍降低，造成多种病原体和恶性肿瘤乘虚而入。因此，在同一环境中，老年人比年轻人更容易感染疾病,肿瘤的患病率也明显增加。患同一种疾病后,老年人比年轻人需要更长的时间来康复。

▌▶ 老年人肾脏功能衰退有什么特点?

步入老年后,肾脏在多方面因素的影响下逐渐出现供血不足、体积萎缩、重量减轻、功能减退等特征,如:人在 70 岁时,肾脏对一种叫作肌酐的代谢终端产物的清除率只有 30 岁时的一半;80 岁时,肾血浆流量下降到年轻时的一半,肾小管的重吸收能力也在下降,一些本应被再吸收的营养物质无法完全吸收。肾脏对一些药物代谢产物的清除能力也明显减弱,而老年肿瘤患者偏偏服药较多,更应注意避免药物性肾损伤。

▌▶ 老年人的内分泌系统有哪些变化? 人为调节内分泌功能可以防止衰老吗?

内分泌系统是由内分泌腺和遍布于各器官的内分泌细胞组成的,它与神经系统一起,共同调节人体的生长、发育和代谢。我们熟知的甲状腺、肾上腺、胰腺和性腺(睾丸、卵巢)都是内分泌腺。

老年人的内分泌腺体萎缩、重量减轻、血供减少、功能减退,表现为应激反应能力下降,运动能力及对创伤的耐受能力下降,疲劳后身体恢复的时间延长;还会有怕冷、皮肤干燥、脱发较多、心跳减慢及易于出现忧郁等现象。同时,生殖能力丧失。

需要特别指出的是,人体的内分泌系统是一套十分复杂、精密、相互关联的调节机制。人到了老年,内分泌功能下降是不可违背的自然规律,千万不要想当然地认为,既然激素不足会导致各种不利后果,就可以自行购买激素服用,那样会破坏身体调节机制的平衡,带来严重的后果。最常见的情况就是,有些老年女性为了保持容颜,自行服用或外用一些含有激素的药品,诱发乳腺癌或卵巢癌;还有的老年男性,滥服含有大量雄激素的"提高性功能"的药物,结果诱发前列腺癌或睾丸癌。

▌▶ 老年肿瘤患者常同时患有哪些"老年病"？

我们常常能听到"老年病"的说法。其实，医学上并没有笼统的"老年病"的说法，不过，确实有些老年肿瘤患者常常同时伴发某些在老年人中普遍存在的"基础疾病"，大家就将这些疾病俗称为"老年病"，基本包括：

（1）老年人特有的疾病，指一般只有老年人才会得的疾病，带有明显的年龄特征，包括膝关节退行性变、老年性痴呆（失能、失智）、老年性耳聋、老年性精神障碍等。

（2）老年人中发生率较高的疾病，包括高血压、糖尿病、冠心病、脑血管病、恶性肿瘤等，这类疾病与老年人的免疫功能下降以及慢性病的进程相关。

（3）疾病虽然在各个年龄段都会发生，但是老年期发病有较明显的特点，如老年人的肺炎往往症状不典型，但病情较严重，死亡率较高。此外，在老年人中，骨质疏松症发病位置广泛、程度较重，且会引起持续存在、难以改善的腰背疼痛。

与老年肿瘤患者的死亡密切相关的主要有肺炎和脑卒中。

第二章 ◀Ⅱ

老年肿瘤的
基本概念

▮▶ 身上长了疙瘩、瘤子或发现"新生物"就是得了肿瘤吗？

俗话说的疙瘩、瘤子的含义很宽泛，包括突出于皮肤表面的丘疹、皮赘，鼻子里面长的息肉，腋下、颈部的淋巴结肿大，B超、CT或X线片报告描述的"新生物"。至于它们的本质是什么，究竟对身体有无大碍，还得在医生仔细观察、做详细的检查后再做判断。应该掌握的原则是，无论身体什么地方长了疙瘩、瘤子或"新生物"，都应该尽早请医生看看，因为这些东西中有可能"潜伏"着肿瘤，特别是恶性肿瘤。老年人是肿瘤的高发人群，对任何身体上隆起的东西尤其应该保持警觉。

▮▶ 良性肿瘤和恶性肿瘤的区别何在？

肿瘤可能发生在人体几乎所有组织器官上。广义的肿瘤分为良性和恶性，还有少数介于良、恶性之间，即所谓"交界性"肿瘤。恶性肿瘤是指机体在各种致癌因素和促癌因素的作用下，组织细胞异常增生分裂失控后而形成的新生物，也是本书讨论的重点。

良性肿瘤是一种较为单纯的细胞增生，其生长缓慢，几乎没有浸润和转移能力，如子宫平滑肌瘤、皮下脂肪瘤等。良性肿瘤的危害性相对较小，但如果长在身体的要害部位，如大脑、大血管旁，仍然有可能危及生命。有些良性肿瘤也会发生恶变，一旦恶变，其危害与恶性肿瘤一样严重，有的良性肿瘤需要遵照医嘱连续多年随访观察。

良性肿瘤外观完整，较光滑，像剥了皮的荔枝；恶性肿瘤外观不光滑，呈毛刺状，像没有剥皮的热带水果红毛丹。恶性肿瘤还能像螃蟹一样横行霸道，浸润、渗透、转移到身体各处生长，是严重危及人们生命的肿瘤。

▮▶ 恶性肿瘤就是我们常说的癌症吗？

恶性肿瘤如果来源于上皮细胞，就统称为癌。所以，癌症是恶性肿瘤的一个大类别,如胃上皮细胞发生恶变就形成胃癌;肺上皮细胞恶变形成肺癌。有时还会结合病灶的外形特点进行命名,如乳头状及囊状结构的腺癌,就被命名为"乳头状囊腺癌"。

因为大多数恶性肿瘤都来源于胚胎发育时期的上皮组织,占据恶性肿瘤的绝大多数,所以,在不少非专业场合及日常生活中,人们也常以"癌症"来泛指所有的恶性肿瘤。

还有少数恶性肿瘤按照以往约定俗成的习惯命名,如白血病、黑色素瘤;有的以最早发现者的姓名命名,如尤文肉瘤、霍奇金淋巴瘤;有的按肿瘤细胞的来源和形态命名,如骨巨细胞瘤。

▮▶ 人们常说的"瘤""癌"和"肉瘤"的恶性程度有什么区别?

在病理报告中,大多数"瘤"指的是良性肿瘤,既不发生转移,一般也不危及生命,如甲状腺和肠道的腺瘤,因此完全没有必要"谈瘤色变"。

"癌"和"肉瘤"则是恶性肿瘤。还有少数胚胎性肿瘤称为"母细胞瘤"。某些恶性肿瘤习惯沿用传统名称,如恶性淋巴瘤、精原细胞瘤、白血病、黑色素瘤、霍奇金淋巴瘤等。

恶性肿瘤的恶性程度取决于许多因素,与它们的名称无关,组织来源生长部位不同、分期不同、患者的身体状况不同,预后会很不一样。不能笼统地说癌的恶性程度高;同样,也不能说肉瘤比癌恶性程度高。

▮▶ 肉瘤是什么病? 肉瘤都是恶性的吗?

医学上把来源于胚胎间叶组织(如肌肉、骨骼、皮下组织、脉管等)的恶性肿瘤称为肉瘤,俗称为"癌",如将骨肉瘤称为骨癌、将横纹肌肉瘤称为肌肉癌等。

肉瘤和癌是恶性肿瘤的不同类型,肉瘤与癌症患者的比例约为1:9。肉瘤的"学名"有很多种,如骨肉瘤、横纹肌肉瘤、脂肪肉瘤、淋巴瘤等,不能泛称为癌。

▐▶ 什么是肿瘤分期？是不是老年患者的肿瘤分期都比较晚？

按照国际惯例，只对恶性肿瘤进行分期，对良性肿瘤不进行分期。

恶性肿瘤一般分为早期、中期和晚期，它是医生讨论患者病情时的一种通用语言。分期对决定治疗方案、判断患者预后至关重要，因此有严格的统一标准。目前国际上普遍采用的是国际抗癌协会(UICC)和美国癌症联合委员会(AJCC)联合编制的 TNM 分期法。其中，"T"表示肿瘤的原发部位(最早生长于什么脏器)；"N"表示淋巴结的转移情况(转移到哪个淋巴结)；"M"表示是否存在除原发病灶以外的其他脏器转移。根据 T、N、M 相应的情况在字母后标以阿拉伯数字 0~4，并最终确定肿瘤的 Ⅰ、Ⅱ、Ⅲ、Ⅳ分期。

肿瘤分期是一个相对复杂的问题，它和肿瘤本身发展的阶段、发现的早晚有关，与患者的年龄无关，老年患者肿瘤分期比较晚的说法没有根据。

鉴于每种癌症的分期方法不同，学术界还经常有所修正，患者可对自己所患癌症的分期有一个基本了解，并随时与医生交流。

▐▶ 什么是肿瘤临床分期、肿瘤病理分期？

肿瘤分期的方法主要有两种：

(1)肿瘤临床分期

肿瘤临床分期是指通过体检化验、影像学检查、病理活检等手段，得到肿瘤进展早晚的信息而进行的术前分期。准确的临床分期有助于患者选择接受合适的术前新辅助治疗及手术治疗，避免过度治疗或是治疗不足。

（2）肿瘤病理分期

肿瘤病理分期针对接受了手术切除或者手术探查的肿瘤患者,其综合了临床分期和手术所见,也称作"术后病理分期",因此,其比临床分期更为准确。

有些肿瘤以放射治疗(简称"放疗")和化学药物治疗(简称"化疗")为主,没有或不应该进行手术,如淋巴瘤、鼻咽癌或未接受根治性手术的患者,只有临床分期。

恶性肿瘤的分期有什么意义？

肿瘤分期对判断患者病情的严重程度有着重要的意义,分期结果直接指导治疗方法的选择与取舍。肿瘤分期还帮助判断预后,医生可根据分期大体预测患者的生存时间。各种肿瘤的分期及其对应的临床意义较为复杂,读者如有兴趣,可咨询医生或参考本书的有关章节和专业书刊。

什么是原位癌？什么是浸润性癌？

原位癌是指癌变仅累及黏膜上皮层或皮肤表皮层但基底膜还完整的癌,是可以治愈的最早期的"表浅癌"。常见的原位癌有乳腺小叶原位癌、子宫颈原位癌、食管原位癌和乳腺导管内癌等。

原位癌如果继续发展,穿透更深的基底膜,侵入固有层或黏膜下层,可形成浸润性癌。当病理报告为"浸润性癌"时,复发转移的风险较原位癌明显增高,预后相对要差一些。

什么是肿瘤的微浸润？什么是肿瘤的微转移？

当原位癌继续发展但肿瘤直径 <1mm 时叫作"微浸润"。在病理检测时,如发现肿瘤转移灶最大径为 0.2~2mm,或单张组织切片不连续,或接近连续的细胞簇 >200 个肿瘤细胞,病理报告中即记载为"微转移"。患者只要了解上述概念都是病理报告中的医学术语,基本含义是"肿瘤病灶处于早期或较早期"就可以了。

▶▶ 在"左肺中央型鳞状细胞癌""胃底溃疡型低分化腺癌"这些专业诊断中,诸如"中央型""溃疡型"和"鳞状细胞癌""腺癌"等名词到底是什么意思呢?

"鳞状细胞癌""腺癌"等指的是肿瘤在显微镜下的组织学分型,其价值大于肉眼判断的"中央型""溃疡型"等肿瘤肉眼分型。肉眼大体分型和组织学分型综合构成了肿瘤的病理分型。每种肿瘤分型各异,恶性程度也不同。

近年来,医学界越来越重视对肿瘤进行分子分型,它更有助于深入地了解肿瘤的特点、判断预后、选择分子靶向药物治疗(简称"靶向治疗")、预测疗效。详情请参阅本书第五章。

▶▶ 很多癌症患者都会出现"锁骨上淋巴结肿大"。什么是淋巴结? 淋巴结肿大有什么意义?

淋巴结是人体重要的免疫器官,遍布全身,总数可达 500~600 个,平时我们可以摸到分布在颈部、颌下、腋窝、腹股沟等部位的浅表淋巴结。正常的浅表淋巴结直径多在 0.5cm 以内,表面光滑、柔软,按压不痛,可以活动,不与周围的组织粘连。

淋巴结是守卫人体健康的"前哨",当人体出现炎症、肿瘤、结缔组织病等状况时,病灶对应部位的淋巴结就会发生肿大,发出健康"预警"。淋巴结肿大可以是恶性肿瘤,也可以是炎症。医生通过对肿大淋巴结的部位、大小、硬度、有无粘连、有无压痛等情况进行分析,就可大致判断病灶的性质,再配合超声、X 线、CT、MRI 或 PET/CT 等手段,最终依据病理活检确诊。

▮▶ 几十年没有得过大病的老年人如果在颈部摸到了"淋巴结",质地比较硬,是不是意味着患上了肿瘤?

判断淋巴结是不是肿大,以及肿大的淋巴结可能与哪个脏器的病灶相对应,需要医生的专业知识和临床经验。正常情况下或刚刚患感染性疾病时,有可能触摸到某些部位的淋巴结,如腹股沟、腋窝、颈部等处的淋巴结肿大,不必"摸结色变"、草木皆兵。

但是,如果发现自己的颈部有质地比较硬的淋巴结,不应忽视!因为 60 多岁正处在癌症的高发年龄段,如果淋巴结呈现逐渐增大的状态,确实需要及时就医。所有老年朋友都要充分重视淋巴结的警示作用,一旦发现身体的任何部位有表浅淋巴结肿大,都要及时前往肿瘤专科就诊,排除恶性肿瘤的可能。

▮▶ 肿瘤为什么会转移? 老年人肿瘤转移的可能性大吗?

恶性肿瘤的转移是指肿瘤细胞从初发部位,经过血管、淋巴道等途径到达人体的其他部位并继续生长。此外,瘤细胞从原发部位脱落后,还可以像种子一样播散到其他部位继续生长,称为种植转移。

恶性肿瘤之所以容易发生转移,主要是由于恶性肿瘤细胞的增殖速度大大快于正常的组织细胞,体积急剧增加的肿瘤很快"挤进"周边的组织和器官;其次,有些肿瘤细胞会分泌一些特殊物质,破坏周边正常组织,使其更加容易扩散;此外,肿瘤细胞之间的黏合力也较正常的组织细胞弱,容易从原发处脱落,随着血液或淋巴液的循环被带到身体的其他部位。

目前没有证据表明老年人肿瘤转移的概率和年纪较轻的人有明显区别。

15

▶▶ 肿瘤为什么会复发？老年肿瘤复发率高吗？

恶性肿瘤的特征是容易复发和转移。医生在治疗过程中,都会尽最大的可能根治肿瘤,但是过一段时间肿瘤会卷土重来。这是因为癌细胞的特性就是有极强大的侵袭、浸润、再生和游走能力,治疗后仍可能有少量肿瘤细胞存活或早期出现转移,这些"漏网"的肿瘤细胞可以处于暂时的休眠状态,"潜伏"起来,当机体环境适合肿瘤生长时就会再次活跃,形成复发、转移。目前的医学水平还不能检测出这种残存的休眠肿瘤细胞,因此,分期较晚的肿瘤复发、转移的可能性非常大,我们能做的是尽量延缓它们出现的时间。

肿瘤的复发主要和肿瘤发现的早晚、分期有关。不过,我们发现,由于越来越多的老年人开始关注自身健康,坚持按期体检,能够及时发现肿瘤,把它消灭在"萌芽阶段",所以复发率有所降低,但这只能说明早期发现的重要性,和年龄无关。

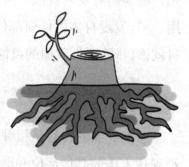

▶▶ 什么是癌前病变或癌前疾病？

恶性肿瘤不是突然发生的,它的发生、发展是一个多阶段的缓慢渐变过程,可以长达数年乃至数十年。癌前病变是指人体某些器官上存在着的、有癌变潜能的良性变化。目前认为,这些病变还算不上医学意义上的独立疾病,如一般称为癌前病变的鳞状上皮不典型增生、肠上皮化生等;有些可能本身就是一种独立的癌前疾病,如胃溃疡。常见的癌前病变或癌前疾病有大肠腺瘤、乳腺纤维囊腺病、重度慢性萎缩性胃炎与肠上皮化生、慢性溃疡性结肠炎、皮肤慢性溃疡、黏膜白斑等。

癌前病变和癌前疾病本身不是恶性病变,而且不一定会发展为恶性肿瘤;同时,癌前病变或癌前疾病并非癌症发生的必然阶段。这两种状态只是在某些因素的影响下,成为恶性肿瘤发生前的一个特殊阶段。因此,老年人应该注意自身有无癌前疾病或癌前病变的存在,并关注它的发展,但也不必过于紧张。

▶ "完全缓解"和"临床治愈"两者有区别吗?

两者有区别。完全缓解用于评价近期疗效,指肿瘤以及肿瘤的临床表现完全消失,且持续至少1个月。临床治愈是指系统治疗后,体内没有再发现肿瘤,而且预期肿瘤很可能不再复发。也就是说,肿瘤"完全缓解"提示治疗有效,但并不意味着"治愈"了,此时身体里面可能还有"隐藏"的癌细胞,只是目前的检查方法、技术还不足以发现这些癌细胞,数月或数年后,肿瘤有可能复发、生长。"临床治愈"要好于"完全缓解",但并不绝对。如完全缓解后存活时间较长,甚至超过了5年、10年,可以视为临床治愈;也有极个别的临床治愈患者后来又发生肿瘤复发、转移,那就应该重归肿瘤患者行列,继续进行治疗。

▶ 老年肿瘤患者病情的发生、发展有什么特点?

(1)起病隐匿。许多老年人初发肿瘤时症状不明显。

(2)约有10%的老年肿瘤患者可先后或同时罹患起源于不同组织、不同器官的原发肿瘤,即"双重癌"或"多重癌";而且随着年龄的增大,同一种肿瘤发生在多个部位的"多发肿瘤"的比例也相应加大。

(3)肿瘤生长相对缓慢。

(4)曾经患癌的老年人治愈后,再次患癌的可能性高于未曾患癌的老年人,如乳腺癌患者治愈后有可能对侧再次患癌。

(5)肿瘤所引发的症状和原有的"基础疾病"易混淆,如骨肿瘤与退行性关节炎或风湿病的症状类似;前列腺癌与老年前列腺肥大易混淆;肺癌早期症状易与慢性支气管炎、支气管扩张等肺部常见病混淆等。

总之,老年人要有防癌意识,在身体不适时,不要简单地认为是"年龄大了"或患了"老年常见病",而忽视了肿瘤的发生。

▶▶ "癌症幸存者"是什么意思?

"癌症幸存者"是最近几年国际上经常使用的一个新概念,各种专业组织对其含义的解释略有差异,但大概念基本一致,都是指已经完成肿瘤常规治疗(如手术、放化疗)后,进入随访恢复期的癌症患者。有的专业组织将癌症幸存者规定为癌症诊断后生存时间在 5 年以上的癌症患者;有的则将癌症幸存者规定为癌症诊断后生存时间超过 2 年的癌症患者。

提出这个概念有利于增进肿瘤患者的居家康复和治疗,也有利于癌症患者之间抗癌经验的相互交流,帮助他们回归社会和家庭,并继续为社会做贡献。

▶▶ 如何关心照护"癌症幸存者"?

癌症患者在结束系统治疗后,虽然不再需要频繁地去医院就诊,但往往还没有从疾病的打击中完全恢复,常常对今后的治疗乃至人生规划感到迷茫,不知道如何获取医疗及社会支持。有的专业人士将这种困扰癌症幸存者的常见问题归纳为以下方面:疾病恢复期的情绪困扰、对自我的感知与评价、疲乏困倦无力、持续性或慢性疼痛、家庭和社会角色关系地位的改变、肿瘤对婚姻质量和性生活的影响、重返工作的能力和对复发的担心。可见,癌症幸存者面临的是身体、心理、社会、精神等各方面的综合性问题,特别具有挑战性,需要有统一的专业照护计划。

我国在这方面刚刚起步,在"健康中国 2030"规划中,癌症已被列入慢性疾病管理范畴,还包括培训照护提供者、志愿者,实现癌症照护进社区,提高患者的生命质量以及自我管理的能力。患者可以关注自己居住地区的有关信息,与自己所在地区的癌症康复组织进行有效沟通,获得支持和帮助。

18

▮▶ 什么是癌症 5 年生存率？为什么要以 5 年为标准？

5 年生存率是医学统计学的说法，大致可以理解为：某种癌症确诊后，生存 5 年以上的患者在同一种癌症患者中所占的比例。癌症是难治之症，治疗后 5 年内不复发转移的患者所面临的风险确实大大降低，意味着可能已接近治愈，所以常用 5 年生存率代表癌症的疗效。近 10 年来，世界上发达国家癌症 5 年生存率已普遍达到 70% 以上，活到 5 年以上患者的生存率日趋提高，有的癌症生存率已经接近心脏病、糖尿病等慢性疾病。据国家癌症中心报告，我国癌症患者的 5 年生存率近年已经达到 40.5%，未来肯定还会有长足进步。5 年生存率与癌的种类和分期有密切关系，大多数早期癌症的 5 年生存率在 80% 以上，如早期乳腺癌的 5 年生存率甚至超过 95%。

当然，癌症的 5 年生存率只是一个统计指标，不是说 5 年之后就保证不会复发或者转移了，具体到某例癌症患者还需要具体分析。从一定意义上讲，癌症是终身疾病，需要一直保持警惕，定期复查，及时发现可能的复发转移，及时治疗。

第三章 ◀▌▌

老年肿瘤的
预防知识

▶ 老年人是肿瘤的高发人群吗？

是的，从某种意义上讲，肿瘤就是一种老年性疾病。世界卫生组织和我国癌症中心连续多年发布的数据都表明，在 60 岁以上人群恶性肿瘤的总体发病率约为 1000/10 万（即每 10 万名老年人中每年可能有 1000 人被检查出癌症），这个数字比年轻人高出近 10 倍。其中，肺癌、肝癌、胃癌、乳腺癌和食管癌等患者占了相当大的比例。癌症患者中 70%~80% 是老年人，恶性肿瘤已经对老年人的健康形成极大的威胁。

▶ 为什么老年人容易发生肿瘤？

肿瘤的发生是一个多因素、多基因、多阶段的复杂过程，目前还难以明确每一例患者罹患肿瘤的直接病因。一种因素可能会诱发多种恶性肿瘤，一种恶性肿瘤也可能有多种诱发因素。但临床发现，癌症常发生在人体免疫力低下的时候，特别是在老年患者，例如，重大事件打击下情绪低落时、大病之后心绪不佳时、因某些疾病不得不长期服用影响免疫功能的药物等。

正常细胞失控生长要历经多年才长成肿瘤，既要经过内因和外因的共同作用，还要经历激发、促进、演进等多个不同的阶段。如果一个人从年轻时即接触致癌因素，常常需要数年乃至数十年的积累，到了中老年才会达到被人觉察到的数量。一般认为，变异的细胞通常要累积到 10 亿个以上时，才能为人们所察觉。癌细胞的分裂增殖速度是以几何级数倍增的，即 1 变 2、2 变 4、4 变 8……每种肿瘤细胞的增殖速度有所不同，如胃癌、肝癌的平均倍增时间约为 31 天，乳腺癌的倍增时间则为 40 天，所以各种癌组织发展的速度也不同。

▶ 肿瘤发生的内因是什么？

肿瘤发生的内因主要是指人体的免疫状态和遗传易感性等内在因素。

人体的免疫系统在正常情况下,能够监控、抑制或者杀死大多数生长失控状态下的肿瘤细胞,在普通人群中,只有少数人存在足以致病的恶性肿瘤细胞,老年人由于免疫功能下降,恶性肿瘤的发病率明显高于年轻人。

部分恶性肿瘤具有较强的家族聚集现象,称为遗传易感性。对大宗乳腺癌的调查发现,5%~10%的乳腺癌是家族性的。假如有一位近亲患有乳腺癌,在有血缘关系的女性亲属中,患病的危险性会增加1.5~3倍;如有两位近亲患有乳腺癌,其女性亲属的患病率将增加7倍。

人类基因组计划的研究表明,不同个体间99.9%的基因是相同的,只有0.1%的基因有差异。正是这极小部分的差异,可能导致人类个体对肿瘤的易感性和对治疗反应的差异。但是,某个人虽然可能具备恶性肿瘤发生的内因,却并不意味着他(她)一定会罹患肿瘤。因为除了内因以外,外因在肿瘤的发病过程中也起着重要的作用。

▌▶ 肿瘤发生的外因是什么?

肿瘤发生的外因是指人类在工作、生活环境中所接触到的各种化学、生物和物理因素等,就是人们常说的"外在致癌物",如烟草中的外在致癌物多达数十种。

统计资料显示,有1000多种化学物质能够诱发恶性肿瘤,是诱发恶性肿瘤发病的"罪魁祸首",占肿瘤发生外因的90%左右;此外,物理和生物因素各约占肿瘤发生外因的5%。在物理因素中,过分的日光照射可能诱发皮肤癌已是大众常识;生物因素中,具有强烈致癌作用的黄曲霉素的危害也为人们所熟知。

▌▶ 什么是致癌物?常见的致癌物有哪些?

可能对人类和动物诱发癌症的物质统称为致癌物。致癌物按其来源可分为天然致癌物和人工合成致癌物;按其性质可分为化学、物理和生物3种。

大多数化学致癌物称为间接致癌物,在体内(主要是在肝脏)经过代谢活化才会致癌。也有一些化学致癌物无须在体内进行代谢转化即可致癌,称为直接致癌物,不过在日常环境中不太常见,多见于化工产品、药品较多的环境,主要是化学性质活泼的烷化剂,以及苯醚、石棉、亚硝酸盐等。值得注意的是,当前,房屋装修已成为普通人接触化学致癌物最多的机会。

物理致癌物主要包括紫外线及电离辐射(包括 X 线以及各种粒子形式的辐射等)。

生物致癌物包括病毒、细菌、真菌和寄生虫等。

▥▶ 感染会引发肿瘤吗?

近些年来,人们已经越来越重视慢性感染在恶性肿瘤发生中的作用。目前至少发现以下 4 类病毒的感染与人类肿瘤关系密切:

(1)反转录病毒。大家熟悉的艾滋病病毒(HIV)、引起人类 T 淋巴细胞白血病的人 T 淋巴细胞白血病病毒(HTLV)和成人 T 细胞白血病病毒(ATLV)等都属于此类。

(2)乙型肝炎病毒(HBV)与丙型肝炎病毒(HCV)。先引起肝炎,继而诱发肝硬化和肝癌,故常有"肝炎－肝硬化－肝癌三部曲"之说。

(3)人乳头状瘤病毒(HPV)。与宫颈癌的发生有密切关系。

(4)EB 病毒(EBV)。与儿童 Burkitt 淋巴瘤和成人鼻咽癌的发生有关。

此外,幽门螺杆菌感染与胃癌、血吸虫感染与肠癌、肝吸虫感染与肝癌,以及肺结核杆菌与肺癌的相关性也在研究之中。

▥▶ 诸多致癌物中哪些最危险?

国际癌症研究机构将常见的致癌物质按其危险程度划分为 4 类:

第 1 类:对人体有明确致癌性的最危险的物质,常见的有黄曲霉素、烟草、甲醛、酒精(乙醇)饮料、砒霜、石棉、六价铬、二噁英、槟榔和幽门螺杆菌等。

第2类:又可分为A、B两个类型,其中2A类是指对人体虽有理论上的致癌性,但证据有限,如丙烯酰胺、无机铅化合物和氯霉素等;2B类是指在动物实验中发现的致癌性证据尚不充分,对人体致癌性的证据有限,如氯仿、DDT、敌敌畏、萘卫生球、镍金属、硝基苯和柴油燃料等。

第3类:对人体致癌性的证据不充分,对动物致癌性的证据也不充分或有限;或者虽有充分的实验性证据和充分的理论机制表明其对动物有致癌性,但对人体没有同样的致癌性,如苯胺、苏丹红、咖啡因、二甲苯、糖精、盐、安定、氧化铁、有机铅化合物、静电磁场、三聚氰胺、汞与其无机化合物等。

第4类:对人体可能没有致癌性,且缺乏充足的证据支持其具有致癌性的物质,如己内酰胺。

▐▶ 人为什么会得癌症?

总体来说,这个问题还没有从根本上搞清楚。

现在认为,人体要维持正常的生理功能,各个脏器的细胞每时每刻都在接受精确的调控,衰老的细胞按照一定程序的死亡,新生细胞有秩序地生长、分化,这个过程虽然复杂,但各种细胞成分各司其职、有条不紊。但是,如果细胞受遗传和环境因素的影响传递信号错误,可引起多种基因变异,可能使原本正常的细胞转变成生长失控的肿瘤细胞。

糟糕的是,这种变异的细胞能抑制或躲避机体免疫系统的监控,无限制地沿着血管、淋巴管在身体各个脏器里"乱跑","潜伏"在体内,就算宿主吃不下饭、饿得皮包骨,肿瘤细胞照样疯长、四处转移。人就是在这种情况下得了癌症。

▐▶ 在导致肿瘤发生的各种因素中(遗传、环境因素、生活方式),哪种影响更大?

遗传主要指机体的自身因素,如遗传特性、性别等,真正的遗传性癌很少,仅占全部恶性肿瘤的1%～5%,而环境因素和生活方式造成的癌占了大多数,如1/3的肿瘤(口腔癌、肺癌、食管癌、胃癌和膀胱癌等)与吸烟有关,1/3的肿瘤(口腔癌、食管癌、胃癌、肠癌、乳腺癌和胰腺癌等)与不合理的饮食有关,某些病毒、细菌感染也可能引发肿瘤(如乙肝病毒感染与肝癌、幽门螺杆菌感染与胃癌等);5%的肿瘤与职业暴露有关(如石棉工人与肺癌、装修工人与白血病等)。

肿瘤是一种个体易感的社会性疾病,不是群体聚集发生的人与人互相传播的流行性疾病。老年人之所以成为肿瘤高发人群,可能主要由青壮年时期的不健康生活方式(如吸烟、饮酒)累积所致。既然个体遗传改变不了,改善社会大环境在短时间内还实现不了,作为个体而言,最重要、最有效的预防癌症的措施就是改变自己不健康的生活方式。

▓▶ 可能导致恶性肿瘤的不健康生活方式有哪些?

虽然保持健康的生活方式不一定能够预防全部癌症,但确实有1/3以上的癌症可以通过避免下述不良生活方式得到预防。

(1)长期吸烟。长期吸烟者患肺癌、喉癌、口腔癌、膀胱癌、食管癌和胰腺癌的概率数倍于不吸烟者。

(2)过度饮酒。酒,特别是蒸馏酒(以白酒为多)的主要成分为乙醇,对人体特别是老年人无甚益处。饮酒过量可引起肝癌、肠癌、乳腺癌、口腔癌、喉癌和食管癌等。

(3)喜食高脂、高盐食品。很多老年人喜欢吃味道厚重的肉类、酱制品和油炸食品,有证据证明,长期食用这些高脂、高盐食品,可能增加大肠癌、胰腺癌、乳腺癌和胃癌的发病率。

(4)喜食腌菜、香肠、腊肉、火腿、咸鱼等腌制食品。腌制类食品多含亚硝酸盐及防腐剂,其中亚硝酸盐是公认的致癌物质,可以诱发食管癌、胃癌、肝癌、膀胱癌等恶性肿瘤,过多食用有可能增加致癌风险。

(5)喜食过烫食物。消化道壁的黏膜只能耐受45～50℃的食物,若经常吃过烫的食物,如喝热茶、热汤,吃火锅等,会对黏膜构成严重的损伤,长此以往,会引起黏膜变化,以致癌变。

(6)作息不规律,喜欢熬夜。机体长年处于过度劳累和精神紧张状态,睡眠不足,使正常免疫功能下降,患癌的概率明显提高。

(7)肥胖,缺乏体育运动。因为久坐不动,血液循环及呼吸频率减慢,癌细胞容易发生并"定居"在人体健康的薄弱部位,而且不容易被免疫系统清除。这样的老年人常常偏于肥胖,增加了肠癌、胰腺癌、乳腺癌等的患病风险。

▌▶ 吃肉多了容易得癌症吗？吃哪种肉较为安全呢？

"吃肉多了容易得癌"是一种误解。营养学家建议老年人补充比较多的蛋白质,特别是动物蛋白,以保持较强的免疫力,预防各种疾病包括癌症的发生。但是营养学家也建议,老年人应该多吃一些白肉,少吃红肉;多吃新鲜肉,少吃加工肉。这里所说的红肉是外观红色的肉,如牛肉、羊肉和猪肉(包括含肥肉部分的猪五花肉或猪肥肉等);而"白肉"就是白色的肉,如鱼肉、禽肉等。由腌、熏、晒、烤或添加化学防腐剂等方式加工制成的肉制品称为加工肉,包括火腿、熏肉、腊肉、香肠、罐头肉类等。

老年人无论进食哪种肉类都应适量,不宜多食。这不仅可以预防心脑血管疾病,还可以预防癌症。世界卫生组织建议每周进食红肉最好低于500g,平均每天食用白肉50~100g(每周吃白肉2~4次),以补充充足的动物蛋白。

▌▶ 为什么限制进食"红肉"可以防癌？

近年来,人民的生活不断改善,很多人开始营养"过剩"。所谓"富人癌",如大肠癌、乳腺癌和前列腺癌等,其发病率在我国经济发达地区已呈直线上升的趋势,对此红肉难辞其咎。

红肉普遍含有较高的脂肪、胆固醇,人体在消化这些食物时产生大量的胆酸和胆固醇代谢产物,使肠腔内厌氧菌增多,这些因素对大肠黏膜上的腺瘤有强烈的刺激作用。经过数年乃至数十年的刺激,大肠黏膜上的腺瘤就会发生癌变,形成大肠癌。

长期高脂肪饮食还可以改变机体的内分泌环境,身体会变得肥胖。此外,妇女绝经后体内雌激素含量很低,但肥胖人群的脂肪组织内有一种酶,可以提高人体内雌激素的含量,从而加强或延长雌激素对乳腺上皮细胞和卵巢细胞的刺激,这在一定程度上增加了老年妇女患乳腺癌和卵巢癌的危险性。

▶ 人老了,爱吃"红肉"的习惯很难改变,有什么变通的办法吗?

对于偏好红肉的人来讲,做出改变确实比较难为自己,毕竟癌的发生是较低概率的事件,可以逐步减少红肉的摄入量,适当增加鱼肉等"白肉"摄入,逐渐地改变口味。此外,多吃高纤维类的蔬菜,加大含钾量高的果胶类水果如香蕉、苹果等的摄入比例,都有利于抑制致癌物质在体内的停留和形成,高纤维食物的摄入又能加速肠的运动,缩短致癌物在肠道内的存留时间,减少致癌物对肠壁的损害,同时有利于减肥。

▶ 吸烟能诱发癌症吗?

回答是肯定的!已经发现,吸烟至少与肺癌、口腔癌、食管癌、胃癌、膀胱癌、乳腺癌和胰腺癌等常见癌症的发生密切相关。

吸烟对人群的危害非常广泛,既包括对主动吸烟者,也包括对被动吸烟者。主动吸烟者直接吸入呼吸道和肺内的烟雾只占 10%左右,约90%的烟雾弥散在吸烟者周围的空间,造成对环境空气质量的污染,并强迫周围的不吸烟者被动吸烟。被动吸烟对婴幼儿、青少年以及妇女的危害尤为严重。

烟草燃烧分解后,烟雾中的致癌物质有 40 多种,如国际公认致癌物中的多环芳烃、芳香胺类、亚硝基类等,还有促癌物中的氰化物、邻甲酚、苯酚等。吸烟时,烟雾大部分被吸入肺部,小部分与唾液一起进入消化道,使有害物质部分停留在肺部,部分进入血液循环,流向全身,在致癌物质和促癌物质的协同作用下,损伤正常细胞,形成肿瘤。

▌▶ 有人抽了一辈子烟也没得肺癌,有人从来不吸烟却得了肺癌,这是怎么回事呢?

现实生活中确实存在这种个体差异,医学上认为,这是由人的遗传易感性不同所致。尽管如此,大数据统计表明,吸烟的人比不吸烟的人患肺癌的危险性要高出 10 倍左右,这个差别的背后是成千上万人付出生命的代价,不可小觑。统计表明,吸烟指数超过 400 支 / 年(平均每天吸烟支数和吸烟年数的乘积)的"重度吸烟者"有更高的肿瘤风险。肺癌患者十有八九是吸烟的,或者其配偶、密切接触的亲友、同事是吸烟的。

▌▶ 老年人戒烟对于降低癌症的发生率有帮助吗?

任何时候、任何人,只要下定决心戒烟,永远都不晚,并且无论年纪大小, 越早戒烟越好。因为吸烟者在戒烟后身体会发生很多有益的变化,戒烟 5 年左右的人,其肺癌、口腔癌、食管癌的发生率,均下降到每天一包烟的吸烟者发生率的一半;如果戒烟 15 年以上,则肺癌发生率大致可降到和不吸烟者相同。

▌▶ 有的人戒烟后却得了肺癌,是不是人体不适应戒烟引起的变化,反而引发了癌症呢?

答案是否定的,这只是一种"传说"或个别巧合,并没有可靠的大数据支持。戒烟绝对有益无害,只会降低癌症的发生率,绝不可能引发癌症。戒烟后患癌,最可能的原因是长期吸烟者已形成了癌前病变或早期癌症,这些病变不可能由于戒烟而全部消失。所以,戒烟后短期内罹患的癌症,只能是早就存在的癌灶发展的结果,与戒烟无关。

戒烟对肿瘤患者也是有好处的,可减少与麻醉、手术和放化疗相关的并发症,减慢癌症发生、发展的过程,有利于治疗,并可延长生命。

▊▶ 大量饮酒为什么能诱发恶性肿瘤?

酒精的化学成分主要是乙醇,乙醇本身没有致癌性,但进入体内的乙醇约 95% 在肝脏中进行分解代谢,其部分代谢产物为乙醛,这是一种可以溶解或活化的致癌物,可使细胞突变、促进癌变。饮酒致癌的严重程度取决于饮酒的频度和量。长期大量饮酒,肝脏负担加重,会造成营养不良性肝硬化,肝脏处理有毒物质(包括致癌物质)的能力降低,除诱发肝癌外,还可能诱发口腔癌、咽喉癌、食管癌和乳腺癌等。有些劣质白酒系霉变粮食酿造,含有大量黄曲霉素,酿酒时无法将这些毒素灭活或去除。黄曲霉素是强烈致癌物,可诱发肝癌、胃癌等肿瘤。

▊▶ 老年人怎么饮酒才是"安全的"?

其实,没有"安全饮酒"一说,相反,"老年人沾酒即有危险"的看法已经为越来越多的人所接受。老年人的肝脏解毒功能大大降低,饮酒很容易导致许多不良事件,特别是癌症的发生。因此,患肝炎、肝硬化的老人应坚决戒酒。

对有饮酒嗜好老年人的忠告是:老年人最好不饮酒,即使在某些所谓"必饮"的"场合"也不应饮酒;社会也应形成不勉强老年人饮酒、理解老年人不饮酒、不向老年人劝酒的良好"酒风"。实在难以推却,饮酒的度数宜低不宜高,量必须有节制。对身体健康的老年人偶尔饮酒的允许量是:适量饮一些发酵酒(葡萄酒、啤酒、黄酒等),男性每日不超过两份,女性不超过一份。老年人最好不喝蒸馏酒(白酒),即使是名牌白酒也不要喝。这里说的一"份"酒,含 10~15g 酒精。

▊▶ 同时嗜好烟和酒的老年人是不是更容易罹患癌症?

若老年人一辈子嗜好烟、酒,其患癌的风险的确会增加。因为烟草中的有害致癌物质能溶于酒精,并且黏附在消化道黏膜上皮表面,对黏膜上皮产生更加强烈的危害作用。此外，经常饮酒的人常常缺乏维生素 B_1、维生素 B_6 和叶酸，而维生素 B_6 和叶酸对人体维持正常生理功能、预防癌症是至关重要的。饮酒加上吸烟无异于雪上加霜，更能增加患癌的危险性。

▶ 老年人大多勤俭节约了一辈子，吃隔夜饭菜是常事，隔夜饭菜会致癌吗？

从食品科学的角度来说，隔夜饭菜致病的关键在于饭菜种类以及保存处理的方式得当与否。亚硝酸盐的生成量是首先需要考虑的因素，通常，菠菜、韭菜、芹菜等叶类蔬菜亚硝酸盐的生成量最高，豆角、黄瓜、番茄、洋葱等根茎类和瓜菜类稍低。在长期的存储过程中，任何蔬菜都有可能变质，产生致癌的亚硝酸盐。因此，要尽量买新鲜的蔬菜烹制。如果同时购买了不同种类的蔬菜，应该先吃叶类的，如菠菜。如果准备多做一些菜，第二天热着吃的话，应尽量少做叶类蔬菜，而应选择瓜类蔬菜。

其次是隔夜饭菜在什么条件下保存。如果将剩饭剩菜敞口放置于常温下，空气中的有害细菌会在两个小时内繁殖生长，同样会产生亚硝酸盐。而将菜自然冷却后密封放在冰箱中冷藏（2~6℃），再次食用时彻底加热，则其亚硝酸盐的增加较少。

建议为了自己和家人的健康，尽量选用新鲜的食材，现做现吃，尽量不吃隔夜饭菜，尤其是叶类菜；对于非叶类菜肴，也要用适当的方法进行储存。

▶ 黄曲霉菌都存在于什么地方？有哪些危害？

黄曲霉菌广泛存在于土壤中，菌丝生长时会产生毒素，其孢子可扩散至空气中传播，浸染合适的寄生体，产生黄曲霉素。也就是说，即使把活着的黄曲霉菌通过蒸、煮、油炸杀菌灭活了，其死菌的"尸体"中仍然有大量强力致癌的黄曲霉素存在。

早在 1993 年，黄曲霉素就被世界卫生组织划定为一类致癌物，粮食产品,如花生、大米、玉米、坚果等最容易滋生黄曲霉菌。此外,鸡、鸭等家禽或牛、羊等家畜如果吃了霉变的食物,产的蛋和奶中也可能有黄曲霉素存在。它对肝脏有破坏作用,对老人和小孩危害更大,严重时可导致肝癌,还可以引发骨癌、肾癌、直肠癌、乳腺癌、卵巢癌等。实验发现,每千克食物中含有 1mg 黄曲霉素(相当于 1 吨粮食中只有 1 粒芝麻大的黄曲霉素)就可诱发肝癌。

▮▶ 黄曲霉菌的毒性那么大,怎样才能避开它的危害?

黄曲霉菌作为一种生物体,容易滋生在温润潮湿的环境中。防止黄曲霉菌污染的最好方法是保持食品的干燥,及时晒干粮食,储存中预防霉变,最好用真空包装以防氧化。黄曲霉素的耐热性非常强,在 280~300℃下才能分解,一般烹调甚至油炸都难以完全破坏它。因此,坚果、花生、粮食等应尽量购买小包装,食用前应打开包装仔细观察并闻一下,一旦有变味的情况立即整袋扔掉,以免抖开后真菌孢子飞散出来;流动水清洗可以在一定程度上降低黄曲霉素的含量。如果不小心吃到了霉变的食物,要全部吐掉并漱口。坚决杜绝霉变食物入口。禽畜饲养饲料也要新鲜。

日常生活中,各种炊具、餐具(案板、筷子、抹布、调料瓶、粮食口袋、腌菜缸等)都可能是黄曲霉菌的滋生地,应该时常清洗、更新。也可定期使用小苏打水和白醋分别清洗。

▮▶ 装修污染会致癌的说法是真的吗?

装修污染中最常见的物质是甲醛, 而甲醛已被世界卫生组织确定为致癌和致畸性物质,可能引发白血病和其他癌症。常规室内装修或家具中使用的材料,如胶合板、纤维板、刨花板、贴墙布、壁纸、化纤地毯、油漆、涂料、黏合剂等,或多或少含有甲醛。而且,装修后逐渐向周围环境中释放的甲醛及其他有毒有害物质甚至可以持续留存 4~15 年之久。

另外,从染料中挥发的苯、地板装修及从各种建筑石材中释放的放射线(如放射元素氡)都会大大增加白血病的发病率。冬季开窗通风时间减少,有害气体滞留在室内比夏季危害尤甚。建议在监督装修的过程中,不在室内长时间逗留;完工半年内,老人、孩子和孕妇,包括准备怀孕的女性尽量不要入住。其实,不少老房子的内部设施不错,有些装修是完全不必要的,应该提倡不装修、少装修、简化装修,绿色入住,过简约生活,这样才更安全。

▮▶ 染发剂致癌吗?

很多老年人都有将白发染黑的经历。前些年,媒体经常报道染发剂中的对苯二胺是致癌物质,可能诱发诸如白血病、膀胱癌、肾癌及皮肤癌等恶性肿瘤,但目前尚未获权威研究证实。近年来,染发剂不断改进,染发相对安全了,只是染发剂在部分人群中可能引发过敏反应。尽管如此,我们仍然建议老年人少染发,患有高血压、心脏病、皮肤过敏、哮喘病等疾病时更不宜染发。

我国目前制作染发产品的某些原料仍属化妆品中限制使用的物质,因此,使用染发产品前,一定要详细阅读标签和说明书。选择正规商场出售的包装完好、标识清楚,具备生产许可证、卫生许可证、特殊化妆品批准文号及执行产品标准号标识的产品;进口商品应该标注进口化妆品卫生批准文号,中文产品名称,制造者名称、地址及经销商注册的名称地址等。另外,建议每年染发不超过 2 次;染发时皮肤尽量少接触染发剂;自己给自己染发时须戴手套。

▮▮▶ 手机辐射、微波炉加热的食品致癌吗?

电离辐射明确与癌症相关,如过多暴露于电离辐射下(如 X 线),对身体肯定有害。但手机辐射属于非电离辐射,在性质上和电离辐射完全不同,现有研究尚未发现它与癌症的关联。

按照国际非电离辐射防护委员会的规定，一般公众的射频暴露限制峰值为 2W/kg，而手机是一种低功率射频发射器，最大发射射频功率为 0.2~0.6W，远远低于危险数值，而且随着手机制造与通信技术的提高，这一数值还会降低。

目前能确定的手机使用对老年人的危害，主要是长期盯住智能手机屏幕可能引发老年人视力下降，严重的可能引起眼底黄斑变性，而不是癌症。

同样的道理，微波也属于非电离辐射，用微波炉加热食品也不存在电离辐射，社会上关于食用微波炉加热的食品会得癌症的传闻是没有根据的。

▮▶ 长时间晒太阳也会得癌，这是真的吗？

过度的日光照射的确有危害。日光中的紫外线是世界公认的物理致癌因素，尤其是皮肤白皙的人，由于皮肤中所含的黑色素较少，受紫外线的危害更大，强日光可能诱发皮肤的基底细胞癌和鳞状细胞癌。如果身体有黑痣，更不应该在烈日下长时间暴露，因黑痣在紫外线的辐射下极易转化为黑色素瘤。

每天上午 11 点至下午 3 点阳光中的紫外线最强，因此，在我国大部分地区，老人在上午 10 点前、下午 4 点后晒太阳较好，此时阳光中的红外线强、紫外线偏弱，可以促进新陈代谢和钙、磷的吸收，增强体质，促进骨骼正常钙化，又避免伤害皮肤。但每次晒太阳的时间不要超过 1 小时。晒日光后多喝水，多吃水果和蔬菜，补充维生素 C，可以抑制黑色素的生成。如果正午时不得不外出，最好涂抹防晒霜、穿浅色衣服、打遮阳伞、戴遮阳帽，并尽量缩短外出时间。

▮▶ 身体肥胖的人患癌的概率比体重正常的人高吗？

很多老年人体态偏胖，这不但会带来"三高"（高血压、高血脂、高血糖)等代谢问题,也可能带来癌症问题。一个国际癌症研究组织通过30多年的调查发现:肥胖与多种癌症有着密切联系。美国1/7的男性、1/5的女性所患癌症与肥胖相关。同样,在欧盟国家,4%的男性癌症患者及7%的女性癌症患者与肥胖有关。

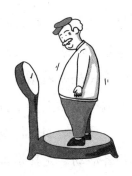

▮▶ 肥胖为什么与肿瘤相关?肥胖与哪些肿瘤相关?

研究已经发现,肥胖、缺乏运动与乳腺癌、结肠癌、肾癌、子宫内膜癌、胰腺癌、卵巢癌、食管腺癌、贲门癌、胆管癌和多发性骨髓瘤等多种肿瘤发病相关。减轻体重、适度增加有氧运动,可以降低乳腺癌及子宫内膜癌的发病率。

肥胖诱发肿瘤发生的作用是多方面的。公认的原因是:脂肪细胞特别是腰部脂肪细胞能促进生长激素的分泌,可能诱发并促进某些肿瘤的生长;大腹便便的腹型肥胖人群更容易发生肠癌、胰腺癌等腹部肿瘤,推测可能与肥胖及运动减少,使得肠蠕动减慢、呼吸减慢、致癌物排出减少、吸收增多、肠道内容物易于沉积等有关;脂肪组织还可以提高绝经后女性的雌激素水平,刺激乳腺及子宫内膜,可能引发乳腺癌及子宫内膜癌。

▮▶ 雾霾会致癌吗?如何减小雾霾对人体的影响?

雾霾的组成成分非常复杂,包括数百种大气颗粒物。其中危害人类健康的主要是直径 <10 μm 的气溶胶粒子,它能直接进入并黏附在上下呼吸道和肺叶中,引起鼻炎、支气管炎等病症,长期处于这种环境还会诱发肺癌。普通医用口罩只可以预防 PM10,真正能预防 PM2.5 的是 N95 口罩。

雾霾会对人体呼吸系统、脑神经系统、心血管系统产生威胁,尤其易导致肺癌。尽管我国尚缺乏权威大数据统计,但美国的一些数据应该引起我们的警惕。美国对18万人观察了26年,发现PM2.5每增加10 $\mu m/m^3$,肺癌患病率就增加15%~27%。我国近年来吸烟人数有所下降,但肺癌发病率仍然上升,可能也与空气污染有关。

要在短期内将空气污染彻底解决不太现实,只能在雾霾天尽量减少户外活动。尤其是喜欢晨练的老人,外出归来后须及时清洗脸部及裸露的皮肤,也可用清水冲洗鼻腔。平时多进食蔬菜、水果及高蛋白食物,以增强免疫力;雾霾严重时,尽量减少开窗通风,尽量减少去人多的地方。

▶ 癌症会传染吗?

传染病必须具备3个条件,缺一不可:传染源、传播途径及易感人群。癌症患者本身并不是传染源,癌细胞自身无法通过某种途径传入他人体内引发癌症。因此,癌症不是传染病,本身不会传染。

值得一提的是,某些微生物感染确实能够诱发肿瘤,这些微生物有传染性,但与其相关的肿瘤并没有传染性。如果肝癌患者同时伴有活动性乙型肝炎,肝炎病毒具有传染性,但肝癌细胞不会传染,被传染的是乙型肝炎,而非肝癌。因此,如果肝癌是由病毒性肝炎如乙肝发展而来,亲友应做好防护,注意不要接触患者的血液。一般的接触,如握手、同桌共餐等,是不会被传染乙肝病毒的,更谈不上"传染肝癌"。

▶ 癌症会遗传吗?

所谓肿瘤的遗传性,是指家族成员对某致癌因子的易感性或倾向性。也就是说,在具有相同生活条件的人群中,某些个体更容易发生癌症。比如家族中有人患乳腺癌、胃癌、结直肠癌等,其直系血缘近亲确实比一般人群更容易患类似肿瘤,但这并不意味着他们一定会得癌。最终是否患上癌症取决于很多因素,如精神、环境、饮食、生活习惯等诸多后天因素,以及外界致癌物的综合作用等。

▐▶ 为什么有时一个家族内会出现多名癌症患者？

这种现象确实在亲友中时有发生。这种家族中肿瘤发生的相对聚集性，很可能与家族遗传或生活环境中具有共同的致癌因素有关。

前者是指血缘家族成员具有相似的遗传背景，对某些肿瘤具有易感性和易患的倾向性，导致癌症发生，这类具有血缘关系的家族成员是癌症预防和筛查的重点人群。后者指的是一个家庭成员生活在相同的环境或具有类似的生活方式，包括吸烟与被动吸烟、过量饮酒、高脂肪饮食、吃腌制霉变食品、过度紫外线照射、乙肝病毒等病毒感染和接触某些化工原料、染料、农药等，但这些家庭成员不一定有共同的血缘关系。虽然某些生物体，如病毒、细菌、寄生虫等，可能与某些癌症的发生有关，但它们本身并不传播癌症，不是癌症发生的直接原因。

▐▶ 老年人加强运动能预防癌症吗？

运动锻炼，特别是老年人适当锻炼，不但可以强身健体、控制体重、增强体质，还可起到降低高血压、高血脂、高血糖的作用。研究证实，持之以恒的有氧运动锻炼，确实能在一定程度上预防癌症的发生。应该提倡老年人适当参加一些体育锻炼，特别是有氧运动锻炼。

▐▶ 什么是有氧运动？

有氧运动是指锻炼者在"不负氧债"的情况下进行的富于韵律、持续时间较长（>15分钟）、强度在中等或以上、心率为130~150次/分、全身肌肉均能参与的体育锻炼。日常生活中长距离游泳、慢跑、快步走、打球、打太极拳、做韵律操等，都属于有氧运动。

所谓"氧债"是指体力活动1分钟所需氧量和实际供氧量之差，"不负氧债"就是通过加强心肺活动，及时保证身体氧气供应充足。因此，老年人喜爱的另外一些运动量较小的活动，如一般的散步、打桥牌、打门球、打高尔夫球等,虽然也有利于身心健康,但不算是有氧运动。

▣▶ 有氧运动怎样起到防癌的作用呢?

(1)血液循环加快。癌细胞要形成病灶,需要在血液及淋巴循环中聚集定居。运动可以加快血液流速,使癌细胞不易站住脚跟,从而被免疫系统清除。此外,实验证明,机体处在运动状态时,每小时从血液中分泌出的具有抗癌作用的干扰素,比平时要增加一倍以上。

(2)吸收氧气量成倍增高。运动使呼吸频率加快、吸氧量增多,通过有效的气体交换,可将一些致癌物质排出体外,从而降低癌症的发病率。即使得了癌症,坚持适度的有氧运动,可使身体较快地康复,延长无病生存期。

(3)大大减少体内多余的脂肪。持之以恒的有氧运动可以燃烧脂肪、降低体重、降低肿瘤发生的可能性。运动后出汗可使体内的铅、锶、镍和铍等致癌物质随汗液排出体外。

(4)有助于改善情绪。有氧运动可使身心愉快和欢畅,帮助减轻精神压力对免疫系统的损害。

(5)能锻炼意志,增强战胜疾病的信心和毅力。

▣▶ 不少保健品以老年人为主要销售对象,保健品确实能防癌治癌吗?

保健品不能直接用于治疗疾病,它只是人体的一种机制调节剂、营养补充剂。国家市场监督管理总局有规定:保健品不能宣传其所谓的"疗效",它不是药品,不能治病。国家批准上市的保健品一般对人体无有害不良反应,但也没有确定的预防癌症的作用,更无治疗癌症的功效。

随着人们对延年益寿的渴望日益增强,越来越多的老年人在经济条件允许的情况下,尝试使用一些正规保健品。某些人受利益驱使制造骗局,将保健品吹嘘成防癌的灵丹妙药,老年人应及时识破,不可热衷于此,因为世界上并没有让人不得癌症的"保险药""保健药"。

▶ 预防恶性肿瘤如何分级?

国际上把对恶性肿瘤的预防分为 3 级:

(1)第一级预防。这是传统意义上"防患于未然"的预防,又称病因预防。其主要任务是消除或减少致癌因子的暴露,防止恶性肿瘤的发生,降低人群中恶性肿瘤的发病率和死亡率。

(2)第二级预防。这是指对存在癌前病变的特定高危人群进行筛查,做到早期发现、早期诊断和早期治疗,提高生存率,降低死亡率。

(3)第三级预防。这是指对临床确诊恶性肿瘤后的现症患者进行正确治疗和康复指导,防止复发,减少并发症,减少癌症患者的痛苦和致残率,提高生存率和生存质量。

由此可见,老年人无论是不是肿瘤患者,都要了解和掌握一些肿瘤预防知识,"无瘤早防,有瘤早治"才是上策。预防肿瘤措施的落实,在任何年龄开始都不算晚。

▶ 老年人在哪些情况下需要去医院筛查肿瘤?

由于恶性肿瘤的潜伏期很长,尽管早期不易被发现,身体有时还是能够发出一些恶性肿瘤的警示信号,应予以重视并正确解读:

(1)体表出现肿块并且在短期内快速增大。

(2)疣和黑痣迅速增大或破溃。

(3)不明原因的体重减轻或长期不明原因的发热。

(4)经常出现鼻塞、回吸性涕血(回吸痰中带血)。

(5)吞咽时,胸部不适、吞咽困难或有哽噎感。

(6)持续性咳嗽、痰中带血。

(7)溃疡久治不愈或持续性消化异常。

(8)大小便习惯改变,尿血、便血。

(9)女性在月经期外或绝经后出现阴道不规则出血。

（10)持续头痛,视物逐渐模糊或听力变化,肢体活动不便。

需要说明的是，坚持一年一度的体检是早期发现癌症的行之有效的措施,因为,相当多的早期癌症都是在不经意、无症状或常规查体时发现的。上面罗列的症状出现时,在许多情况下可能已经不是癌的早期症状了,而且,除上述症状外的任何不适也都应该引起重视。

▌▶ 检查肿瘤的常用方法有哪些？

概括地说，肿瘤检查按其对身体是否有创伤可分为有创性检查与无创性检查两大类。

无创性检查:检查过程不会对身体造成有创伤的检查,包括抽血化验、普通 X 线片、超声、CT、PET/CT、磁共振、内镜(鼻咽镜、喉镜、纤维支气管镜、胃镜、肠镜等)、各种脏器的核素扫描等,大多情况下获取的是癌症的间接证据。

有创性检查:通过一些具有创伤性的手段,如活检、穿刺(骨穿、腰穿、胸部和腹部穿刺)等,来获取有关的体液或组织细胞,通过各种仪器寻找癌症的证据。这种检查方法所得信息最为可靠,也常能达到所谓肿瘤诊断的"金标准"。

这两种方法各有利弊,多数情况下需要同时进行,以便于医生综合判断。

第四章 ◄▌▌

医院里的化验
和检查结果

▮▶ 什么是病理报告？为什么肿瘤患者看病需要带上病理报告？

活体组织检查或手术切除后，取下来的人体组织标本一定要送至病理科进行检查诊断。病理科医生肉眼观察记录后，标本要经过复杂的染色处理再行显微镜下观察。为了鉴别诊断和指导治疗，有时还会根据患者的病情需要，进行免疫组织化学和(或)生物标志物检查(如基因突变或重排等)。如非急诊(术中冰冻切片)，病理科医生须在多人复查后，才能将结果以书面方式即病理报告交给送检医生。病理报告对医生和患者都是至关重要的，因为它对肿瘤的诊断、分期、分型以及制订治疗方案和预后等都起着决定作用。

正因为病理报告包含了患者病情的大量重要信息，患者及其家属一定要将其保管好。肿瘤患者往往需要较长时间的治疗康复，其间往往需要在多所医院经多名医生诊疗，为了让所有经治医生准确了解肿瘤的诊断和分期，知道病情的来龙去脉，每次门诊、住院一定要带上病理报告。

▮▶ 什么是"冰冻切片"？为什么要做"冰冻切片"？

对于许多"肿瘤"，医生在术前不能确定其性质，往往需要在手术时将切下来的瘤组织迅速送到病理科冰冻后制成切片，由病理专科医生立即在显微镜下做出判断。如系恶性肿瘤，即须扩大手术范围，尽可能把肿瘤细胞和可能存在转移灶的周围组织、淋巴结等切除干净。当然，如果在手术台上用肉眼已经确诊恶性肿瘤，则可以不再做冰冻切片。

▮▶ 一份完整的肿瘤病理报告包括哪些部分？

正式病理报告一般包括 3 个部分。

第一部分是肉眼对标本进行观察描述，包括被切除组织的形状、大小、颜色等。

第二部分是将标本切片染色后在显微镜下观察到的内容，包括在细胞甚至分子水平上对活检组织进行专业性描述。

第三部分是结论，也就是病理诊断，说明肿瘤是良性还是恶性。若是良性，最好说明该肿瘤有无恶变的趋势；如为恶性，则应报告其分化、分期、对周围脏器的浸润和淋巴结的转移等。为了进一步明确诊断及分型，还可建议哪些检查尚待完善。

▌▶ 肿瘤病理报告可以为医生和患者提供哪些重要信息？

肿瘤病理诊断报告包括肿瘤的性质、来源、恶性程度、侵袭范围及预后和可能与治疗相关的内容，如肿瘤大小、组织学类型、组织学分级，重要的免疫组化或其他分子生物学信息，导管原位癌、脉管侵袭、切缘和淋巴结有无转移等情况。若系癌前病变，则应按照发生肿瘤风险的大小，明确报告病变的名称和类型。

患者可在医生的指导下对病理报告做初步的了解，以理解、配合治疗。

▌▶ 有的病理报告出现"上皮内瘤变"和"异型增生"这样的名称，它们是癌吗？

近年来，国际肿瘤病理学界明确对结直肠、子宫颈、阴道、胃、泌尿道、前列腺、乳腺等器官，统一采用"上皮内瘤变"的称谓取代原来的"异型增生"一词。目前，还有一些口头交流或科普文章中出现"异型增生"的说法，读者将两者看作同义词即可。

"上皮内瘤变"的含义：细胞形态和组织结构与其发源的组织存在着不同程度的差异，是一种癌前病变。这种病变本质不是癌，只是上皮内肿瘤开始形成的一个过程，故称为"瘤变"（neoplasia），而不是肿瘤（neoplasma）。它们在英文中只有一个字母之差，却表示了性质完全不同的两种病变。

"上皮内瘤变"还分为低级别和高级别上皮内瘤变。原来的轻度和中度异型增生属于低级别上皮内瘤变；重度异型增生则属于高级别上皮内瘤变，曾经称为"重度异型增生、原位癌、局灶癌、黏膜内癌"的病变均归于此类。

▮▶ 如何从病理报告看出肿瘤的恶性程度？

判断肿瘤的恶性程度有很多标准，病理报告的用词也有所不同。最重要的根据是肿瘤细胞在显微镜下显现的分化程度（即细胞在形态上距离正常形态越远、分化越差，越接近恶性）。通常采用三级法：Ⅰ级即高分化，肿瘤形态较接近正常细胞组织，恶性程度低；Ⅱ级即中分化，分化程度居中，恶性程度也居中；Ⅲ级即低分化，分化程度最差，为高度恶性。

"病理性核分裂象"也是肿瘤恶性程度的指标，对恶性肿瘤的定性和分级非常重要，主要指在显微镜下观察时，能看到多少正处于分裂状态的细胞（分裂象），见到的分裂细胞数量越多，恶性程度越大。

▮▶ 能否从病理标本上判断病灶切除干净了没有？

病理科医生非常注意切除标本上是否包括了整个癌病灶。如果标本中恶变细胞的周围都是正常细胞，描述为"病灶边缘清晰"或"切缘阴性"，可认为手术区域的病灶已被切除干净。如果切取的组织边缘还有可疑细胞或癌细胞存在，则描述为被检组织"切缘阳性"或"切缘可见癌细胞"。此时，病理科医生可能会向主管医生建议做进一步治疗。

▮▶ 病理报告"边缘不清"或"切缘癌细胞阳性"是否表示医生的手术没做成功？

所有外科医生都会尽最大努力把患者的癌病灶切除干净。但肿瘤盘根错节，对周边组织的浸润无孔不入，肿瘤组织常常侵袭邻近的重要脏器和大的血管、神经，使手术视野非常复杂。医生的肉眼观察毕竟不能代替显微镜,不可能在细胞水平看到肿瘤侵及的范围。因此,仅以是否"切干净"来判断手术的成功与否是片面的。之所以要对切下来的标本做病理检查,不是为了判断医生的"功过",而是为了及时发现可能残留的癌灶,为术后及时采取正确的治疗提供依据。

▶ 为什么有的标本要做免疫组织化学检测?

免疫组织化学检测也称为免疫细胞化学检测(简称"免疫组化"),这是近代病理学发展的一项重要技术,常用于鉴别诊断和指导治疗。免疫组织化学检测使许多疑难肿瘤得到了明确诊断,在对肿瘤细胞进行鉴别时,准确率可达50%～75%。好比照片,在分辨率低时看不清的东西,分辨率高时就能看清,且提供的信息量更大,判断更准确。以往有5%～10%的病例仅靠传统的染色技术难以做出明确的诊断。近年来,随着免疫组织化学技术的发展和各种特异性抗体的发现,应用抗原与抗体特异性结合的原理使抗体显色,从而发现组织细胞内的抗原,并可对其进行定位、定性及定量,如 ER 和(或)PR 阳性的乳腺癌患者可以接受内分泌治疗。

▶ 患者偶然发现腹壁长了一个逐渐增大、质地较硬的包块,活检病理报告为"转移癌,组织来源不明",为什么医生建议进行免疫组织化学检测?

肿瘤的病理诊断中,如遇到下列需要进一步搞清楚的问题,就要做免疫组织化学检测。

(1)进一步明确恶性肿瘤的诊断与鉴别诊断。

(2)寻找转移性恶性肿瘤的原发部位。

(3)对某类肿瘤做进一步的病理分型。

(4)软组织肿瘤的治疗须用多种标志进行免疫组化研究确定方案。

(5)发现检出微小转移灶,有助于临床治疗方案的确定,包括手术范围的确定。

45

(6)为临床确定系统治疗方案提供病理证据。

由此可见,正是免疫组化的广泛采用,使许多患者的治疗走上正确和精准的靶向之路。该病例中腹壁的病灶符合恶性肿瘤的特点,但还需要弄清这个病灶的来源,属于需要做免疫组织化学检测的第二种情况。

▮▶ 免疫组化检测结果可以指导靶向治疗吗?

上述肿瘤免疫组化结果除了可以帮助医生明确癌病灶的组织学来源,决定放化疗或内分泌治疗方案,更重要的是免疫组化结果可以指导医生判断患者是否适合靶向治疗,选择哪种药物进行治疗比较恰当,如HER-2 阳性(免疫组化 HER-2+++)浸润性乳腺癌可以使用曲妥珠单抗治疗;CD20 阳性淋巴瘤可使用利妥昔单抗治疗。免疫组化报告用于靶向药物治疗比较复杂,读者了解其一般意义即可,无须对每项结果都彻底弄明白。详情可见本书第五章的"靶向治疗"部分。

▮▶ 在病理报告中常见一些字母缩写,能简要地介绍一下吗?

病理报告中出现的字母缩写一般代表的是肿瘤组织内表达的某种蛋白分子,对医生判断病情、选择治疗方案非常重要,可大体分类如下。

(1)上皮性标志,如各种 CK、EMA。

(2)间叶组织标志,如 Vim、SMA。

(3)淋巴造血细胞标志,如各种 CD。

(4)神经内分泌标志,如 Syn、CgA、CD56、Map-2。

(5)器官特异性标志,如 TTF-1、PSA、NapsinA、CDX2。

显然,这些都是很专业的表达方式,其含义及其与治疗、预后相关的临床意义等详情还得询问医生。

▮▶ 什么是肿瘤的遗传学筛查? 怎样检查?

绝大多数癌症虽然并非遗传病,但有些癌症确实具有一定的"家族聚集性",在有血缘关系的家族成员中,如进行相关肿瘤易感基因筛查,有可能发现具有遗传学高危因素的个体。建议肿瘤易感家族的人群尽早开始相关肿瘤的筛查，及时发现早期癌变。这一工作仍在探索中，目前比较成熟的基因检测主要有：与乳腺癌相关的易感基因有 BRCA1 和 BRCA2 基因、PTEN 基因、TP53 基因、CDH1 基因；与遗传性非息肉型结肠癌相关的易感基因有 hMSH2、HMLH1 等。目前，我国尚未普遍推广这些肿瘤易感基因检测，可以到专科肿瘤医院或有这项服务的三甲医院咨询，一般抽静脉血即可检测。

▮▶ 身处"遗传性恶性肿瘤综合征"家族，家族成员是不是"在劫难逃"？

遗传性恶性肿瘤综合征是一组少见的、遗传倾向非常明确的肿瘤，和其他肿瘤相比，在有血缘关系的亲属中患同一种肿瘤的人数更多。该家族成员罹患的可能是一种"遗传性弥漫性胃癌"。这类遗传性恶性肿瘤综合征还有遗传性非息肉病性结直肠癌、家族性腺瘤性息肉病（VHL）、家族性胰腺癌、遗传性乳腺癌 – 卵巢癌以及李 – 法美尼综合征（Li–Fraumeni 综合征，系由抑癌基因 p53 缺失引起的家族性乳癌、脑瘤、骨肉瘤等多种癌症，且多于年轻时发生）等。我们强烈推荐与发现遗传性恶性肿瘤综合征患者有血缘关系的亲属进行肿瘤的遗传性筛查，这是预防癌症发生的有效途径。至于检查的项目，请遵照医生的意见进行。

就遗传性弥漫性胃癌患者的亲属而言，建议每 1~2 年做一次胃镜检查，因为胃镜检查是目前早期发现胃癌的最佳手段，而且早期病例镜下治疗的治愈率极高。

▮▶ 母亲患乙型肝炎多年后死于肝癌，其子女中也有多人于50~60 岁死于肝癌，这是不是遗传造成的？

肝癌不是遗传性疾病，但是和乙型肝炎的母婴垂直感染有密切关系。20 世纪 90 年代以前，肝炎疫苗尚未普及，母亲患乙型肝炎后，子女感染的很多，造成肝炎、肝癌家族性发病。这只能说明乙型肝炎病毒感染是罹患肝癌的高危因素,需要严密随访观察,但不能说家族有遗传性肝癌。实际上,自乙肝疫苗普及后,这种由母亲在分娩时使新生儿"垂直感染"肝炎病毒造成家族聚集性肝癌发病的现象已经大为减少了。

▥▶ 肿瘤患者需要进行哪些与遗传相关的基因检测?能够得到什么有用的信息?

基因检测能从分子和基因水平认识和治疗肿瘤,目前开展了KRAS、BRAF、C-KIT、MEK、HER-2、ROS等许多基因检测项目。这些检测涉及肿瘤易感人群及遗传性肿瘤的筛查、肿瘤的诊断及分子分型,可以指导个体化用药、选择治疗靶点及相应的靶向治疗药物、判断复发转移风险、进行预后因素的评估等。当前,基因检测已经从肺癌迅速发展到大多数常见肿瘤,逐渐成为一项肿瘤治疗前的必要检查。例如,某基因与化疗药物伊立替康的不良反应有相关性,特定类型的患者接受伊立替康化疗会造成中性粒细胞减少及腹泻,医生就建议结直肠癌患者在使用伊立替康前要进行这个基因型的检测,从而预见性地用药,以减少不良反应、提高疗效。

▥▶ 做基因检测必须用组织标本吗?

对于考虑行靶向治疗的肿瘤患者,治疗前基因检测十分重要。那么,做基因检测可以使用哪些标本呢?目前主要包括以下几类:①手术切除或活检取得的组织标本。这些标本直接来源于肿瘤组织,能较为准确地反映患者基因改变的实际情况,是临床检测的首选。②细胞学样本。在实际临床工作中部分患者因为肿瘤位置较为特殊或存在手术、穿刺禁忌,无法获得组织标本。这时,患者的胸腔积液、腹腔积液、痰液等标本中可能存在肿瘤组织,也可作为检测的标本。③血液样本。临床中还有部分患者通过各种途径均无法获得组织或细胞学样本,这时,血液样本是一种可选方案。但血液检测存在一定的假阴性率,是上述样本均无法获得情况下的一种替代办法。总体而言,组织样本最为准确和可靠,其他途径的样本均存在一定的缺陷,因此,临床在行基因检测的时候首选组织样本。

▕▶ 用血液或者胸腔积液检测基因突变结果准确吗?

临床上,对于部分难以获得组织标本而需要行基因检测的晚期肿瘤患者,胸腔积液、腹腔积液或血液成了替代的样本。排除检测方法本身存在的差异外,检测结果是否准确成为医患共同关注的问题,在这里,我们以全外显子二代测序为例进行说明。血液基因检测的原理是,因为癌细胞在人体内不断地增殖,很多癌细胞因为本身或外界原因发生破裂,其内容物如 DNA 片段释放到血液循环中,叫作循环肿瘤 DNA (ctDNA)。通过抽取血液进行检测则可以发现患者体内潜在的基因突变情况。目前 ctDNA 检测的敏感性为 65%~70%,也就是说,存在 30% 左右的假阴性率。而胸腔积液、腹腔积液的检测原理和组织基本一致,都是通过获取癌细胞进行检测,不同之处在于胸、腹腔积液中的癌细胞量和组织存在较大的差异,理论上在胸腔积液、腹腔积液中如果能发现肿瘤细胞,其检测的准确性和组织应该是一致的。但目前尚缺乏对于直接对比组织、胸腔积液、腹腔积液、血液检测结果的准确性报告。2016 年美国临床肿瘤学会会议报道了使用 3 种不同的检测方法对患者组织、血液以及尿液标本进行 EGFR T790M 突变检测,结果显示,血浆检测 T790M 突变与组织 T790M 的一致率为 81.5%,尿液检测的 T790M 突变与组织检测的一致率为 83.8%。

▕▶ 什么是肿瘤突变负荷? 这个指标有什么用?

肿瘤突变负荷,英文缩写为 TMB,是在采用第二代基因测序技术检测到的一份肿瘤样本中,所评估基因的外显子编码区每百万碱基中发生置换、插入 / 缺失突变的总数。有研究将超过 100 个突变 /Mb 称为高 TMB。通俗一点儿说,肿瘤突变负荷就是评价基因突变频率高低的指标。肿瘤细胞基因突变频率高,则细胞表面所携带的肿瘤抗原就多,容易受到机体免疫系统的攻击而被杀死。因此,理论上检测恶性肿瘤的肿瘤突变负荷可以预测患者对免疫治疗的效果。通过大量的临床研究,TMB 目前已成为临床上预测肿瘤免疫治疗疗效的重要生物标志物。近期的研究认为,不同瘤种高突变负荷的定义可能会有所不同,如结直肠肿瘤 10/Mb、肺癌 15~20/Mb以上就认为是高突变负荷了。

▣▶ 什么是微卫星不稳定性?

微卫星是人类基因组中短串联重复 DNA 序列,长度为 1~6 个碱基对。微卫星不稳定性(MSI)是指由在 DNA 复制时插入或缺失突变引起的微卫星序列长度改变的现象,常由错配修复功能(MMR)缺陷引起。MSI 现象于 1993 年被 Jacobs 等在结直肠癌中首次发现,随后在子宫内膜癌、胃癌、肝细胞癌、乳腺癌等实体瘤中均有报道。目前检测癌细胞中的 MSI 时,既可以通过检测 MMR 基因缺失来确定是否发生 MSI,如依赖于免疫组化技术的蛋白水平检测,也可以直接检测 MSI 的序列变化,如 PCR(聚合酶链反应)检测等的分子水平检测。

▣▶ 使用抗血管生成药物需要做基因检测吗?

目前常见的抗血管生成药物有贝伐珠单抗、雷莫芦单抗、重组人血管内皮生长抑制素、沙利度胺以及其他多靶点小分子抑制剂,如索拉菲尼、舒尼替尼、瑞戈菲尼等。这些药物属于泛靶点药物,行基因检测并不能明确指导其用药,目前临床一般不考虑在使用此类药物之前行基因检测,而更多地注重这些药物的禁忌证和不良反应。

▣▶ 为什么胃镜检查时要做幽门螺杆菌(HP)检测? HP 检测阳性可以诊断胃癌吗?

HP 是人类发现较晚(20 世纪 80 年代初)的一种致病菌。HP 的感染非常普遍,在全球自然人群中的感染率超过 50%,在我国感染率为 40%~90%,平均约为 60%。

目前，已经确认 HP 与上胃肠道疾病中的下列 4 种疾病密切相关：慢性胃炎、消化性溃疡病、胃癌和胃黏膜相关淋巴组织（MALT）淋巴瘤。根除幽门螺杆菌可治愈消化性溃疡、防止溃疡复发、减少癌症的发生，甚至可以治愈部分淋巴瘤。在消化道疾病的检查报告单如胃镜和尿素 13C/14C 呼气试验报告单中常见到"HP 检查阳性"的表述，意思是"胃黏膜存在幽门螺杆菌感染"。这只是一项判断是否存在细菌感染的指标，与胃癌的诊断是两回事。

▶ 皮肤扁平疣活检报告显示"HPV 阳性"是什么意思？与皮肤癌关系大吗？

HPV 是人乳头瘤病毒的缩写，可能会引起人体皮肤黏膜的鳞状上皮增殖。HPV 有许多亚型，不同亚型的 HPV 可有不同的临床表现，根据侵袭的组织部位不同可分为：

（1）皮肤低危型。与寻常疣、扁平疣、跖疣等相关。

（2）皮肤高危型。与疣状表皮发育不良有关，可能相关的恶性肿瘤包括外阴癌、阴茎癌、肛门癌、前列腺癌、膀胱癌。

（3）黏膜低危型。常感染生殖器、肛门、口咽部、食管黏膜。

（4）黏膜高危型。与宫颈癌、直肠癌、口腔癌、扁桃体癌等肿瘤相关。

扁平疣活检发现人乳头瘤病毒不是癌症的表现，将来发展成癌症的可能性非常小。

▶ 高龄人群宫颈涂片若显示"HPV 阳性"还会得宫颈癌吗？

宫颈涂片检验结果为"HPV 阳性"的人有很多，它不是癌症的诊断，也不是手术的适应证。但是，宫颈癌是中国女性第二大常见恶性肿瘤，老年宫颈疾病特别是宫颈癌的发生率仍然很高，如体检结果为"HPV 阳性"，应该对宫颈疾病包括宫颈癌保持警觉。

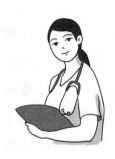

▮▶ 宫颈癌筛查中为什么要进行 HPV 分型检测？哪种类型的 HPV 容易诱发宫颈癌？

人乳头瘤病毒是一个"大家族"，不同类型的 HPV 诱发的宫颈疾病也有所不同。几乎所有的宫颈癌样本中都能找到人乳头瘤病毒，说明 HPV 是宫颈癌的致病病毒。我国半数以上的宫颈病变异型增生和宫颈癌由 HPV-16 型引起，此亚型是 HPV 病毒各亚型中致癌能力最强的。30 岁以上妇女 HPV 持续感染平均 8~24 个月即可发生宫颈上皮内瘤变，应该视为宫颈的癌前病变，如不做处理，平均 8~12 年即可发展为浸润癌。因此，高危型 HPV 持续性感染是宫颈癌前病变和宫颈癌发生的元凶。

▮▶ 鼻咽癌患者为什么要做 EBV 检查？

EBV 是 EB 病毒的简称，EB 病毒是在 1964 年首次发现的一种疱疹病毒。病毒本身潜伏在淋巴细胞内，能长期传代，诱发癌症。

与 EBV 感染有关的肿瘤性疾病是鼻咽癌、鼻腔 NK/T 细胞淋巴瘤和国外较多见的 Burkitt 淋巴瘤。鼻咽癌高发于我国南方（广东、广西）及东南亚地区，40 岁以上中老年人多发，鼻黏膜活检可查出 EBV 感染，血清中还可检查到高效价 EB 病毒抗原的 IgG 和 IgM 抗体，这些都有利于鼻咽癌的诊断。

▮▶ 十多年来乳腺癌病情稳定的患者，最近发现腋淋巴结有肿大，医生建议做活检，还有这个必要吗？

这个问题很有普遍性。不只是乳腺癌，所有疑似肿瘤复发、转移的患者都应尽可能对新近发现的肿大的淋巴结进行病理活检。活检的目的首先在于鉴别这个可疑淋巴结的性质，判断其是转移灶，还是第二原发肿瘤或炎症等良性病变。此外，在治疗过程中，肿瘤的类型及其性质可能会发生转化。只有对转移灶进行病理活检，才有助于了解当下肿瘤的状态,分析既往治疗失败的原因,寻找新的治疗靶点,为今后调整治疗方案提供依据。

以乳腺癌为例,在较长的病程中,约有 1/3 的患者会发生转移灶受体状态的改变,包括激素受体由阴性变为阳性,或由阳性变为阴性;HER-2 状态由阳性变为阴性,或由阴性变为阳性。而受体状态转为阳性的患者可以获得内分泌治疗或抗 HER-2 治疗的机会,使患者临床受益。此外,有一小部分小细胞肺癌治疗后再次活检,可见其"转化"为非小细胞肺癌。因此,必须对转移灶再次行病理活检,对当下肿瘤的变异情况做出准确判断。

▌▶ 患者通过痰涂片查出肺癌细胞,现已出现胸腔积液,此时医生要求抽胸腔积液,检测的目的是什么?

痰涂片检查癌细胞是诊断肺癌最简便、最价廉也是最无痛苦的诊断方式,是诊断癌症和判断癌症发展程度以及治疗效果的重要手段。它的局限性是不能提供癌灶在肺的具体部位,有时对细胞性质的判断还可能存在一定误差。抽胸腔积液检查一方面为了核实痰涂片检查结果的准确性,也是为了判断病情是不是已经发展到胸腔,以便决定下一步治疗。如以后再次出现胸腔积液,还需要反复多次抽胸腔积液进行检查,此时的目的则是判断治疗的效果。

▌▶ 听说活检切口和穿刺的"针眼"有可能形成"癌细胞种植",这不是加重了病情吗?

学术界对所谓癌细胞种植一直很关注,统计数字表明,活检切口和穿刺的癌细胞种植属低概率事件。

癌细胞种植的原因可能有如下两种情况:癌细胞非常活跃,"生命力极强",恶性程度极高,非常容易转移或"种植",这种情况极少见。还有的属活检或穿刺器具不够先进、无瘤操作不到位,这种情况随着医院设备的改进(如细针穿刺)和医疗技术的提高越来越少见。为了防止所谓种植的发生,在活检、穿刺后,一般都有各种抗癌措施(如确诊后及时放化疗),使癌细胞种植的可能性降到最低。

▮▶ 什么是血象检查？老年人和年轻人的血象有什么不同？

血象检查是对血的常规化验,主要显示血液中的血红蛋白、白细胞和血小板数目,是医生了解患者病情最基础的检查之一。单从血象检查分辨不出老年人的血象和年轻人有什么不同。

▮▶ 肿瘤患者的血象会有哪些变化？

对肿瘤患者来说,多数情况下血象检查与常人无异。如果白细胞数升高,常见于感染、应激状态(如手术、创伤等)、急慢性白血病、实体瘤的类白血病反应、使用补血药物或者激素等,如果同时合并中性粒细胞比例或数目增多,多是细菌性感染;白细胞数减少常见于病毒感染、放化疗后的骨髓抑制、合并自身免疫性疾病(如系统性红斑狼疮)、各种血液病(如白血病、骨髓异常增生综合征、骨髓纤维化等)。男性血红蛋白低于120g/L、女性低于110g/L即可诊断为贫血,再结合其他指标可以判断贫血的性质。血小板是参与血液凝固的血液成分,肿瘤病灶的存在或合并感染可以引起血小板增多,放化疗引起骨髓抑制或肿瘤侵袭骨髓,可以引起血小板减少。

▮▶ 肿瘤患者常常伴随贫血吗？

贫血是指人体外周血红细胞总量减少、不能对组织器官充分供氧的一种病理状态。贫血时,可出现皮肤和黏膜苍白、短促呼吸、心悸、嗜睡和易疲劳等。

贫血常见于肿瘤患者,大体有两方面的原因:红细胞丢失过多和生成不足。前者多见于肿瘤本身的失血,肿瘤侵袭呼吸道、消化道或泌尿系统,造成红细胞丢失过多。患有直肠癌,可能常有便血引起的失血性贫血。后者是因为肿瘤细胞本身分泌一些抑制造血功能的细胞因子,或肿瘤侵袭骨髓、抑制骨髓造血功能以及肿瘤性营养不良性贫血；如果患者已经开始进行放化疗，药物抑制骨髓造血功能也是贫血的原因。

肿瘤患者合并贫血，特别是贫血的持续时间较长时，常需要进一步分析。检测项目包括血清铁、铁蛋白、总铁结合力、叶酸、维生素 B_{12} 等，以评估体内造血原料的含量以及机体对造血原料的吸收利用能力，同时还要监测患者的肾功能，并结合患者的病史综合判断贫血原因。

▣▶ 血常规检查"三系减低"是什么意思？

临床上常说的"三系减低"指的是骨髓造血功能全面低下的情况。从血常规化验单上看，表现为同时出现的白细胞减少、血小板减少和红细胞减少（贫血）。常见的"三系减低"的原因包括放化疗的毒性抑制骨髓、肿瘤侵袭骨髓、合并其他造血系统疾病等。原因不明或持续时间较长的"三系减低"常需要进行骨髓穿刺或活检来协助诊断、明确病因。

▣▶ 老年肿瘤患者放化疗期间血象会有哪些变化？

放疗和化疗都有可能抑制骨髓的造血功能，造成白细胞、红细胞和血小板的减少，患者容易出现抵抗力下降，造成感染、贫血、出血风险增加等情况。因此，放化疗期间，需要定期行血常规检查，及时排除风险。一般来说，血象检查应每周至少一次，主要监测的指标包括白细胞计数、中性粒细胞计数、血红蛋白以及血小板计数。

老年人骨髓造血功能下降，上述血象变化往往更加明显，恢复得也比较慢。

▣▶ 化疗后血常规检查显示"粒细胞缺乏"，这种情况影响治疗吗？

粒细胞缺乏是指血液中的中性粒细胞（白细胞的一种）数量减少。中性粒细胞减少程度与细菌感染的风险密切相关，如报告单中性粒细胞的绝对计数 $<0.5×10^9$/L，可为急性起病。身体细菌隐匿之处，如口咽

部、直肠、肛门、阴道等部位易于发生感染,突发寒战、高热、周身疼痛、虚弱、全身症状重,且迅速恶化蔓延,引起肺部感染、败血症、脓毒血症等严重感染,被视为内科急症。一经发现,应立即中止抗癌治疗,严格隔离消毒,给予足量广谱抗生素,及早使用造血生长因子(俗称"升白针")。多数经过积极治疗后可恢复,可视情况继续进行抗癌治疗。

▮▶ 老年人在什么样的血象条件下可以进行放化疗?

老年人和年轻人化疗要求的血象条件是一样的,但老年人的血象比较脆弱,常常恢复得比较慢,不能急于求成,具体情况要由经治医生掌握。一般情况下,血常规检查同时满足以下条件方可进行放化疗:

中性粒细胞≥1.5×10^9/L;

白细胞计数≥3.0×10^9/L;

血红蛋白(Hb)≥95g/L;

血小板计数≥75×10^9/L。

患者即使只有一项指标达不到标准,也不宜勉强进行放化疗。

▮▶ 什么是"便潜血"? 它和肿瘤有关系吗?

"便潜血"顾名思义就是血液"潜伏"于粪便中,肉眼看不出来,但用特殊方法却能够发现。一般健康人每日有 2~4mL 血液从大便中丧失,目前的检测方法仍然报告为"阴性";但每日胃肠道中的失血量超过 5mL 时,粪便常规检查中的潜血试验即显示为"便潜血阳性"。目前多采用免疫学方法选择性地识别人血红蛋白,所以在进食动物血后不会误报,不影响检测结果。

食管癌、胃癌、大肠癌等恶性肿瘤的早期患者,常常由于发现大便潜血提示进一步检查而确诊。所以,大便潜血是早期发现消化道肿瘤的重要检查。需要强调的是,有些老年人混淆了痔疮的便血和肿瘤的潜血,没有及时就医,延误了诊断。建议如果发现大便有血,包括肉眼看不到的"潜血",一定要弄个水落石出,彻底排除肿瘤。

▶ 为什么尿外观没有血,医生却会因为"血尿"要求患者做很多排除癌症的检查?

通常每 1000mL 尿液中含有 1mL 血液时,肉眼即可见尿呈红色或呈洗肉水样,甚至可见血凝块。虽然不少患者的尿液肉眼观察没有什么异常,但将尿液离心后用显微镜检查尿沉渣时,可以观察到每高倍镜视野含有 ≥3 个红细胞,表明尿液中红细胞异常增多,称为镜下血尿。

无论是肉眼血尿还是镜下血尿,在医学上病情的严重程度和尿中血量的多少没有一定关系,都统称为血尿。对老年人而言,无论何种血尿都是一个值得注意的信号,首先要排除泌尿系统的肿瘤。

▶ 疑似膀胱癌患者,为什么要做"尿三杯试验"?

尿三杯试验是把尿流分成 3 部分,分别留在 3 个杯子里送检。它简单易行,有助于初步判断出血的部位:起始血尿仅见于排尿的开始(第一杯),提示病变多在尿道;排尿行将结束时(第三杯)出现的血尿称为终末血尿,病变多在膀胱三角区、膀胱颈部或后尿道。血尿出现在排尿的全过程(第一、二、三杯)称为全程血尿,提示出血部位多在膀胱、输尿管或肾脏。

无痛性、间歇性、反复发作的血尿是膀胱癌的最常见症状,早期可为起始血尿或终末血尿,且血量不多,常为镜下血尿,晚期则可为全程血尿。

▶ 老年肺癌患者出现下肢肿胀,为什么要做"D-二聚体检查"?

老年癌症患者如果出现肢体肿胀,一定要警惕静脉血栓的形成。老年人的血液原本就处于高凝状态,如果同时患有肿瘤,确实是雪上加霜,极易引发血栓。D-二聚体又称为"纤维蛋白降解产物 D",它的升高表明机体存在着活跃的纤维蛋白降解过程,反映血液处于高凝状态。因此,D-二聚体是一个非常重要的排除血栓、监测抗凝和溶栓治疗效果的实验室指标。

近年来,在诊断及治疗恶性肿瘤的过程中,血栓的预防及处理越来越受到重视,在卵巢癌、胰腺癌、乳腺癌、肺癌等许多恶性肿瘤患者中常可检测到 D-二聚体的升高,说明人体血液处于高凝状态。

肺癌患者伴有下肢肿胀,尤其应警惕血栓形成的可能,做"D-二聚体检查"是必要的。

▮▶ 老年卵巢癌患者,有血栓形成病史,现在长期口服华法林以预防血栓复发,医生为什么要求其定期做 INR 检查?

INR 为"国际标准化比值"的缩写,INR 可以使不同的凝血活酶试剂测得的结果具有可比性。健康成年人的 INR 值大约为 1.0,INR 值越高,说明血液凝固所需的时间越长。每位患者(特别是老年患者)的最佳INR值各不相同,需要医生个体化调整。在华法林治疗期间,静脉血栓患者的 INR 值一般应保持在 2.0~2.5;心房纤维性颤动的患者血栓形成的危险性更高,INR 值一般应保持在 2.0~3.0。

当 INR 值高于 4.0 时,提示血液凝固需要很长时间,引起无法控制的出血,甚至死亡;而 INR 低于 1.8 时,常提示抗凝药物不足,未能维持足够的抗凝作用。肿瘤患者为治疗和预防血栓,有时需每日皮下注射低分子肝素。为方便患者坚持用药巩固疗效,治疗后期常采用口服抗凝药华法林。定期检测 INR 可为准确调整服用华法林的剂量,既预防血栓复发,又避免诱发出血。

若老年卵巢癌患者有血栓形成的病史,正在服用华法林,必须定期进行 INR 检查。

▮▶ 为什么常用转氨酶的检测结果来判断肝功能?在转氨酶升高的情况下能否进行化疗?

肝脏的功能非常复杂,判断肝功能的方法也有很多,但是,长期的实践证明,用转氨酶来判断肝脏健康情况是最简便、最敏感,也是较为准确的方法,已成为临床最常用的评价肝损伤的实验室指标。转氨酶有很多种,常用于检测肝功能的转氨酶主要有丙氨酸氨基转移酶(ALT)和天门冬氨酸氨基转移酶(AST)。

肿瘤患者合并基础肝病,以及肝转移、药物、放疗等均可引起转氨酶的升高。一般来说,没有肝转移的患者转氨酶升高低于正常值的 2.5 倍、有肝转移的患者转氨酶升高低于正常值的 5 倍时进行化疗较为安全。当然,这还要根据医生对患者的身体情况进行全面评估后决定。

▶ 血清中 AST/ALT 比值逐渐升高时为什么要暂停化疗?

除了依据前述转氨酶(ASTT/ALT 等)的绝对值来判断肝功能,AST/ALT 的比值也是判断肝功能的一项重要指标。

大约 80% 的 AST 存在于线粒体内,而 ALT 主要存在于肝细胞的非线粒体中。正常时,血清中转氨酶的含量很低,但肝细胞受损时,血清 ALT 与 AST 的酶活性升高。在肝细胞中等程度损伤时,ALT 漏出率远大于 AST;ALT 测定反映肝细胞损伤的敏感性较 AST 为高。但在严重肝细胞损伤时,线粒体膜亦损伤,导致线粒体内 AST 的释放。

肝细胞的许多重要功能在线粒体内完成,所以,血清中的 AST/ALT 比值升高时,提示肝功能已经受到严重的损害,如多次检查比值仍不断升高,往往提示肝功能情况不容乐观,再坚持化疗有可能造成对人体难以恢复的损害,因此中止治疗是完全必要的。

▶ 什么是黄疸?肿瘤患者为什么会发生黄疸?胆红素升高时能化疗吗?

胆红素是血液循环中衰老红细胞在肝、脾及骨髓吞噬细胞系统中分解和破坏的产物。黄疸是由于体内胆红素代谢障碍,引起血清胆红素浓度升高,造成巩膜、黏膜、皮肤及其他组织被染成黄色。因巩膜与胆红素有较强的亲和力,常先于黏膜、皮肤被察觉,称为显性黄疸;如血清总胆红素浓度较低时,肉眼不易发现,称为隐性黄疸或亚临床黄疸。

黄疸可分为三大类:

(1)间接胆红素升高为主的黄疸,见于各类溶血性疾病。

(2)直接胆红素升高为主的黄疸,见于各类肝内、肝外阻塞所致的胆汁排泄不畅,如胰腺癌、胆管肿瘤、腹腔淋巴结转移压迫胆管等。

(3)肝细胞损伤属于混合性黄疸,直接胆红素、间接胆红素均升高,常伴肝功能异常。其见于各类肝病,如原发性肝癌、肝转移、病毒性肝炎、药物性肝损伤等。

一般来说,没有肝转移的患者胆红素升高小于正常值的 1.5 倍,有肝转移的患者胆红素升高小于正常值的 3 倍,同时没有其他化疗禁忌证时,可以进行化疗。但具体情况还要由医生综合掌握。

▶ 什么是"大三阳"?

所谓"大三阳"是一种通俗说法,指乙肝表面抗原(HBsAg)、乙肝 e 抗原(HBeAg)、乙肝核心抗体(HBcAb)和(或)HBV DNA 阳性。慢性 HBV 携带者和 e 抗原阳性的慢性乙型肝炎都可以是"大三阳",通常没有明显症状。但是由于"大三阳"患者的乙肝 e 抗原(HBeAg)阳性,表示病毒复制活跃,因此传染性较强,但未必表示肝病很严重。病毒是否引起了严重的肝细胞损害,还要根据肝功能指标和患者的症状进行综合分析。

▶ 什么是"小三阳"?

所谓"小三阳"也是一种通俗说法,指慢性乙型肝炎患者或乙肝病毒携带者体内乙肝病毒的免疫学指标,包括乙肝表面抗原(HBsAg)、乙肝 e 抗体(HBeAb)和乙肝核心抗体(HBcAb),3 项检查的结果为阳性反应。小三阳人群主要包括非活动性 HBsAg 携带者和 HBeAg 阴性慢性乙型肝炎患者两类,其中大约 70% 的患者肝功能没有显示损害。但是,有大约 10% 的小三阳患者可能存在乙肝病毒 DNA 的高水平复制(PCR 检

测 >10⁶)。这部分患者发展为肝硬化、肝癌的比例较高,应积极治疗,防止并及早发现癌变的可能。

▮▶ 乙肝患者同时患有白血病,为什么医生要在化疗期间监测乙肝病毒数目?

同时患有乙肝的恶性肿瘤患者,化疗后发生肝功能损害与乙肝病毒(HBV)的复制增加有关。肿瘤患者包括白血病患者的化疗方案中一般含有免疫抑制剂和激素,需要规律地间歇性给药,导致患者在使用免疫抑制期间肝细胞中的 HBV 大量复制,病毒数量迅速增加,但患者的免疫功能在化疗间歇期或化疗停止后会得到恢复。

人体对 HBV 感染的肝细胞有可能产生强烈的免疫反应,造成严重的肝功能损害。因此,在化疗前应进行乙肝抗原及乙肝病毒拷贝数的检测,在化疗期间和化疗后的一段时间内也要监测肝功能和乙肝病毒拷贝数的变化。所以,从化疗前开始至化疗结束后的一段时间内需要进行抗乙肝病毒治疗。

▮▶ 老年淋巴瘤患者患骨质疏松症多年,最近检出"高钙血症",这不是和骨质疏松矛盾吗?

血钙浓度≥2.75mmol/L 时为高钙血症;当血钙浓度≥3.75mmol/L 时称为高钙血症危象。肿瘤患者中有 10%～20%存在高钙血症,其原因比较复杂:

(1)支气管肺癌、胰腺癌、肾癌和卵巢癌等肿瘤可分泌甲状旁腺素或类似的多肽物质导致高钙血症。甲状旁腺肿瘤约 80%为腺瘤,3%为腺癌,均可动员骨钙释放入血,并使肾小管对钙的回吸收增加,间接促进肠黏膜钙吸收,从而形成高钙血症。

(2)部分肺癌、前列腺和肾癌患者可分泌过多的前列腺素 E,使骨吸收增加。

(3)肾癌、胰腺癌、头颈部肿瘤、食管鳞状细胞癌、肺癌和子宫颈癌等肿瘤能分泌溶骨因子,促使骨吸收,致血钙增高。

(4)多发性骨髓瘤、白血病和淋巴瘤等可分泌破骨细胞刺激因子,促使骨溶解,引起血钙升高。

(5)乳腺癌、肾癌、肺癌等伴溶骨性转移,骨质大量破坏后释放出的钙超过了肾和肠清除钙的能力。

可见,骨质疏松症患者的血钙可以升高,两者并不矛盾。高钙血症和肿瘤本身的特点相关,和骨质疏松症没有必然联系,每位高钙血症患者究竟属于哪种情况,须由经治医生结合情况具体分析。

▮▶ 什么是肿瘤标志物？为什么有的肿瘤患者肿瘤标志物检测结果是正常的？

肿瘤标志物是指在人体内检测出的肿瘤细胞分泌、脱落到体液或组织中的微量物质,通常是肿瘤细胞所产生的抗原和生物活性物质,或是机体对体内新生物反应而产生的物质。检测肿瘤标志物的目的在于发现原发肿瘤、高危人群的筛查、良恶性肿瘤的鉴别诊断、肿瘤发展程度的判断、肿瘤治疗效果的观察及评价、肿瘤复发及预后预测等。

肿瘤标志物检测只是一个临床参考项目,不能单独作为诊断肿瘤的依据,多数患者还需要结合病理、影像、临床等信息对病情进行综合判断；晚期肿瘤各种标志物的检测结果仍然在正常范围内者并不少见；也有少数健康体格检查者可见个别项目轻度升高,但长期追踪并未见肿瘤。

▮▶ 某一种肿瘤标志物升高，是否可以由此判断某个脏器得了肿瘤？

肿瘤标志物和癌症的原发脏器没有相互对应的关系，而是呈现了一种相互重叠的复杂关系,需要医生结合其他临床资料仔细分析。因技术水平有限,除了根据 AFP 诊断原发性肝癌、CA199 诊断胰腺癌和 PSA 监测前列腺癌等少数情况外,肿瘤标志物和肿瘤的类型、肿瘤的部位并不都是一一对应的关系。例如,CEA 的升高既可见于胃肠道肿瘤,又可见于乳腺癌和肺癌等多种癌症, 难以单独依据肿瘤标志物数值的升高判断肿瘤发生的具体脏器或部位,更不能据此进行肿瘤的最后诊断及疗效评价。所以,肿瘤标志物升高的意义仅在于动态观察其变化规律,供判定疗效和监控病情参考。

▮▶ 例行体检中常发现有人肿瘤标志物升高,他们患癌症了吗?

CEA、AFP、PSA(男性)、CA199、CA153 等肿瘤标志物检测已成为许多单位常见的体检项目。有专家认为,其中有的项目还没有充分的证据支持在健康人群进行普遍筛查的必要性。至于在体检中偶尔发现个别项目轻度升高,又没有其他异常,则完全不用担心患癌,可以过 3~6 个月复查一下,如果仍能升高,甚至升高得很快,则应该找肿瘤科医生帮助分析一下。

如果 AFP(特别是有乙肝、丙肝病史的患者)升高,需要短期观察其动态变化,必要时结合影像学检查,明确有无肝癌或其他疾病,如生殖系胚胎源性肿瘤、肝病等。男性患者如发现 PSA 明显升高,需要结合直肠指检、影像学检查及病理活检等明确有无前列腺癌。如果发现 CEA、CA153、CA199 等明显升高,且连续监测呈持续升高或动态升高,需要结合症状、影像学检查等明确是否患有恶性肿瘤。

▮▶ 肿瘤切除之后,如发现肿瘤标志物增高,就有可能存在肿瘤的复发转移吗?

确实如此。多种肿瘤标志物可以作为术后监测肿瘤复发转移的比较敏感的重要指标,如 CEA(结直肠癌)、CA125(卵巢癌)、PSA(前列腺癌)等,可用以早期发现肿瘤的复发转移。当术前患者的某项肿瘤标志物升高,术后发现肿瘤标志物再次升高,呈进行性"爬坡"现象,则可能比超声、CT 等影像学检查提早 4~6 个月提示肿瘤复发转移,有的甚至提早到

1年,需要高度警惕肿瘤复发转移或病情进展。但是感染性疾病、吸烟、药物、多种良性疾病甚至第二原发肿瘤等,也可引起肿瘤标志物的一过性或轻度升高。因此,术后肿瘤标志物再次升高时,还需要综合判断。

▶ 有没有可以早期发现骨转移的相应标志物?

近年来已经在患者血清或尿液中找到有意义的骨代谢生化指标,在一定程度上弥补了影像学在诊断肿瘤骨转移上的不足,如骨碱性磷酸酶、Ⅰ型胶原交联氨基端肽、脱氧吡啶酚、骨唾液蛋白等。但目前这些骨生化指标应用于临床仍然有其局限性,还需要结合多种因素综合判断骨转移病灶的情况。

▶ 影像报告单中出现"结节""占位"这样的描述可以诊断为癌症吗?

一份标准的影像学报告单(B超、X线、CT、磁共振成像等)通常包括病灶的解剖位置、数目、大小、形状、密度、血供情况(通过增强扫描后的强化特点判断)、边缘情况、与邻近结构的关系等。"结节""占位"等描述性词语,既有可能是良性病变,也可能是恶性病变,并不总是"癌"或"恶性肿瘤"的代名词,更不是对疾病的最后诊断。它们仅仅是一种初步的印象,要确诊还须依赖病理诊断这个"金标准"。

▶ 影像学报告中有时出现"血供丰富"的描述,这是癌的表现吗?

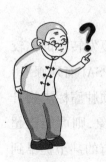

外科手术中可见到癌灶周围有很多为其供血的血管,这些血管常扭曲、粗大、畸形,就像蟹足一样。在影像学检查中,则可见到"该占位病变血供丰富""病灶内可见丰富血流信号",这常常是怀疑癌灶的重要依据。但是,许多良性病变,如甲状腺腺瘤也会有丰富的血流信号,这些描述并不能说明这个病灶就是"癌"。反之,癌症早期,肿瘤的体积较小,尚未形成肿瘤血流的特点,B超等影像学检查常不能显示出肿瘤的血供情况。所以,影像学中发现的血供丰富是诊断肿瘤的重要线索,但距确诊肿瘤还有相当的距离。

▐▶ 什么是CT检查?它对诊断肿瘤有什么优势?

CT检查由X线检查发展而来,是"计算机X线断层摄影检查"的英文缩写。CT对身体的"断层能力"极强,拍出的X线片能够清晰地展现出身体各个不同层面的影像,且分辨率和定性诊断的准确率大大高于X线机,既可以做全身检查,也可以进行局部检查。

一般来说,所有器质性疾病都可以借助CT进行检查,特别适于发现机体组织密度差异大的器质性占位病变,如肝、脾、胰、肾、前列腺、乳腺、甲状腺等部位的肿瘤;对空腔脏器或组织密度较低的脏器,如肺、颅脑、脊柱、脊髓、胸腔、盆腔、胆囊、子宫等部位乃至心腔内的肿瘤,也可以提供有诊断价值的线索。但对肝炎、胰腺炎和空腔脏器的黏膜病变,不适合采用CT检查。对<5mm的病变,CT难以分辨。

▐▶ CT检查对老年人身体有害吗?

CT检查属X线检查,患者难以避免一定的放射线暴露,但因人体接受的X线很少,一般不足以引起损伤,当然也不宜在短期内多次做CT检查。相对于孕妇、儿童而言,老年人进行CT检查的禁忌要少一些,但存在白细胞降低、乏力、眩晕、呕吐时不宜行CT检查。老年患者在发现肿瘤后,最好固定在一所医院治疗,不要多地、多院找多位医生开许多CT检查单,重复检查。

▐▶ 已经查出患有"肝囊肿",为什么医生还要求做增强CT?

增强CT是指在普通CT平面扫描检查的基础上,静脉注射造影剂后对可疑病变部位有重点地进行检查,以期提高诊断准确率。注射造影剂后可以增加病灶局部的对比度，有助于了解肿瘤内部的血液供应情况，区分肿瘤与周围淋巴结及血管、软组织，以帮助临床判断肿瘤的性质，有利于进一步确诊。

CT 或 MRI 检查使用造影剂进行增强扫描。例如，许多病变在 CT 平扫时无明显特征，对病灶不易分辨，有的肝癌和小肝囊肿在影像上容易混淆，增强 CT 检查后有可能使癌灶"原形毕露"，如肝囊肿在增强检查时血流往往不丰富；肝血管瘤显影早、排空迟，持续时间长，像血"湖"一样；原发性肝癌则表现为快速强化，快速消退。增强扫描还可以在胸部检查时标识出血管，以便将食管、气管、淋巴结等区分开来，显示出肿瘤侵袭的范围，明确分期，指导后续治疗。

需要注意的是，做增强 CT 注射造影剂前，应进行药物过敏试验。

▶ 什么是磁共振(MRI)检查，它对人体有害吗？

磁共振是"生物磁自旋成像技术"的简称，英文缩写为 MRI。其基本原理是：人体所含氢原子在强磁场下给予特定的高波后会发生自旋共振现象，产生一种电磁波。MRI 利用这个原理，通过电子计算机对磁场的变化收集处理并形成图像。受检者在磁场下而不是在 X 线等射线下接受检查，因此该检查对人体无害。需要提示的是，由于 MRI 检查时患者需要在一个全封闭的空间待一段时间，所以少数"幽闭症"患者不能承受。

磁共振成像可以显示脂肪、全身脏器、肌肉、快速流动的血液、骨骼和空气等，也能清楚显示脏器内部结构，如分辨脑灰质、白质；观察腹部肝、胆、胰、脾、肾等脏器；显示脊柱、脊髓及神经根；区分骨关节、骨皮质和松质、软骨、韧带、关节间隙等组织，从而为神经系统、胸部、腹部及四肢各种疾病的诊断提供图像资料。医生可以结合临床症状及其他检查，从磁共振图像上识别肿瘤、炎症、坏死病灶、异常物质沉着、功能阻碍、血液循环阻碍等病变。

▌▶ 年老体弱患者 CT 检查怀疑患胰胆管癌，为什么医生还要求做 MRH(磁共振水成像)检查,患者能耐受吗？

在 CT 检查后医生还要求患者做 MRI 的情况很常见,CT 检查对脏器的空间分辨力强,磁共振对软组织的分辨力强,两者各有优势。一些 CT 检查不能确诊时,常常需要 MRI 从不同侧面通过综合分析,从而获得确诊。

除普通 MRI 检查外,还有 10 余种不同类型的 MRI 检查。如磁共振血管成像(MRA)、磁共振波谱成像(MRSI)、磁共振脑功能成像(fMRI)、MRI 仿真内镜技术等,每种检查都有其特定的适应范围,医生根据病情需要向患者提出建议。磁共振水成像(MRH)也是其中一种,可在不用造影剂的情况下,清晰地显示管腔结构,有利于胰胆管图像的显示,便于和 CT 检查综合分析,准确判断肿瘤是否存在。MRH 的检查程序与 CT 检查大体相似,患者一般均可耐受。

▌▶ 为什么 MRI 检查不能帮助诊断肺癌？

MRI 是通过人体组织中氢质子受激发后释放的射频信号成像,而肺泡组织里充满了空气,不能提供磁共振成像所需要的射频信号。因此,磁共振检查对肺的炎症、肺的各种结节(包括肺癌)、肺气肿等不敏感,只能通过胸部 X 线片或者胸部 CT 检查判断。

▌▶ 什么是 PET/CT 检查？它在肿瘤诊断中有什么作用？

PET 的全称为"正电子发射计算机断层成像",它是利用正电子发射体的核素标记一些机体需要的化合物或代谢底物, 如葡萄糖、脂肪酸、氨基酸等作为示踪剂,当示踪剂进入体内后,被脏器、组织、病灶摄取并代谢, 应用正电子扫描机可以即时获得能够反映脏器功能的体内化学影像,因此也称为"活体生化显像"。

PET/CT 则是将 PET 和 CT 整合在一台仪器上，组成一个完整的显像系统。患者在检查时，经过快速的全身扫描，可以同时获得 CT 解剖图像和 PET 功能代谢图像，两种图像互补，在了解生物代谢信息的同时获得精准的解剖定位，从而对疾病做出全面、准确的判断。PET/CT 在恶性肿瘤的早期诊断、寻找肿瘤的原发病灶、明确分期、疗效评估、早期鉴别肿瘤复发、残余病灶和坏死，对肿瘤进行再分期、放疗靶区的勾画等诸多方面都发挥着非常重要的作用。

▐▶ 有人说"有没有癌，用 PET/CT 一扫就看清楚了"，真是这样吗？

PET/CT 结果的判断需要结合病史、影像学表现等综合考虑。虽然 PET/CT 检查的准确率很高，多在 90% 以上，但也会存在假阴性结果（遗漏病变）或假阳性结果（"无中生有"）的可能。

▐▶ PET/CT 报告中的"SUV 值"是什么意思？

SUV 值的全称为"标准摄取值"，是判断病灶性质的一个重要参考指标。

PET/CT 检查前要注射 ^{18}F 标记的氟代脱氧葡萄糖（^{18}F-FDG），这是一种显像剂，能像葡萄糖一样参与人体代谢。肿瘤组织的重要特点之一就是生长迅速、代谢旺盛，显像剂会在病灶部位高度聚集，而正常组织摄取显像剂的能力比较差，SUV 值即是衡量肿瘤摄取示踪剂能力的定量指标。应当指出的是，并不是 SUV 值高了就代表得了肿瘤，如炎症组织、结核灶、真菌感染等也会出现 SUV 值升高的情况。受检者的血糖水平，示踪剂的特异性、浓度、剂量、注射时间、扫描时间、生理性摄取等因素，都会影响 PET/CT 的检查结果。所以，PET/CT 的临床意义应由专业核医学科医生对上述因素进行综合判断。

▌▶ 哪些肿瘤容易发生骨转移？影像学检查对发现骨转移有何作用？

从理论上讲，所有恶性肿瘤都有发生骨转移的可能。骨转移在乳腺癌、肺癌、前列腺癌、肾癌等恶性肿瘤中发生率较高，有的可达70%左右。骨转移患者常出现骨痛、病理性骨折，严重影响了患者的生活质量。骨转移病灶诊断的金标准是病理活检，但因其为有创伤检查，患者多不愿接受。因为X线片、磁共振（MRI）、CT扫描、核素等影像学检查对骨转移诊断的准确性很高，多数患者愿意接受，目前已经成为诊断骨转移的主要手段。

▌▶ 前列腺癌患者，骨扫描检查发现"异常浓聚灶"，这是"骨转移癌"吗？

前列腺癌的骨转移发生率较高，对此保持警惕是必要的。骨扫描结果显示"异常浓聚灶"还不能就此诊断为骨转移，需要结合部位、病史、外伤史、浓聚灶数目及影像等综合判断。骨关节炎、骨折等外伤后，部分良性骨病、骨髓炎、骨恶性肿瘤等情况，在骨扫描的检查中均可表现为"异常浓聚灶"，诊断骨转移或骨肿瘤的金标准是骨病灶的穿刺病理活检。

▌▶ ECT检查发现骨转移的可信度有多大？

ECT是"骨放射性核素扫描"（简称"骨扫描"）的英文缩写，具有敏感性强、早期发现、全身成像、不易漏诊的优点。其缺点是特异性较低，不易区分成骨性病变还是溶骨性病变，不能显示骨破坏程度。以乳腺癌为例，骨扫描检查已被相关指南广泛推荐用于乳腺癌出现骨疼痛、骨折、碱性磷酸酶升高、高钙血症等可疑骨转移的常规初筛诊断。

■▶ ECT 扫描异常的患者在 MRI、CT、X 线、PET/CT 这些检查项目中选择哪种更好？

对于 ECT 扫描异常的患者，MRI、CT 扫描、X 线片都是进一步判断骨转移的影像学方法，可根据医生的建议针对可疑骨转移灶部位进行选择。

MRI 在评估骨转移对周围神经的压迫、软组织的受累、水肿程度等方面最优；而 X 线片和 CT 扫描在评估骨质破坏方面优于 MRI，在评估病理性骨折风险上不可或缺。骨破坏严重程度的评估可以帮助患者及时接受放疗或手术等局部治疗，尽可能避免发生骨折、截瘫等不良事件，最大限度地提高患者的生活质量。正电子发射计算机断层成像（PET/CT）的优势是可以直接反映肿瘤细胞葡萄糖的摄入，但其检查价格昂贵，诊断骨转移的价值有待进一步研究，不作为常规推荐。

■▶ 一个月前做了 PET/CT 检查，还需要做骨扫描吗？

近期已经进行了 PET/CT 全身扫描，通常不用再进行全身骨扫描，两者在骨转移瘤诊断方面的特异性相似，也就是说，PET/CT 可以替代全身骨扫描。但在某些情况下（如病灶较小的、溶骨性病变），PET/CT 的敏感性和准确性优于全身骨扫描。如果上一次检查距今已有较长时间（一般认为在 3 个月以上），骨痛症状又比较明显，建议还是再做一次骨扫描。

■▶ 乳腺钼靶检查中发现的"钙化灶"与癌有关吗？

尽管关于乳腺钼靶筛查还有一些争议，但多数专家认为其功不可没，是一项重要的乳腺检查项目。乳腺钼靶检查中发现的钙化并非恶性肿瘤所独有，多数见于良性病变。在钼靶检查中，钙化灶从形态可分为典型良性钙化、可疑钙化、高度恶性可能的钙化。不论是哪种钙化形态，都需要结合影像学和其他表现综合判断，最终诊断还是要依靠病理检查。

▮▶ 食管癌放疗后一年，CT 检查见"纵隔新发占位性病变"，这是肿瘤的复发转移吗？

多数情况下，新发占位性病变意味着肿瘤的转移。术后或根治性放疗后，肿瘤的复发转移可分为术后局部区域复发和远处转移。对于术后局部区域的新发占位性病变，要排除术后或放疗后瘢痕、增生、肿瘤复发、炎症反应或其他良性病变等情况。食管癌放疗后发现"纵隔新发占位性病变"，应当属于局部区域复发。对新发的远处占位性病变的鉴别诊断比较复杂，包括远处转移、第二原发肿瘤及转移、感染性病变（播散性结核）和其他良性疾病等。

可以帮助鉴别的因素包括原发肿瘤的类型及分期，有无肿瘤预后不良因素，新发病灶的影像学特点、数目、分布，该病灶的变化过程、全身症状及体征等。而明确新发病灶是否为肿瘤复发转移的金标准仍是病理检查。

▮▶ 对于老年前列腺癌患者，医生为什么建议做骨密度检查？骨密度检查可以作为补钙的根据吗？

骨密度检查的全称为"骨骼矿物质密度检查"，是骨骼强度的主要指标，可以评估骨营养状态，诊断骨质疏松，预测骨折风险。老年人，吸烟、酗酒人群，肥胖、糖尿病等代谢性疾病人群，骨质疏松风险的高危人群都应该接受骨密度检查。

对于肿瘤患者来说，抗肿瘤治疗引起的骨丢失是应该引起重视的问题。建议所有年龄超过 65 岁，或年龄在 60~64 岁但有以下危险因素之一者，都应该常规检查骨密度：有骨质疏松家族史者；体重 <70kg，或曾发生过非创伤性骨折或其他危险因素者。所以，老年前列腺癌患者有必要进行骨密度检测。

第五章 ◀▌▌

老年肿瘤的
治疗方法

▮▶ 治疗癌症的方法有哪些？哪些方法适合老年人？

手术、放疗、化疗、靶向治疗和免疫治疗是当前癌症治疗主要的五大手段。其中，手术和放疗为局部治疗，化疗、靶向治疗和免疫治疗为全身治疗。另外还有内分泌治疗、中医药治疗等。一些微创治疗方法，如介入治疗、超声聚焦热疗、微波热疗、电化学治疗、激光治疗、氩氦刀冷冻治疗等也是肿瘤治疗的有效手段。

年龄不是肿瘤治疗的限制性因素，上述治疗方式都可以用于老年人，但应当注意掌握如下原则：

（1）肿瘤治疗是综合治疗，尤其是中晚期肿瘤，难以仅仅依靠某一种手段获得最佳疗效。

（2）肿瘤治疗又是个体化治疗，适合别人的治疗方法不一定适合自己。

（3）肿瘤治疗需要顺势而为，尤其要充分考虑到老年人的生理、心理特点，既不要勉强，也不要轻易放弃，需要权衡利弊。

▮▶ 什么是化疗？老年人可以做化疗吗？

化疗是一种使用化学毒性药物将癌细胞杀灭的治疗方法。

不同类型的肿瘤要选择不同的化疗药物，经常需要2～3种药物联合应用。对于老年人，考虑到其体力状况和功能水平，有时也使用单药化疗。

化疗药物通过静脉输注、动脉灌注和口服等方式给药后进入血液，在全身发挥作用，因此，化疗是一种全身治疗，对防止远处转移或复发有一定的作用，是目前治疗癌症最重要的方法之一。

老年人可以做化疗，但是，鉴于老年人器官衰老、功能减弱的生理体质特点，和年轻患者相比较，需要充分评估后慎重进行。

▐▶ 有人说"化疗敌我不分，可以杀死健康细胞，快被淘汰了"，这话对吗？

自20世纪三四十年代，化疗治疗肿瘤已经走过了80余年的艰难历程，取得了引人注目的成绩。不少患者延长了生命、减轻了痛苦，还有一些非常凶险的肿瘤（如俗称"葡萄胎"的胎盘绒毛滋养细胞癌，部分白血病、淋巴瘤等）通过化疗获得了治愈。

当然，化疗作为一种作用于全身细胞的毒性药物，具有其先天性的缺点——毒性大，不良反应大，患者不容易接受，加上非细胞毒性治疗的迅猛发展，某些肿瘤的传统化疗确实已经逐渐被靶向、免疫等治疗所取代，值得欣慰的是，不少患者已经从中获益。

但其他治疗手段的发展与化疗的发展并不矛盾，它们是相辅相成的"友军"，化疗仍然是目前许多癌症最有效的治疗方法之一。有的化疗方案还是某些肿瘤治疗的首选，不能被取代。

肿瘤组织中分裂增殖的细胞比例大，而正常细胞的增长相对缓慢，所以化疗药物对肿瘤细胞的杀伤作用会更大。增殖越快的肿瘤对化疗越敏感，见效越快。由此可见，化疗药物对肿瘤并非没有选择性，只是选择性相对差一些，化疗"玉石俱焚""敌我不分"的说法不太准确。近年来，化疗药物的更新换代也很快，其药效越来越好，不良反应越来越小，患者的接受程度也越来越高，所以，在可以预见的将来，化疗是不会被淘汰的。

▐▶ 常用的化疗药物有哪些种类？

根据化疗药物的来源和化学结构，可以将其分为烷化剂、抗代谢药、抗癌抗生素、植物类、激素类等。

细胞的生长周期大致可分为增殖期（包括DNA合成前期、DNA合成期、DNA合成后期、有丝分裂期等阶段）和非增殖期（G0期），按药物对细胞周期的影响，可分为两类：

（1）细胞周期非特异性药物。包括多数烷化剂及抗癌抗生素。此类药物又分为两部分：一部分是对增殖期及非增殖期（G0期）细胞有杀伤作用的药，包括氮芥、铂类等，其特点是选择性低、毒性较大。另一部分是对增殖各期细胞均有杀伤作用，但对 G0 期细胞无作用或作用较弱的药，如环磷酰胺。

（2）细胞周期特异性药物。包括大部分抗代谢和植物类抗癌药。此类药物仅对细胞周期中的某一期作用较强，如甲氨蝶呤、氟尿嘧啶等主要作用于 DNA 合成期，长春新碱主要作用于有丝分裂期。

医生须根据上述化疗药物的分类，根据各种不同药物的特点，对不同的患者采用适当的给药方式和途径，选择可以联合使用的化疗药物种类，以期达到最好的治疗效果，同时尽量避免其不良反应。

▐▶ 化疗药物为什么能消灭肿瘤细胞？

在细胞分裂增殖变成两个细胞的过程中，需要经过 4 个阶段：DNA 合成前期、DNA 合成期、DNA 合成后期和有丝分裂期。其中任何一个阶段受到药物阻滞，都会影响细胞生长，直至死亡。

化疗药物基本是针对细胞不同的分裂增生过程发挥作用的，如铂类药物一般是干扰 DNA 的合成期；紫杉类一般是破坏有丝分裂期；培美曲塞作用于 DNA 合成期、干扰叶酸代谢等。选 2 种或 3 种作用机制不同的化疗药物联合应用，可增强化疗的疗效。

▐▶ 常用的化疗方式和给药途径有哪些？

单一药物化疗和多种药物联合化疗是常用的两种化疗方式。联合使用两种或两种以上不同种类的抗癌药，是目前最常用的化疗方式。常用的化疗给药途径有静脉注射、腔内注射、口服、动脉灌注、瘤内注射、局部贴敷等。其中以口服和静脉注射最为常用。

▮▶ 化疗药物为什么不能完全抑制肿瘤的复发？

化疗药物对快速生长的癌细胞,也就是增殖期细胞的杀伤力要大一些,而对处于非增殖期的肿瘤细胞作用较弱。化疗可以杀灭大部分增殖期的癌细胞,使肿瘤缩小。但通常情况下化疗药物不能将癌细胞消灭到零,残余的小部分癌细胞还要靠机体免疫力去消灭。如果此时人体的免疫力不够强大,或狡猾的肿瘤细胞获得了抵挡某种化疗药物的能力,肿瘤就会死灰复燃,而且复发的肿瘤可能会产生耐药性,变得更加顽固。

▮▶ 哪些肿瘤适合做化疗？

化疗有一定的局限性,不是所有肿瘤都需要或适合做化疗,有的肿瘤不需要化疗,有的肿瘤化疗只有微小的作用甚至无效。适合接受化疗的情况大致如下:

(1)对化疗非常敏感,以化疗为主要治疗手段的恶性肿瘤,主要有肺小细胞未分化癌、恶性淋巴瘤、绒毛膜上皮癌(滋养体肿瘤,"葡萄胎")、睾丸肿瘤等。

(2)不适合手术治疗,特别是已有远处转移,但能耐受化疗。

(3)手术或放疗后出现新转移灶或局部复发,化疗仍可能有效。

(4)手术或放疗前的"新辅助治疗",目的在于缩小肿瘤病灶,使手术或放疗更容易进行。

(5)手术或放疗后的辅助治疗,消灭可能存在的微小转移灶或手术中的种植灶。

▮▶ 哪些肿瘤患者不适合化疗？

肿瘤患者如有以下情况不宜做化疗:

(1)一般情况差、消瘦、衰弱,生活质量评分不及格,不能耐受化疗。

（2）重要器官，如心脏、肝脏、肾脏等有较严重的功能障碍。

（3）骨髓造血功能低下，长期白细胞减少，有的还有红细胞或血小板减少。

（4）年龄过大或身体情况差、基础病多的老年人；或做过多疗程化疗、大面积放疗，合并有发热、严重感染者，不能或慎用化疗。

▶ 有的患者癌症复发，认为化疗反应大、效果差、得不偿失，认为不该做化疗，应该如何看待这个问题？

化疗有控制肿瘤的可能，也有出现不良反应的可能，医生只能根据临床试验结果和国内外的循证医学结论，大致预判治疗有效的概率，目前还没有公认的准确预判某一位患者化疗疗效的方法。化疗后体内确实可能会残存部分癌细胞，给以后的癌症复发留下隐患，但是实践证明，化疗对不少患者确实是有效的，所以不仅是患者，即便是医生在决定是不是做化疗和确定化疗方案时，也往往权衡再三，力争使患者从中获得最大利益。

▶ 为什么有的肿瘤只做手术就好了，而有的肿瘤手术后还要进行化疗？

有的早期肿瘤手术切除后可以彻底治愈，术后不需要化疗。但大部分早、中期肿瘤，虽然经过各种检查都没有发现癌细胞，实际上存在转移的可能性，甚至已经转移，只是还没有发展到可以由目前的临床检查手段发现的程度。术后辅助化疗可以防患于未然，降低复发转移的可能性，此时化疗和手术就是肿瘤治疗的一个整体方案，缺一不可。医生会遵循业内公认的某些指南，再结合患者的个体情况，决定患者需不需要做化疗、给患者做什么样的化疗，以帮助患者从治疗中争取最大的获益和更长的生存时间。当然，如果有了新的证据，指南也会做相应的更新。患者应积极向医生提供自己的全面情况和身体对治疗的反应，参与治疗方案的制订，以做出正确的治疗决策。

▐▶ 化疗后一般多长时间到医院复查？

化疗后出院时，医生会根据具体情况，给出明确的指导意见。一般来讲，化疗结束后，需要1周内复查血常规，及早发现因化疗引起的血象降低，及时治疗。每2~3个周期化疗后要复查评估治疗效果，制订下一步治疗方案。

化疗全部结束后，应根据病情定期复查，大部分肿瘤2年以内每3个月复查1次，第3~5年每半年复查1次，5年以后每年复查1次。当然，因为每个人的具体情况不同，首先要遵医嘱。

▐▶ 什么是化疗周期？

化疗周期是从化疗第一天开始到下一次化疗开始的时间。化疗方案不同，周期长短也有所不同，一般需要2~4周。化疗需要进行多个周期，在1个周期中化疗药只用1天或几天，其余时间休息。所以1个周期的时间包括用化疗药天数和休息天数。

▐▶ 化疗持续的时间由哪些因素决定？

化疗杀伤癌细胞的数量是以百分比的形式下降的，一次只能杀灭一部分癌细胞，因此，不可能通过1~2个周期就把癌细胞"斩尽杀绝"，需要在被杀伤的肿瘤细胞还没修复前就进行下一周期化疗，这样，在第1个周期内没有被杀灭的肿瘤细胞可在第2个、第3个周期内被杀伤。一般来讲，手术后的辅助化疗指南都有明确的化疗周期数，如肺癌4~6周期，结直肠癌有的方案建议做12个周期等。如果不能手术或已经复发转移，化疗周期数就要根据疗效和患者的耐受性等因素来确定。

▐▶ 为什么化疗一般要每21~28天做一次？

两次化疗之间间隔时间的长短，即化疗周期时间，要根据肿瘤细胞增殖周期时间的长短来确定。增长速度快的肿瘤细胞，其细胞分裂增殖、倍增(数量增加 1 倍)的时间一般为 30 天左右,在被杀伤的肿瘤细胞还没修复前就进行下一周期化疗, 可以使在第 1 个周期内被重创的肿瘤细胞继续受打击乃至被消灭。此外,间隔时间还应考虑到患者停药后化疗引起的不良反应完全消失,以便使机体正常功能得到基本恢复。一般骨髓功能的完全恢复大约需要 21 天,所以化疗周期的时间也规定为 21 天。

上述时间只是大概的天数, 如果不良反应尚未消失、身体尚未恢复,间隔时间可根据病情适当延长,但又不宜过长。若肿瘤细胞重新开始生长,疗效将会受到影响,且易产生耐药性。

▮▶ 是不是化疗周期间隔越短、剂量越大、疗效越好?

单从疗效讲,在一定剂量范围内,化疗剂量强度增加,疗效有可能增加,但同时化疗药对正常细胞的损伤也会增大。身体如还未恢复,再次化疗会造成不良反应的叠加,欲速则不达,反而不利于肿瘤的治疗。选择化疗的周期和剂量时,需要综合考虑病情、患者的身体状态、疗效等因素。因此,化疗的给药方案是经过严格的实验程序才确定下来的,既要达到良好的治疗目的,又不能出现严重的不良反应。化疗药物是细胞毒性药物,不能为追求疗效而盲目加大剂量。

▮▶ 老年癌症患者的化疗剂量要减量吗?

老年人与中、青年人在身体情况上最重要的差别是各种生理功能衰退、各脏器储备功能下降,因而耐受肿瘤治疗的能力降低。在制订老年肿瘤患者的化疗计划时,一定要将老年人的这些生理特点估计在内,根据其脏器功能及耐受情况酌情调整给药剂量。如果化疗后出现严重的影响脏器功能的不良反应,应及时停药,并积极进行修复。一般来说,体力状况好、年龄 <75 岁的老年人完全可接受正常剂量的化疗。

有的老年人担心身体不能经受化疗,要求进行所谓"没有不良反应的小剂量化疗", 并把是否出现不良反应作为判断治疗方案好坏的标准,这是不正确的。因为没有一定的药物剂量,就不能达到满意的消灭癌细胞的效果,还有可能"锻炼"了癌细胞,所以要在保证疗效的基础上,适当考虑减少化疗剂量,具体方案要和医生充分沟通后决定。

▮▶ 化疗有最高年龄限制吗?

研究表明,年龄不是老年肿瘤患者是否能接受化疗的决定因素,决定因素是患者的各项身体功能。许多老年人的各项身体功能都很好,他们对化疗的耐受性与年轻患者是相当的,如果能接受充分的化疗,同时对治疗给予积极的支持,化疗的疗效也好,可以达到提高生活质量、延长生存时间的预期结果。

▮▶ 如何为老年肿瘤患者选择合适的化疗方案?

首先要准确判断老年人所患肿瘤的分期,确定需不需要做化疗,并明确是根治性化疗还是姑息性化疗,对老年人不能进行试验性治疗,更不能进行"安慰性治疗"。医生应对每位患者进行评估,确定其是否能够承受化疗,力争选择的化疗方案疗效最好、不良反应最小。对老年人不能盲目加大剂量或更改化疗方案,也不可使用化疗药物进行长期持续治疗。对化疗有效、身体状况和脏器功能好的老年肿瘤患者,应尽可能采用不良反应小的药物进行化疗。

▮▶ 化疗有效了,就可以"见好就收"、停止治疗吗?

一般来说,如果化疗效果使肿瘤显著消失,至少还要再巩固治疗 2~3 个周期,或进行一定时期的维持治疗。有人化疗 2~3 周期后肿瘤缩小,但因为担心化疗的不良反应,便自作主张停止化疗,造成肿瘤迅速复发。因为此时身体还有很多残存的肿瘤细胞,停止化疗后,肿瘤增长速度会更快,不但前功尽弃,还会诱使癌细胞产生耐药性,增加今后的治疗难度。所以,化疗如有效,一定要乘胜追击。当然,对老年人的化疗持续时间还要由医生结合个人情况做出判断。

▶ 什么是辅助化疗？可以不做辅助化疗吗？

肿瘤根治性手术后进行的化疗叫辅助化疗。

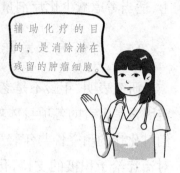

辅助化疗的目的，是消除潜在残留的肿瘤细胞

手术切除肿瘤后，如果经过一段时间肿瘤再长出来，称为复发、转移。这是由于肿瘤发展到一定程度后，即使手术切除了绝大部分肉眼可见的肿瘤，仍然可能有目前的临床检查手段无法查出来的微小转移灶或残留病灶。这些细胞处于休眠期时不活跃，一旦环境适合，就会再次增殖。辅助化疗的目的就是清除这些潜在残留的肿瘤细胞，减少复发转移。当然，也不是所有患者手术后都要做化疗，还应该听从医生的建议。

▶ 什么叫新辅助化疗？有什么治疗价值？

新辅助化疗又称术前化疗或诱导化疗，其目的是使局部肿瘤缩小，提高手术切除率，减小手术范围和消灭微小转移灶，减少出现转移的机会，从而提高生存率。同时，还可根据新辅助化疗观察到患者对药物的敏感性，选择手术后的化疗方案。新辅助化疗也可在放疗前进行，目的与手术前的新辅助化疗相同。

▶ 什么是根治性、挽救性、姑息性化疗？

有少数肿瘤单独化疗就能治愈，这种以根治为目的的化疗叫作根治性化疗，如滋养叶细胞肿瘤、睾丸肿瘤、淋巴瘤、某些儿童肿瘤和急性白血病等可使用根治性化疗。但是，大多数复发转移性肿瘤难以彻底治愈，须通过化疗达到缩小肿瘤、减慢肿瘤的生长速度、减轻症状、延长生存时间、长期带瘤生存等目的，称为姑息性化疗或挽救性化疗。

▮▶ 是不是化疗反应越大，疗效就越好？

化疗反应是化疗药物杀伤人体正常细胞组织所引起的人体反应，其反应程度因人而异，有轻有重，也有的患者可能没有任何反应，这完全是由于个体差异。而化疗的疗效则由化疗药物对癌细胞的杀伤能力而定，所以化疗的疗效和不良反应没有因果关系，也没有必然联系。

▮▶ 化疗期间患者总有一种莫名的疲劳感，如何减轻？

某些化疗药会引起明显的疲劳感。这种感觉不同于日常生活中的疲劳乏力，常突然出现，可以用"精力耗尽、枯竭"来形容，且休息后也不一定能使疲劳感减轻。疲劳在化疗结束后的一段时间表现最为严重，持续1周左右会逐渐消除。有部分老人随着化疗次数增多，疲劳乏力逐渐加重，持续时间延长，不容易恢复。疲劳的原因不明，治疗效果有限，以下方法可能有助于减轻疲劳，不妨一试：

（1）确保足够的休息时间，可多次小睡片刻，而不是一次长时间休息。

（2）坐久或躺久以后，要慢慢起来，以免头昏晕倒。

（3）限制活动量，尽量做喜欢、容易做且时间不长的活动。

（4）食物营养要均衡，多食蔬菜、水果，多饮水，限制酒精类饮品、浓茶、咖啡等。

（5）有的疲劳与贫血有关，应进行相关检查，予以排除。

（6）与家人、朋友多交流，分散对疲劳的感觉，减轻疲劳负担。

▮▶ 为什么有的人化疗会脱发，有的人不会？

这是由于化疗药物的机制不同，以及个人对化疗反应的个体差异造成的。化疗药物是利用癌细胞生长异常旺盛的特点来杀灭癌细胞的，毛囊细胞是人体生长较快的部分，所以化疗后易于造成毛囊细胞受损，引起脱发。常用的化学药物中最易引起脱发的是多柔比星（阿霉素）、紫杉醇、依托泊苷类药物(依托泊苷、VP16)等。

毛发脱落是暂时现象,可能发生在身体的任何一个部位,并不限于头部,像眉毛、腋毛、腿毛甚至阴毛都可能受影响。毛发脱落和疗效没有直接关系,在化疗结束后 2~3 个月会重新长出来,后长出的头发往往比原来的密集。

▮▶ 有预防化疗后脱发的办法吗?

目前还没有。化疗后脱发会破坏人的心情,特别是女性,脱发会影响其容貌和自信心。人们做过很多努力来减少脱发,如化疗时带冰帽、用发箍来减缓头皮血液流动、减少毛囊细胞代谢和头皮中化疗药物的浓度等,但效果都不理想。

▮▶ 化疗后手脚麻木是怎么回事?

这是化疗药物对外周神经系统的损伤引起的。

能引起外周神经损伤的药物主要有长春碱类(长春新碱、长春碱、长春瑞滨)、铂类药物(顺铂、卡铂、奥沙利铂)和紫杉类药物(紫杉醇、多西紫杉醇)等。外周神经损伤发生率可达 60% 以上,主要表现为手脚麻木、疼痛、针刺感、灼烧感、挤压感或感觉减退。有人仅出现于指尖和足尖,也有人整个手、脚都像戴着手套、穿着袜子一样。有人在药物输注期间或输注完后数小时内即发生症状,也有人多次用药以后才缓慢出现,但一般都是随着用药次数的增多而逐渐加重,极个别体质敏感、反应大的人甚至不能拿笔写字、拿不住筷子、系纽扣困难。原有糖尿病的老年人反应可能比较大,持续时间也长。

手脚麻木目前没有什么特效药,营养神经药物的治疗作用不太明显。停药后大部分人在 3~6 个月能逐渐恢复,但也有持续 1 年以上者。如果出现上述反应,请告诉医生,以便及时调整治疗方案。

■▶ 为什么化疗后会出现恶心、呕吐？这种症状对老年人有何影响？

恶心、呕吐是化疗时最常见的不良反应，其频率和严重程度因不同的化疗药物和不同的人而有所不同。引起恶心、呕吐的原因有：化疗药物直接刺激胃肠道，损伤胃黏膜；药物引起胃肠功能紊乱；化疗药物及代谢产物直接刺激大脑呕吐中枢；心理、精神因素刺激等。

恶心和呕吐通常发生在化疗后几小时，持续数日的严重恶心和呕吐并不常见。但也有老年患者恶心异常严重，呕吐超过一天，甚至连汤汤水水也无法下咽，造成患者体内电解质紊乱和脱水。老年人的身体储备能量不足，调节能力也差，一旦出现严重的恶心、呕吐，更容易出现体内环境代谢紊乱，如低钾、低钠、酸中毒和脱水等，不能掉以轻心，需要及时临床处理。

■▶ 对于化疗后的呕吐反应有什么治疗办法吗？

目前已经有非常有效的止吐药对付恶心呕吐了，如5HT-3受体拮抗剂（昂丹司琼、格雷司琼、托烷司琼等）和NK-1受体拮抗剂（阿瑞匹坦）等。在化疗前预防性用药，能够减轻甚至避免大多数呕吐。

■▶ 为什么有的人化疗后会腹泻？

腹泻是化疗常见的不良反应之一，以5-氟尿嘧啶（5-FU）、伊立替康引起的腹泻最为常见。初次使用普通剂量的化疗药物时极少产生腹泻，但连续给药、大剂量或个体异常敏感时，则可导致黏膜炎和血性腹泻。发病机制目前尚不明确，可能与化疗药物引起小肠黏膜上皮细胞坏死，导致小肠吸收水电解质障碍及小肠液过度分泌有关。

老年人身体脆弱，腹泻严重者甚至有生命危险，如腹泻24小时内3次以上，或超过24小时腹泻仍然没有控制，或伴随腹部疼痛和四肢抽筋，就应该请医生及时处理。严重者需要改变肿瘤治疗计划或中止治疗。

▶▶ 化疗期间患者往往食欲缺乏、味觉异常,有什么办法增强食欲?

化疗期间没有食欲,消化功能也有下降,此时如果营养跟不上会使抵抗力降低,引发感染、体重下降,甚至发展成恶病质。因此,化疗期间应注意保障营养充足合理。可采取如下措施:

(1)增加食物中的调味品,使食物味道浓厚一些,或增加甜度、鲜度,也可食用山楂、萝卜、香菇、陈皮等健脾等刺激食欲的开胃食品。

(2)每次化疗前 3~4 小时进清淡食物,如稀饭、软饭及其他半流质或流质食物。

(3)化疗当天早餐早点儿吃,晚餐晚点儿吃,间隔时间拉长,可减少恶心、呕吐。

(4)宜补充高蛋白质食品,摄入足够的热量和营养,如肉、蛋、奶、鱼和豆制品,多吃富含维生素 A、维生素 C 的绿色蔬菜和水果。

(5)请医生开一些促进胃肠蠕动的胃动力药和通便药。

▶▶ 化疗期间为什么不能拔牙?

化疗期间人体白细胞、血小板可能会降低,机体的免疫系统很脆弱,拔牙后形成的创面容易感染,且感染后不易控制,甚至出血不止造成大出血。应在化疗前或化疗间期复查白细胞、血小板、凝血功能等,均正常后再考虑处理口腔问题。

▶▶ 化疗期间需要忌口吗?

民间说,用药时需要忌口的东西很多,而且各地说法不一,往往令人无所适从。现代医学理念没有这些说法,基本上是主张想吃什么就吃什么,但也强调饮食要因人、因病、因治疗而异,注意调整饮食结构。化疗期间主张多吃营养丰富、容易消化、可口的食物,也主张多吃水果,如西瓜等清凉健胃、消渴除烦的食品。要根据个人情况进行选择,清淡为佳,但也不应拒绝食辛辣及味道厚重的油腻之物,只要患者可以接受,甚至能够刺激食欲即可。某些化疗药(如氟尿嘧啶)可引起腹泻,此时不适于吃生冷食物及水果。奥沙利铂有神经毒性,进食温度较低的冰冷食物时,患者可能像触电一样刺痛,要避免食用。

▌▶ 化疗期间吃些人参、冬虫夏草等补品是不是会对康复有好处?

任何药品,包括所谓"补药"都有一定的适应证和禁忌证,如果服用不当,反而会影响治疗、加重病情。中医用补药或补方是在辨证的情况下,根据气血阴阳、病变所在脏腑及兼证的不同,灵活配合运用。同样是人参,有的人吃了有效,有的人适得其反。至于冬虫夏草,目前没有公认的权威证据证明其有抗癌作用。补品究竟吃不吃、吃什么、怎样吃,最好是在主治医生的推荐下,进行专业的中医咨询,不能不加选择地盲目服用。

▌▶ 化疗后白细胞低了有什么危险吗?

白细胞中的中性粒细胞相当于身体里面的"警察",当有细菌入侵的时候,它就立即赶往感染的地方消灭细菌,是抵抗感染的卫士。感染可能发生在身体的任何部位,如口腔、皮肤、肺、尿道、直肠和生殖器官等,白细胞特别是中性粒细胞数量很低时,机体感染扩散的风险和感染的严重程度会增加。所以医生经常叮嘱化疗期间的患者定期检查血象,随时监测体内的白细胞数量。

▌▶ 化疗后如何纠正白细胞降低?

如果白细胞数量下降很多,医生会采用促进骨髓生成白细胞的药物(俗称"升白针")来尽快促进白细胞分化成熟,提高白细胞数量,增强白细胞功能,减少机体感染的可能性,必要时可能会推迟治疗,减小化疗药物的剂量。

▉▶ 什么饮食能帮助生长白细胞和血小板？

有患者问："化疗期间我能吃能喝，为什么白细胞、血小板还会低？""我白细胞低了，吃什么东西能让它涨上来？"这是因为饮食和红细胞的生成有关，但和白细胞、血小板之间没有很大的关联性，营养不良的人可以有贫血，但不见得白细胞、血小板降低。目前还没有证据证明哪一种食物具有显著升高白细胞、血小板的作用。目前只能笼统地说，好好吃饭、保障营养充分均衡的饮食，有利于帮助患者保持体力，更好地完成化疗疗程。

▉▶ 放化疗后出现"骨髓抑制"，为什么需要暂停治疗？

放疗或化疗可以抑制骨髓的造血功能，称为"骨髓抑制"或"骨髓毒性"，是放疗或化疗突出的不良反应之一。这种不良反应轻重不一，程度轻的仅需要观察及做好日常护理，甚至不需要打针吃药，很快就能够恢复。严重者可能需要有针对性地使用促进骨髓造血的药物，甚至减少化疗药物的用药，或暂时停止放化疗。老年人骨髓的造血功能不如年轻人，如多次出现持续的骨髓抑制，暂停化疗是有必要的。

▉▶ 化疗对老年人的血糖、血压有影响吗？

无论年龄大小，化疗对血糖、血压的升高都有一定的影响，但是老年人，特别是原有高血压和糖尿病的老年人，受到的影响可能更为突出。化疗引发血糖、血压升高的原因可能有：

（1）化疗中使用皮质激素类药物，如用大剂量的激素预防紫杉醇过敏，减少多西紫杉醇引发的水肿，而激素又经常是淋巴瘤化疗方案的主要成分。

（2）顺铂和紫杉类药物能引起胰高血糖素升高，还有一些化疗药物对胰腺有累积毒性。

（3）化疗造成的肝肾功能受损可引起血压和血糖升高。

（4）患者紧张、休息不好、输液较多，也可能引起血压暂时升高。

这些变化多是暂时的，程度较轻，停化疗后会恢复。但如果原来血糖正常，化疗后有明显的血糖升高，说明身体本身存在糖耐量异常，即使停止化疗，血糖也可能持续异常。至于原来有血糖、血压升高现象的老年人，治疗期间更应该随时与医生保持联系，密切监测，及时处理。

▮▶ 为什么有的化疗会逐渐失去疗效呢？

这是因为癌细胞对化疗药物产生了耐药性，而且癌细胞对一种化疗药产生耐药性后，对其他化学结构不同、作用机制不一样的化疗药物也会产生耐药性，称为"多药耐药性"。这是一个棘手的问题。

癌细胞是非常复杂、非常"狡猾"的。目前的研究认为，癌细胞接触化疗药物后，可产生一种能发挥水泵样作用的"P- 糖蛋白"，将进入癌细胞的化疗药不断泵出，使化疗药物不断地从癌细胞内排出，从而庇护了癌细胞。此外，癌细胞还存在很多其他抗药机制，目前正在研究之中。

▮▶ 老年人化疗时可以同时使用治疗其他疾病的药物吗？

老年人合并其他基础性疾病的情况比较多，如糖尿病、冠心病等，可能还需要长期口服多种药物，一些药物可以干扰化疗效果，所以在开始化疗之前，要将自己正在使用的药物向主管医生讲清楚，包括降糖药、降压药、止痛药、营养药、通便药、感冒药等。医生将会综合考虑，告诉患者是否可以在化疗时继续服用这些药物。

▮▶ 60 岁的晚期癌症患者，是否适合参加某项化疗药物的临床试验研究？

药物的临床研究须经国家有关部门严格审核批准，所观察药物的安全性和有效性在前期大量科学试验的基础上已获初步证实，有进一步验证药物上市推广的可能。临床试验由国内乃至国际知名的医疗单位和专家主持，相关伦理委员会严格审查通过，由经审核批准具备资质的医院和医生参加，参试者有严格的入组标准，须由临床医生认真甄别筛选，才允许合适的患者参加。而且，参试者有随时无理由退出试验的权利。用于观察的药物一般是即将上市的最新药物，绝大多数免费，这是国际上所有药物推广前必须符合的条件。

国际上普遍把参加药物临床试验的最高年龄标准设定在 70 周岁，患者现在是 60 岁，若各方面都符合入组参加临床试验的条件，建议积极参加。当然，最后还是要征求主管医生的意见再做决定。

▐▶ 什么是放射治疗？

放射治疗（简称"放疗"），俗称"烤电""电疗"或"照光"，是治疗恶性肿瘤的主要手段之一。100 多年前，居里夫人发现镭的放射线可以杀死癌细胞，开始使用"镭锭"治疗肿瘤。此后，约有 3/4 的肿瘤患者在治疗过程中接受了放射治疗。放疗对头颈部肿瘤、生殖系统肿瘤和霍奇金病（一种恶性淋巴瘤）等疗效较好；对某些晚期肿瘤患者有减少机体肿瘤负荷、控制肿瘤病灶生长速度、止痛、止血、预防骨折等作用，有效地减轻了患者的痛苦，提高了患者的生存质量。与化疗不同的是，放疗只影响到放射线能够照射到的部位，是一种局部治疗。

▐▶ 放射线为什么能杀灭恶性肿瘤？

放疗采用的高能量射线来自一种称为"放射源"的特殊设备。高能量射线照射癌灶，杀死或破坏癌细胞，抑制它们的生长、繁殖和扩散。放疗利用放射线对肿瘤和邻近正常组织杀伤力的差别，以及癌细胞与正常细胞恢复能力的不同来"惩恶扬善"治疗肿瘤。细胞核内的 DNA 双链结构对放射线最敏感，射线可直接作用于 DNA 双链，造成其单链或双链断裂。单链断裂尚可修复，双链断裂可造成细胞失去无限增殖的能力,最终导致细胞死亡。此外,放射线还会破坏细胞膜使细胞死亡。由于癌细胞的生长和分裂比周围正常细胞要快,高能量射线对癌细胞的剂量足以使其失去活性直至彻底死亡,而正常组织细胞则相对不敏感,并能及时修复,得以"幸免"。

▮▶ 放疗和 CT 的射线强度有什么区别?

两者本质上都是可以穿过人体的放射线。但 CT 的射线能量低,为千伏级别,只适合做检查,对人体细胞没有治疗作用;而放疗的射线属于高能射线,为兆伏级别,它的能量是 CT 的 1000 倍以上,可直接杀死癌细胞,因此不做治疗的人应该做严格的防护。CT 的射线对细胞虽有一定的影响,但不至于给人体细胞造成直接损伤,在防护级别上没有放疗那么严格。

▮▶ 放疗和化疗有什么区别?

放疗和化疗都是治疗恶性肿瘤的主要方法,各有优势。放疗是采用可以释放不同能量射线的放射源,通过器械对人体局部进行治疗,凡是射线照射到的肿瘤细胞,都有可能被杀灭;而化疗则是应用化学药物,通过口服、注射等途径治疗恶性肿瘤,属于全身治疗方法。可见,两者杀灭癌细胞的原理有所不同:化疗药物作用于细胞周期的某一阶段,特别是对分裂活跃期的癌细胞有较强大的杀灭作用,但对处于休眠期(G0 期)的细胞杀伤作用不强;而放射线作用于细胞的 DNA,对各期细胞都有较强的杀伤力。有些对化疗不太敏感的癌细胞,通过放疗可以取得不错的疗效,所以临床医生常将放化疗联合使用,争取最大限度地杀灭癌细胞。

▮▶ 什么是伽马刀治疗? 伽马刀治疗适合老年人吗?

伽马刀并不是真正的"刀",而是一种先进的放射治疗设备,其全称是"伽马射线立体定向治疗系统"。因其治疗范围(照射野)与正常组织的界限非常明显,边缘如刀割一样,人们形象地称之为伽马刀。伽马刀的治疗原理类似于放大镜的聚焦过程,伽马射线经过"放大镜"集中光斑照射之处,使癌细胞在劫难逃,而焦点以外的非肿瘤组织安然无恙。

伽马刀将多束射线从不同的方向照射进入人体,由于每一束射线的剂量都很小,对它穿越的正常组织损害很小。但每束射线集中到一个焦点部位,可以准确地一次性摧毁病灶。伽马刀使肿瘤组织直接在体内死亡,不流血、无痛苦,不必像在手术台那样切开皮肤和内脏,把肿瘤取出体外。普通放疗是多次、小剂量进行,伽马刀是一次或少次大剂量进行,过程比较短,更适合老年肿瘤患者。

▶ 什么是 X 刀治疗?它和伽马刀有什么区别?

X 刀是"X 线立体定向放射技术"或"X 射线刀"的通俗称谓,是一种先进的放射治疗设备,和伽马刀在治疗原理上是完全一致的。两者的区别在于:

(1)射线的本质不同。X 刀的放射源是直线加速器产生的 X 线,伽马刀是钴 –60 放射源产生的伽马射线。

(2)伽马刀精度更高,误差范围更小,因此在照射前给患者摆放位置的时间和治疗时间都比较长,适合范围较小、活动度不太大的病变,如颅内直径小于 3cm 的病变、动静脉畸形等;X 刀使用直线加速器进行分次治疗,适用于相对较大、活动度明显的病变,如肺、肝等胸腹部的较大病变。

(3)钴 –60 放射源持续放出伽马射线,不能人工控制其放射时间,需要比较频繁地更换钴源,所以造价高,而且从事伽马刀的医护人员还会受到射线照射;X 刀在不治疗时就没有射线,不存在上述问题。

(4)一台能做常规放疗的直线加速器再加上一些特定的设备,就能够进行 X 刀治疗,可一机多用,便于患者综合治疗;而伽马刀的设备只能用作伽马刀治疗。

▌▶ 什么是加速器治疗？

加速器是人工利用电场和磁场的作用力，把带电粒子加速到高能的一种装置或设备。加速器既可产生高能电子束，又可产生高能 X 线和快中子。与钴 –60 放射源相比，两者的疗效并无显著差别。

考虑到钴 –60 机照射深度量偏低，能量比较单一，又需要定期更换钴源、防护较差等，加速器的应用会越来越广。但对不发达地区和发展中国家而言，钴 –60 机经济、可靠、维修方便，因此仍然受到广大基层医务工作者的青睐。

▌▶ 哪些部位的肿瘤不宜行 X 刀治疗？

主要有下述两种情况：

(1)病变范围较广泛或与周围正常组织分界不清。

(2)病变邻近重要器官组织，且该组织任何一部分损伤即可引起整个器官功能障碍(如脊髓、小肠等)。

▌▶ X 刀与普通放疗有什么不一样？

(1)与普通放疗相比，X 刀能把射线更准确、更高剂量地集中在肿瘤区域，而病灶周围的正常组织受到的波及最小。

(2)X 刀单次剂量较普通放疗高，同等总剂量对肿瘤细胞杀伤力更大。

(3)治疗时间较普通放疗短。

(4)因 X 刀在肿瘤中央区的高剂量，要求有更高的摆位精准度。

▌▶ 哪些肿瘤适合做 X 刀治疗？

X 刀最早用于颅内肿瘤的治疗，随着技术的改进和临床治疗技术的日益成熟，X 刀治疗的适应证也越来越多。目前，X 刀主要适合病变相对比较局限的肿瘤和某些良性病变。

（1）头颈部。脑胶质瘤、垂体瘤、听神经瘤等颅内肿瘤；病灶数目较少的脑转移瘤，以及脑转移瘤行全脑照射后局部转移灶无效者；鼻咽癌等头颈部肿瘤行根治性放疗后仍有残存者。

（2）胸腹部不能手术的早期非小细胞肺癌、小肝癌、局限的肺转移瘤、局限的肝转移瘤或腹膜后转移性淋巴结。

（3）颅内动静脉畸形等良性病变。

（4）三叉神经痛、帕金森综合征等功能性病变。

（5）与重要正常组织关系密切，手术后容易导致较大损伤的病例，如椎管内的肿瘤。

▮▶ 什么是三维适形放疗？

三维适形放疗又称"立体适形放疗"。理想的放疗技术应按照肿瘤的形状给肿瘤细胞很高的致死剂量，而放射线靶区周围的正常组织能够避免照射。肿瘤是一个不规则的立体肿块，从不同的角度看有不同的形状。常规放疗是平面、一维或二维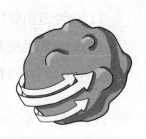的，放射野只能是正方形或长方形的，使周围较多"无辜"的正常组织不可避免地受到照射，形成损伤。适形放疗可以在计算机的控制下，使照射野的形状与肿瘤形状一致，亦即使射线高剂量区分布的形状在三维方向上（前后、左右、上下）与肿瘤的形状极其一致，就像雕塑一样把肿瘤"抠出来"，尽量撇开周围的正常组织，达到既照射肿瘤又保护正常组织的目的。显然，其疗效显著优于常规放疗，同时使放疗的不良反应明显减少。

这一技术已广泛用于前列腺癌、肺癌、肝癌、中枢神经系统肿瘤和头颈部肿瘤的放疗。

▚▶ 什么是调强适形放疗？

调强适形放射治疗(简称"调强放疗")，从三维适形放疗的基础上演变而来，被视为放射肿瘤史上的一场革命，是当前放射治疗技术的主流。

调强放疗技术在放射野的形状与肿瘤形状一致的条件下，再对射野内每个点的剂量强度进行调整，使照射剂量的分布与肿瘤组织的密度一致，进一步提高了肿瘤内的照射剂量，也使正常组织接受的照射剂量降至最低，以增强疗效，减少并发症。

▚▶ 什么是放疗的后装技术？

后装是一种近距离放疗技术，先在患者的治疗部位放置不带放射源的容器，再设法将放射源通过导管送到已安放在患者体腔内的放射容器内，进行放射治疗。由于放射源是后来装上去的，故称为后装放疗。后装放疗通常用来治疗发生在人体自然腔管内的肿瘤，如宫颈癌、食管癌等，它的优点是：利用人体自然腔管，无创伤、无痛苦，使放射源能够最大限度地靠近肿瘤，直接杀伤肿瘤细胞，而对正常组织损伤小，减小了放疗的不良反应。后装放疗一般是外照射放疗的补充，以加强对局部肿瘤病灶的"杀伤力"。

▚▶ 放疗可以治愈哪些肿瘤？还有哪些肿瘤放疗后可以缓解？

据统计，约有70%的肿瘤患者需要放疗，几乎全身各部位的恶性肿瘤都可以进行放疗，能被一定剂量的放射线杀灭而邻近组织不致遭受严重损伤的肿瘤，最适于放疗。例如，对恶性淋巴瘤、睾丸生殖细胞癌等对放射线高度敏感的肿瘤，高龄不宜行手术切除的早期肺癌，头颈部的早期鼻咽癌、喉癌和舌癌，早期食管癌、宫颈癌、前列腺癌等进行放疗，有很高的治愈率；鼻咽癌、扁桃体癌、舌根癌、喉癌等对放射线属中度敏感，如病变尚在较早期，放疗也可治愈大多数患者，如病期较晚，则治愈率会有所下降;皮肤恶性黑色素瘤、胃癌、小肠癌对放疗不敏感或仅轻度敏感,就不太适宜放疗;放疗还可使大多骨转移疼痛明显缓解。放疗不仅可以治愈肿瘤,而且可以保护正常组织功能,如面部皮肤癌、舌癌、喉癌等,治疗后可以保持进食、发声等功能,这是其他疗法不易达到的。晚期肿瘤的姑息性放疗也可以有效地缓解症状,并使肿瘤病灶得到一定程度的控制。

▐▶ 什么是根治性放疗?可以根治哪些肿瘤?

根治性放疗是以放疗为主要手段来达到彻底治愈肿瘤的目的,皮肤癌、鼻咽癌、早期喉癌等有望通过放疗实现根治。由于血供丰富,肿瘤的放射敏感性较高,患者的 5 年生存率可达 80%,并可保留治疗部位的生理功能。此外,根治性放疗对于特定分期的非小细胞肺癌、霍奇金淋巴瘤、宫颈癌等也适用。

▐▶ 什么是姑息性放疗?和根治性放疗有何区别?

姑息性放疗的目的在于减轻患者的痛苦,提高患者的生存质量。姑息性放疗的剂量一般比根治性的要低一些。

有些肿瘤对放射线敏感,如非小细胞肺癌脑转移,通过放疗,病情完全可以得到控制。许多乳腺癌骨转移患者通过局部放化疗、内分泌综合治疗,可长期带瘤生存。因肿瘤直接侵袭或转移引起的剧烈疼痛,可通过放疗缓解。肿瘤引起的肺不张、咯血、上腔静脉压迫症,也可先行放疗,待症状缓解后再行常规治疗。

有些患者可先试行姑息性放疗,当予以一定剂量后,如病变确有显著改变,也可以加大剂量至根治量。所谓姑息性放疗和根治性放疗的界限有时并不很明确,须由治疗后的效果进行判断。

▮▶ 患者放疗前要注意什么事情?

(1)放疗前,医生会仔细确定照射的范围(照射野),并用特殊墨水对照射范围描绘出明显的标记,要注意保护,不要洗掉,更不能自行描绘涂改增减。保护好照射范围内的皮肤和组织,保持皮肤清洁,不要抓挠造成皮肤破损,禁忌任何化学或物理因素的刺激。

(2)改善饮食,戒烟酒,以高维生素、高蛋白饮食为佳,不要吃生硬食品及辛辣刺激性食品。如病情较轻,可适当进行活动与锻炼。

(3)头颈部放疗后两年内禁止拔牙,以免引起颌骨骨髓炎。

(4)对一些与外界相通的腔道内肿瘤,如鼻咽癌、上颌窦癌、子宫颈癌等要做好冲洗,减少肿瘤表面的分泌物,减轻局部炎症,增加放疗的敏感性。

▮▶ 放疗刚刚结束时有哪些全身不良反应? 有没有延迟出现的不良反应?

通常情况下,因身体应激能力下降,老年人的放疗反应一般比年轻人还要大一些,不能掉以轻心,也不能丧失信心。在放疗结束后的一段时间内属于"急性放疗反应",正常细胞会自动修复,不良反应只在治疗期间出现,常见的有:

(1)全身症状,如疲倦、记忆力衰退、头发脱落、性欲减退等。

(2)治疗区域出现皮疹等皮肤反应、口腔干燥。

(3)被照射脏器的反应。肺癌患者出现呼吸困难、咳嗽、进食疼痛等;胃肠道肿瘤治疗时由于食管或胃肠道的肿胀和发炎,会引起恶心、呕吐或腹泻。

还有一些放疗的不良反应是长期存在的,这是由正常细胞受放射损伤后不能修复所致,称为"后期放疗反应"。包括:①10～15年后诱发第二次癌症;②贫血和儿童发育智力障碍;③一些受累及的器官和组织如大脑、肝、骨和肌肉等功能衰退。

▶▶ 直肠癌放疗后出现尿血是怎么回事？

膀胱和直肠都位于下腹部，位置非常近，直肠放疗时射线从身体的前方、后方进入，不可避免地要穿过膀胱，使其受到射线照射，造成黏膜损伤，引发放射性膀胱炎，在放疗期间表现为尿频、尿急、尿痛、尿血。

实际上，不只是直肠癌，凡是盆腔肿瘤放疗都有可能累及膀胱，如子宫、卵巢、软组织、淋巴结、骨转移病灶等，都可以造成血尿。放疗结束后，大多数人的放射性膀胱炎会好转，小部分人在放疗结束大约半年后，可因为放疗后膀胱内血管壁硬化破裂出血，再次出现血尿。

▶▶ 放疗结束后还要注意哪些事情？

肿瘤放疗结束后，还有很多后续康复工作：

（1）放疗区皮肤要继续保持清洁，避免日晒、摩擦或抓挠；不滥用酸性、碱性药品，碘酊、油膏等。发现受照皮肤溃破时应找医生处理。

（2）鼻咽、口腔放疗后，要保持鼻咽、口腔卫生；妇科肿瘤患者要每日进行阴道冲洗；喉部、肺在治疗后要防止感冒及呼吸道感染，以避免喉部水肿和急性放射性肺炎的发生。

（3）定期复查。放疗结束后 3 个月，应全面检查，若发现有残留病灶，应及时补充治疗。治疗 2 年内每 3 个月复查一次，以后每半年复查一次直到第 5 年，再以后可每年进行一次复查。

▶▶ 老年人的皮肤原本就很干燥，放疗把皮肤都"烤糊、烤破"了，应该怎么处理？

放射性皮肤损害是放疗中经常遇到的问题，老年人皮肤代谢功能差，皮肤抵抗力明显不如年轻人，尤其容易出现皮肤损伤，一旦破溃，不但影响继续放疗，皮肤破溃处还会经久不愈，形成反复感染的溃疡面，极大地降低患者的生活质量。

照射后的皮损依照射部位而定,多发于颈部、腋下、肛门及腹股沟等皮肤薄嫩、多皱褶、湿度大的部位。早期表现为红斑、水肿、色素沉着、干性皮炎、湿性皮炎等,就是常说的"烤糊、烤破"。

放疗前要注意保护皮肤,预防破溃。应将放射野的皮肤暴露在外面,使其透气并保持干燥;穿棉质、柔软、宽松、透气的衣服,减少摩擦,颈部放疗可穿无领衣服;皮肤发痒时可轻拍,不要抓挠;洗澡用流水冲洗,不用肥皂,不要用力擦拭,用毛巾轻轻擦干;须保持皮肤干燥,一旦出现破溃、湿性皮炎应停止放疗,用含抗生素和地塞米松的软膏外敷,或用硼酸溶液湿敷,以使皮肤破损处尽快愈合;忌用凡士林软膏外敷。

▣▶ 为什么有的人放疗后皮肤会变成硬硬的一块?

放射性皮肤损害的远期表现是皮肤表面毛细血管扩张,皮肤和皮下组织萎缩和纤维化,形成没有弹性的硬块。远期皮肤损害往往是不可逆的,治疗上无特殊有效手段,它需要放疗医生在治疗前充分考虑到这一可能出现的问题,采用合适的放疗方法和射线种类尽可能地减轻或避免。

▣▶ 胸部放疗时为什么会吞咽疼痛?

胸部接受放疗的患者,放疗 10~15 次以后,会出现胸骨后不适、吞咽疼痛的感觉,随着放疗次数增多,这种疼痛感觉逐渐加重。这是因为在放射线照射胸部病灶时,食管不可避免地同时受到了放射,造成黏膜充血、水肿,形成放射性食管炎,但多为暂时症状,放疗停止后会逐渐恢复正常。出现吞咽疼痛时,可以进软而清淡的食物,多吃蔬菜、水果。如症状严重不能进食,可通过输液、口服局麻药物甚至暂停放疗等措施以缓解症状。

▮▶ 什么是术前放疗、术中放疗、术后放疗？在治疗上有什么意义？

术前放疗可以使肿瘤缩小，从而提高手术切除率。术中、术后放疗是为了巩固手术的效果，减少局部复发的可能性。术前、术后放疗与手术的间隔时间通常以 2~4 周为宜，照射剂量为根治量的 2/3。

术中放疗要求在手术室配备放疗设备，或者手术中把患者推到放疗室，因术中放疗对无菌要求比较复杂，但疗效有限，现已很少进行了。

▮▶ 50 多岁的肺癌患者，医生认为其可以做"同步放化疗"，这样的治疗方案有什么优势？

放疗是局部治疗，对全身其他组织的影响小，对转移病灶没有疗效。化疗是全身性治疗，对转移有抑制或阻断效果。大多数综合治疗都安排化疗、放疗先后有序进行，如果两者同时进行，就叫同步放化疗。显然，这一治疗方式的力度较大，如使用得当，可以提高疗效，甚至可以使本来较晚期无法手术的肿瘤"降期"，而使患者重新获得手术的机会。

当然，由于放疗、化疗两者同时进行，不良反应也明显增大，一般应选择身体条件比较好的患者，对老年患者很少采用。50 多岁的患者年龄还不是太大，如果医生认为其适合同步治疗，说明病情需要，体质也不错，但患者还是要与医生及时沟通，随时报告自己的身体情况。

▮▶ 什么是放射粒子组织间插植术？它能治疗哪些肿瘤？

放射粒子组织间插植术是指将组织间插植针或治疗管，即将所谓"放射粒子"按一定的排列顺序，直接插入瘤体进行放疗的一种近距离后装治疗技术，常用于治疗乳腺癌、舌癌、口腔癌、前列腺癌、胸膜间皮瘤、脑瘤等。放射粒子治疗需要满足以下条件：①根治性放疗后复发或残存的肿瘤；②病变位于体表及近体表；③解剖部位允许或需要保持功能。

▶ 医生安排患者每天放疗 1 次、每周放疗 5 次,这是不是太慢了,能否增加次数?

肿瘤组织每次受到照射后只杀伤了比较敏感的细胞,不敏感的细胞仍然存活,并且继续进行不同生长阶段的增殖活动,有一些细胞进入比较敏感的生长阶段,等下一次放疗时又被杀伤,这样一次一次放疗后,肿瘤就会越来越小。所以,分次放疗能更好地达到治疗目的。而正常组织在每次放疗后,可造成一定程度的损伤(当然比肿瘤组织的损伤要小得多),分次放疗的间歇期可以使正常组织细胞有充分的时间进行修复。至于每天放疗 1 次、每周 5 次的标准方案是从几十年的经验中形成的,是一种较好的放疗模式。所以不能急于求成,盲目增加照射次数。

▶ 放疗过程中因感冒中断 1 周,对疗效有什么影响?

曾经有一种广泛用于老年人的"分段放疗法",即将常规的连续放疗分为两个阶段进行,间隔 2~3 周,以减轻老年人的放疗反应。但临床观察发现,这种治疗方法削弱了放疗的效果,推测可能与肿瘤组织在间歇期的"再增殖"有关。因此,现在主张包括老年人的所有患者,应尽量坚持治疗,不要中断。对一些可以克服的放疗反应,如轻度的进食疼痛、轻度恶心,除给予适当的处理外,患者切不可稍有不适即停止或放弃治疗,家属也不要因一些琐事而使患者暂停放疗。当然,如果放疗反应很严重,患者无法耐受,可在医生的指导下适当休息,但休息时间越短越好。

▶ 80 岁早期食管癌患者,医生认为根治性放疗"1 个疗程"即有望治愈。"1 个疗程"有多长?若同时患有冠心病、高血压,能够保证治疗期间的安全吗?

放疗 1 个疗程所需的时间取决于每次放疗的剂量、肿瘤的性质、病情分期、放疗的目的、患者的身体状况等多方面的因素,一般需持续 4~6 周。病变分期相对较早、以放疗为主要治疗的根治性放疗需时较长,一般为 5~7 周,如这位患者所患食管癌的根治性放疗需要持续 6~7 周。

这位患者的冠心病和高血压属于老年人的常见病,也是食管癌治疗中必须考虑的基础性疾病,需要有心脏内科的医生会诊,提出治疗意见。放疗和化疗不同,放疗期间的反应可能不会太大,可以耐受,但放疗后的反应往往较重,需要有思想准备,和医生保持密切联系,如有异常尽快处理。

▌▶ 老年晚期肺癌脑多发转移瘤患者进行放疗能不能坚持下来?

晚期转移癌灶的放疗是一个普遍问题,这种病变较晚的姑息性放疗仅以缩小肿瘤病灶为目的。脑多发转移瘤的放疗一般控制在 3~5 周内完成。敏感肿瘤的放疗一般需时较短,如淋巴瘤的放疗需 3 周半至 5 周半;而对放疗敏感性较差的肿瘤,如纤维肉瘤则需 6~8 周。为提高手术切除率、减少复发所做的术前放疗一般需 4~5 周;为巩固疗效而做的术后放疗一般需 5~6 周。老年人及体弱同时患有其他慢性疾病的患者,为防止放射损伤,一般放疗的总剂量较少,需时较短,如肺癌合并慢性支气管炎患者放疗 5 周左右,而不是常规的 6~7 周。

放疗期间多数老年人都能坚持,需要提示的是,要在放疗前对身体有一个基本评估,以免在放疗期间或放疗后,因基础病发作或体力不支发生意外。

▌▶ 同一个部位的肿瘤能反复做放疗吗?老年人适合进行"再程放疗"吗?

对于一些放疗两个疗程间隔一年以上、肿瘤患者身体状况良好、肿瘤周围的正常组织在上次放疗中损伤较轻或放疗损伤恢复良好、在同一部位的肿瘤没有其他合适的治疗手段时,也可考虑再程放疗,即第二个疗程的放疗。但因其风险较高,由经验丰富的放疗医生决定。再程放疗有可能造成更为严重的放疗损伤,必须在患者获益把握比较大时方能考虑,对老年人而言,再程放疗应慎之又慎。

从肿瘤组织本身来讲,再程放疗时肿瘤细胞对放疗的敏感性下降,疗效也降低。肿瘤周围正常组织接受的放疗剂量必须控制在一定范围内,否则会受到严重的放射损伤,如脊髓的放射剂量超过一定量后可能引起不可恢复的瘫痪,小肠、胃黏膜超量会引起溃疡、穿孔和出血。因此,一般情况下同一个部位的肿瘤是不能反复放疗的。

▶ 老年人拔牙后多长时间可以开始放疗?

青壮年在拔牙 2 周后方可进行放疗。老年人有时受血管硬化、糖尿病等病的影响,拔牙后的创面愈合更慢,放疗前应请牙医复查再决定是否放疗。有研究指出:如果拔牙不足两周即开始放疗,或未积极进行口腔清洁及抗感染治疗,可使放射性骨坏死发生率提高 20% 左右。所以,放疗前一定要做好牙齿处理,避免出现多种并发症。

▶ 听说老年头颈部肿瘤患者放疗后拔牙有特殊危险,究竟是什么危险?

老年人在接受放疗后,患者因唾液少且黏稠,口腔内酸度增加,成为细菌滋生的"天堂",易造成放射性龋齿、牙龈红肿、牙槽化脓。如果在放疗后 1~2 年内拔牙,容易诱发颌骨骨髓炎,造成脓毒血症,病情加重时,可穿破皮肤形成瘘管,影响进食,导致长期慢性消耗,甚至危及生命。所以,老年人放疗后应尽量避免拔牙或进行口腔疾病的复杂治疗。如患有口腔急性病,在抗感染治疗无效或形成死骨时,应尽早请外科医生处理,包括做下颌骨切除术。

其实,青壮年人也同样面临这些问题,同样不可掉以轻心。

▮▶ 什么是放射性肺炎？有哪些症状？

急性放射性肺炎是胸部放疗后较多见且危害较大的并发症之一。胸部(包括肺、乳腺、胸腺、食管等)肿瘤接受放疗 10~20 次后,相当多患者的肺都会出现渗出性炎症,但大多不产生症状,尤其是肺癌患者,可能在放疗后 6 个月左右形成不同程度的肺血管硬化及肺实质纤维化,放疗 1 年后最为严重。如果老年人原本就有长期吸烟史或慢性肺部疾病,难免会雪上加霜,出现呼吸功能衰退。

急性放射性肺炎的症状和体征与肺炎相似,如咳嗽、咳痰、发烧、胸闷、气短等,但胸闷、气短十分明显,较一般肺炎严重,与其他肺炎最重要的区别依据是,胸部 X 线片显示肺炎的范围与放射野一致。

▮▶ 放疗期间为什么每周至少要查一次白细胞和血小板？白细胞和血小板降到什么程度应停止放疗？

放疗对造血系统的影响及患者食欲下降、进食过少都可使血细胞减少,尤其是对大型骨、脾、扁骨(如颅骨、肋骨、骨盆、脊柱)的放疗,可抑制血细胞的生成,造成骨髓抑制,使白细胞和血小板减少,以致出现严重感染,全身乏力,皮肤出现血点、瘀斑。所以在放疗期间应至少每周查一次血象,监测血细胞的变化,及早对症治疗,以保证放疗的顺利进行。

▮▶ 什么是 TOMO 放射治疗系统？

目前临床应用于治疗的主流放疗设备是直线加速器, 同时配套用于定位和验证的是螺旋 CT,这两个设备分别被置于不同的房间。TOMO 放射治疗系统,就是将直线加速器与可以 360°旋转的螺旋 CT 融合安装成一台机器。加速器上配有 CBCT (锥形束 CT), 每次治疗前先进行

CBCT扫描,治疗就有了螺旋CT扫描的"导航"。加速器与螺旋CT上的治疗计划核对,可以全程动态监控肿瘤的变化,及时修正原有治疗方案,对肿瘤患者进行超高精度的治疗,使人体各种位置和各种形状的肿瘤细胞都难逃其"法眼",既大大增强了疗效,又最大限度地保护了正常组织不受伤害。总之,TOMO放射治疗系统就是让武器贴近靶子,"靠近了打",杀敌更精确,效果更好。

什么是质子放射治疗?哪些肿瘤需要用质子放射治疗?

在射线到达肿瘤的过程中,肿瘤前方、后方的正常组织也会受到照射、产生损伤,这是目前限制放疗疗效的主要原因。质子粒子极其微小,是氢原子剥去电子后带有正电荷的粒子。一万亿个质子排成直线只有1mm长。用质子加速器可产生高能质子束,在精确控制下射入人体,将能量准确地释放到病变部位。质子束以高能高速进入人体,穿透力强,能量可以自由控制调节,使射束达到人体组织的任意深度。质子照射的优势在于高辐射剂量集中于肿瘤病灶,肿瘤后面与侧面的正常组织区域几乎没有射线,肿瘤前面的正常组织也仅有极小剂量,周边正常组织不受损伤。

对于有重要组织器官包绕的肿瘤,其他治疗方法束手无策,用质子治疗则显示出其巨大的优越性。质子治疗特别适用于某些身体重要部位如眼、脑和脊髓附近的肿瘤。因此,质子治疗比直线加速器的治疗性能优越。

哪些癌症首选手术治疗?

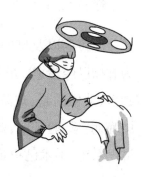

尽管现在肿瘤治疗的新方法层出不穷,但从理论上讲,除血液系统的恶性肿瘤(如白血病、恶性淋巴瘤)外,大多数实体瘤仍然可以采用手术治疗,而且手术治疗仍然是目前治疗肿瘤最有效

和最普遍的方法之一。尤其是早、中期癌症，没有发生局部和远处转移、瘤体一般较小的，首选手术治疗。所以，只要没有禁忌证，凡是有可能手术切除的实体肿瘤，原则上都首选手术治疗。

▶ 年岁大了还能做肿瘤手术吗？老年肿瘤患者有什么手术禁忌？

年龄不是手术的绝对限制性因素，关键要看患者的生理年龄，即患者身体的实际情况。老年人做手术特别要尊重麻醉科医生的意见，因为就手术本身而言，过麻醉关比切除肿瘤更困难，不确定因素更多，更须谨慎。

下列情况无论患者是否为老年，都不宜手术：

（1）全身性肿瘤，如白血病、恶性淋巴瘤、骨髓瘤等。

（2）肿瘤所在部位手术切除比较困难，如鼻咽癌、食管上段癌、舌根癌等。

（3）肿瘤浸润到周围组织或器官，或与周围的血管和重要脏器粘连，手术无法切除干净，强行切除可能危及生命。

（4）发生远距离多发转移肿瘤，切除原发肿瘤不能够使患者获益。

（5）合并有严重心肺疾病、感染发热。

（6）恶病质、严重贫血、脱水及代谢严重紊乱，无法短期纠正或改善的晚期肿瘤患者。

（7）患病早期即发生转移的肿瘤，如肺部未分化小细胞癌。

▶ 哪些癌症手术后可以视为治愈？哪些病变需要继续治疗？

原位癌以及早期未见转移病灶的癌首选手术治疗，手术后可以认为肿瘤已经治愈。虽然由于防癌知识的普及，这样的早期癌发现得越来越多，遗憾的是，现阶段我国患者的肿瘤一旦被发现，半数以上已经是中晚期。经验证明，此时癌细胞已经在体内扩散，进入血液循环系统和淋巴系统，手术已很难达到根治的目的，术后易复发。所以，癌灶病变部位肿块的切除并不代表肿瘤的完全治愈，大多数患者都必须进行后续治疗，如化疗、放疗、靶向治疗、免疫治疗等。

▦▶ 什么是根治性手术？根治性手术可以"根治"肿瘤吗？

根治性手术是指对原发灶及可能受累及的淋巴结及其周围组织做尽可能"干净"的切除，以达到"根治"目的，这是根治手术的期望和基本原则。根治性手术适合于肿瘤局限于原发部位及区域淋巴结、未发现远处转移灶、患者全身情况可以耐受的手术者。

根治性手术可以尽可能地切除手术台上肉眼视力可及的病灶，明显减少患者的"瘤负荷"，减轻症状，有利于患者生命的延长，但是，它不能确保肿瘤在细胞水平的杀灭。如果病情发展已超越根治性手术的范围，患者不能从根治性手术中获益，年老体弱或有严重的脏器功能障碍者不能勉强行此手术。

▦▶ 什么是肿瘤的姑息性手术？

姑息性手术是指肿瘤已经浸润扩散，术前或术中已确知不能彻底切除肿瘤病灶的"减瘤"手术。姑息手术的目的在于：切除部分肿瘤包块和区域淋巴结，减轻梗阻、疼痛等症状；切除溃疡型病灶，减少出血、穿孔和感染的可能；处理病理性骨折和骨转移；减轻咳嗽和气喘、改善睡眠、解除窒息等。总之，姑息性手术的目的主要是减少并发症，提高患者的生活质量乃至延长生命，而非治愈肿瘤。姑息手术是老年晚期肿瘤患者有时不得不采取的急救治疗措施，需要医患密切沟通配合，及时下决心，尽早实施。

▦▶ 什么是肿瘤的"部分切除"减瘤术？

由于有些肿瘤很难早期发现，一旦确诊即是中晚期，手术彻底切除往往不容易。在这种情况下，可将肿瘤的大部分或部分切除，以减少患者身体的"瘤负荷",虽是权宜之计,但对患者也不无好处,既可提高患者对抗肿瘤的免疫力,又可提高放化疗效果。这种对肿瘤的部分切除术就叫作减瘤术,当然,手术后肿瘤残留的部分越少越好。

减瘤术和姑息手术不同的是,前者主要是针对肿瘤的治疗,往往可以择期实施;后者虽然客观上也切掉了部分肿瘤组织,但更着眼于舒缓姑息、解除肿瘤带来的一些痛苦症状,特别是梗阻、出血、呼吸或吞咽困难等需要解决的紧迫问题。

▶ 老年人手术治疗肿瘤有什么风险?

虽然手术对大多数早、中期的肿瘤患者是最有效的治疗方法,但是手术本身也有一定的局限性和风险:

(1)对患者造成新的创伤。

(2)如需同时切除部分正常组织,术后可能出现后遗症及功能障碍等,如肺癌患者肺叶切除后可能影响呼吸功能,骨瘤患者要截肢。

(3)肿瘤如超越局部及区域淋巴结,或浸润重要脏器及大血管,则手术难以进行,实施手术也不能达到预期的目的。

(4)手术是局部治疗,无法处理已发生的远处转移或无法消灭循环于血液中的癌细胞。

(5)老年患者常合并多种慢性基础性疾病,脏器储备功能较差,手术麻醉发生意外的风险和术后出现并发症的风险也有所增加。

▶ 如何评估手术治疗癌症的总体疗效?

癌症手术治疗对许多早中期癌症的疗效是肯定的,即使是死亡率较高的肺癌,较早期的手术治愈率也已经达到 50%~70%,如果配合放化疗,治愈率将明显提高。对某些晚期癌症,手术虽然不容易达到彻底治愈的目的,但也能起到减轻症状、延长生存期的作用。

▌▶ 已经出现转移病灶的晚期癌症还能进行手术吗？

以往对出现转移的晚期癌症手术基本持保守态度，随着医疗技术的发展，现在对肿瘤局部转移的根治性手术也已开展，如对中晚期乳腺癌和肺癌、胃癌、结肠癌、直肠癌、子宫颈癌行根治术的适应证范围已比传统概念有所扩大；对原发癌灶已切除，患者身体条件尚好，转移灶单一、易于切除的病例，也可考虑切除转移灶。但如果转移灶有两处以上，且无法根治性切除，患者已不能从手术中获益，则原则上不再进行手术治疗。

▌▶ 手术后多长时间开始放疗或化疗较为适宜？

局部晚期的肿瘤手术后常需要进行辅助放化疗，以降低肿瘤的复发、转移风险。手术治疗对患者无疑是一次创伤，对患者的免疫功能会有明显的损害，特别是术后患者多不能进食，消耗较大，如果术后过早地进行化疗，往往会因化疗的不良反应使患者恢复减慢，还会影响伤口的愈合，因此不提倡术后立即进行不良反应较大的治疗。一般说来，手术后伤口愈合良好，患者的饮食、体力基本恢复后可开始术后辅助放化疗，一般在术后 2~4 周内开始较为合适。当然，术后过晚开始放化疗也不合适，因为手术中的操作和挤压等因素，有可能留下小的种植灶和一些微小转移灶，手术后患者免疫功能低下时，可使上述小癌灶迅速生长繁殖，应及时做放化疗给予控制。为确保疗效，一般不宜超过术后 6 周便应接受其他治疗。

▌▶ 什么是淋巴结清扫？

转移是癌症的特点，转移的途径包括淋巴路和血路。淋巴结既是癌细胞发生转移的部位，又是免疫器官，能够暂时阻挡癌细胞进一步扩散。当癌症还没有发生血行转移时，如果把原发瘤和区域淋巴结内的转移灶一并切除,便有可能获得治愈。对容易发生淋巴转移的肿瘤,即使临床上尚未发现转移,也可加以活检或清扫(预防性清扫);如已明确有淋巴结转移,可进行治疗性的淋巴结清扫。甲状腺癌极易向同侧或双侧颈淋巴结转移,乳腺癌易向同侧腋窝淋巴结转移,胃癌易向胃周及主要血供的血管旁淋巴结转移,这些都需要做术中区域淋巴结清扫。

某些部位,如口腔或肢体远端的恶性肿瘤,原发灶与区域淋巴结相隔较远,难以与原发灶一起整块切除,可行分段手术,在原发灶得到控制或治疗后,进行二期淋巴结清除,两次手术的间隔以 2~6 周为宜。

▮▶ 什么是肿瘤的靶向治疗?

肿瘤的靶向治疗全称是分子靶向药物治疗,顾名思义,就是使合适的抗癌药物瞄准癌细胞上的分子靶点,对癌细胞实施"精确打击",杀伤癌细胞的独特治疗。这种靶点是指在分子水平对癌细胞的生存繁衍起重要作用的特定的蛋白分子、基因或通路,仅存在于癌细胞中,可能是一个,更可能是多个。

靶向药物针对这些靶点,对肿瘤细胞本身或其诱导的微环境进行特异性干预,使癌细胞死亡或失去功能。由于良性细胞没有这些靶点,靶向药物对它们不起作用,不会伤害正常的组织细胞。显然,和传统的放化疗完全不同,靶向治疗是一种全新概念的治疗。

2002 年第一个靶向药物伊马替尼(格列卫)获批应用于胃肠道间质瘤和慢性期、加速期或急变期髓系白血病(Ph+CML)。10 余年来,靶向治疗在临床应用中得到快速发展,疗效越来越被肯定,技术越来越成熟。

▮▶ 靶向治疗的道理似乎很深奥,看不懂、听不懂怎么办?

确实如此,靶向治疗和免疫治疗都要牵涉许多专业知识,比较难理解,涉及不少专业名词和一些新的药名。随着研究的深入,今后还会有一些新的名词不断出现,新的药物被开发。老年患者能够把治疗机制弄清楚固然是好事,但对非专业人士而言,不必一定记住这些生疏的医药词汇,患者可以多和医生沟通请教,只要知道与自己所患肿瘤有关的大概道理及相关药物,有个粗浅的了解就可以了。

▮▶ 靶向治疗药物的名称听起来过于复杂,其中有什么规律吗?

根据靶向治疗药物的分子结构和作用靶点,通常可分为两大类:

(1)单克隆抗体。主要作用于细胞外途径的大分子物质,可阻断细胞外信号分子与靶点的结合,如利妥昔单抗(美罗华)、西妥昔单抗(爱必妥)、贝伐珠单抗(安维汀)。

(2)小分子抑制物。能够直接进入细胞结合于特定部位,干扰细胞内信号的传递,如伊马替尼(格列卫)、吉非替尼(易瑞沙)等。

这两类靶向药物学名的命名规律是:单克隆抗体常称为"单抗";小分子抑制物学名的最后两个字则常为"替尼"。至于上述药品括号里的商品名就基本无规律可循了,厂家像给孩子起名一样,一般考虑有自身企业特点、给人留下较深印象、读起来比较顺口、便于记忆的名称。但是,国家规定医生在处方中必须使用国际通用的化学名称,即学名。

▮▶ 靶向治疗与常规化疗的药物有何区别?

靶向药物与化疗药物最大的不同在于其作用机制。常规化疗药物通过杀伤生长活跃的细胞发挥作用,但不能准确识别肿瘤细胞,因此,在杀灭肿瘤细胞的同时也会殃及正常细胞,产生较明显的不良反应。而靶向药物是针对肿瘤特异性分子和基因开发的,它能够结合肿瘤细胞或组织特有的异常靶点,阻断某一特定通路,从而杀灭肿瘤细胞或阻止其生长。因此,靶向药物虽然也存在不良反应,但总体来说不良反应较化疗药物对身体的影响要小。

❚▶ 老年人适合靶向治疗吗?

靶向治疗首先要找准"靶子",即检测是否存在异常的分子或基因靶点;其次要选择适宜的"武器",即针对该靶点的合适的治疗药物。若这两个条件能同时满足,就可以实施靶向治疗了。当然,靶向治疗对患者的身体状况也有一定的要求,如肝肾功能、心脏功能的状况等,但总的来说,靶向治疗对患者的身体状况的要求比放化疗相对宽松。所以,靶向治疗很适于老年肿瘤患者的治疗。

❚▶ 靶向治疗前都要进行相关靶点的检测吗?

靶向治疗的本质是在细胞分子水平上针对目前已经明确的致癌位点(癌细胞内部的一个蛋白分子或一个基因片段)进行干预。和传统的放化疗等治疗手段相比,靶向治疗对肿瘤细胞的特异性和敏感性都有明显提高,能起到所谓"指哪打哪"的作用,因此,疗效也比传统治疗显著。但同一种肿瘤在不同的人身上是千差万别的,因此,目前还没有任何一种靶向药能做到"包治百病"。那么,如何明确患者是否适用某种靶向治疗药物呢?答案就是基因检测,通过检测来明确患者肿瘤的致癌位点,从而选择最佳靶向药,取得最好的疗效。

然而,是不是所有患者在使用靶向药前都必须进行基因检测呢?答案是不尽然。原因主要是目前的靶向药物存在"特定靶点"和"泛靶点"的区别。前者就像"狙击步枪",只针对肿瘤细胞特定基因突变所表达的某一蛋白质,并且该蛋白质在肿瘤的发生、发展中起到了关键作用,常见特定靶点的靶向药物有吉非替尼、厄洛替尼、奥希替尼、曲妥珠单抗等;泛靶点就像"大炮",针对肿瘤细胞的发生、发展起作用的多种蛋白质(基因片段/蛋白肽段),常见的泛靶点靶向药物有索拉非尼、瑞戈非尼、贝伐珠单抗等。临床常说的基因检测,多数是针对"特定靶点"靶向药物,因为此类药物靶点单一、针对性强,在使用前应该进行检测,盲目用药一来无法保证疗效,二来会增加不良反应及造成不必要的经济负担。

▶▶ 60多岁的直肠癌老年患者,基因检测适合进行西妥昔单抗(爱必妥)靶向治疗,为什么医生建议其考虑靶向药物治疗和化疗同时进行?

肿瘤细胞靶点的出现在肿瘤发生、发展进程中至关重要,一旦发现肿瘤靶点的存在,治疗就有了"靶子"。所以,靶向治疗多数情况下比单纯化疗的疗效要好,有时甚至可能获得出乎意料的疗效。但是,实际情况要复杂得多,比如,同是直肠癌,不同的个体可以有不同的靶点,而不同的肿瘤可以有相同的靶点,这都使得当前靶向治疗药物的应用受到极大限制。实际上,各种靶向药物治疗的有效率很少有超过半数的,而且一旦有效,治疗就不能中断,连续多年保持有效的只有为数不多的病例,所以,目前对靶向药物的理论解释和实际治疗效果还有较大差距。医生建议靶向治疗与化疗配合使用,可能就是出于这种考虑。

▶▶ 靶向药物价格昂贵,患者用得起吗?

靶向药物上市初期价格非常昂贵,从2019年开始,很多靶向药物进行了大幅度降价,而且医保也覆盖了目前在国内上市的大部分靶向药物,只要严格按照医保规定的适应证选择用药,医药费的负担就会大幅度减轻。

▶▶ 手术以后患者做了HER-2/neu蛋白免疫组化检测,但是医生还要"再用FISH法验证一下"结果,这是为什么?

HER-2/neu蛋白(简称"HER-2蛋白"),在肿瘤的发生、发展和侵袭性、转移性上发挥着重要作用。其往往在乳腺癌、卵巢癌、肺腺癌、原发性肾细胞癌、子宫内膜癌有过度表达,提示癌症患者今后的转移机会可能较大,预后不良。因此,医生重视这项检测,以便及早发现,采取相应的治疗对策。

因免疫组化检测价格低廉,大部分医生先给患者做免疫组化检测"筛选"。HER-2蛋白免疫组化检测可能出现4种结果:(-)(+)(++)(+++)。其中,(-)为阴性,(+++)可判断为阳性。如果是(+)或(++),有时医生不大放心,需要另一种检测方法即FISH法(荧光原位杂交技术)确认HER-2状态。因为FISH结果更为可靠,只要是(+)即可判断为阳性。

▮▶ 什么是癌症的驱动基因?有没有针对驱动基因的靶向药物?

驱动基因被认为是与癌症的发生、发展相关的重要基因,通俗来讲,这类基因类似于驾驶员,一旦启动,它就可以控制肿瘤的发展方向。目前,对驱动基因的研究尚处于起步阶段,很多肿瘤还没有找到驱动基因,因此还谈不上针对驱动基因的靶向药物治疗。在目前已知的驱动基因中,KRAS基因突变约占25%,但针对KRAS基因突变的武器——靶向药物的研发制造还没有跟上,而对于肠癌、肝癌、胃癌等肿瘤的驱动基因了解更少,使靶向治疗的适用性受到限制。

▮▶ 肺癌的靶向药物有很多,能否归纳一下?

肺癌的靶向药物治疗发展较快,种类较多,疗效也较明显,可简单归纳如下:

(1)表皮生长因子抑制剂(EGFR-TKI)。一代有吉非替尼、厄洛替尼和埃克替尼;二代有阿法替尼;三代有奥西替尼。

(2)针对ALK基因重排的药物。一代有克唑替尼;二代有阿来替尼、塞瑞替尼、布加替尼;三代有劳拉替尼。

(3)血管生成抑制剂。其主要机制是阻断肿瘤内新生血管的生成,如贝伐珠单抗(安维汀)和重组人血管内皮抑制素(恩度)。

▥▶ 哪些靶向药物可用于治疗乳腺癌？

乳腺癌的靶向治疗药物目前主要有如下 4 类，读者仅做大致了解即可。

(1)针对人类表皮生长因子受体 -2(HER-2)的单抗类药物,如曲妥珠单抗(赫赛汀)和帕妥珠单抗,用于早期乳腺癌术后辅助治疗和晚期乳腺癌治疗。

(2)针对 HER-1 和 HER-2 的小分子抑制剂,如拉帕替尼。

(3)新型抗体药物耦联物 T-DM1,具有与曲妥珠单抗类似的生物活性,是 HER-2 阳性晚期乳腺癌患者的标准二线治疗药物,可特异性地将强效抗微管药物 DM1 释放至 HER-2 为阳性的肿瘤细胞内。

(4)m-TOR 抑制剂,如依维莫司。

▥▶ 有哪些靶向药物可用于胃癌的治疗？

目前主要有下列两种药物:

(1)曲妥珠单抗。HER-2 过表达或扩增阳性的胃癌患者化疗时可联合应用曲妥珠单抗,与单纯化疗相比,可增加客观有效率及生存时间。

(2)阿帕替尼。适用于既往至少接受过两种系统化疗后进展或复发的晚期胃腺癌或贲门癌(胃 -食管结合部腺癌)患者,主要不良反应为高血压、蛋白尿,单药治疗在胃肠道的反应、骨髓抑制等方面的不良反应明显低于化疗。

▥▶ 治疗结直肠癌可应用哪些靶向药物？

目前,治疗结直肠癌的靶向药物种类较多也较复杂,医生须根据患者的病情进行选择。

(1)西妥昔单抗。为 EGFR 抑制剂,用于治疗 EGFR 表达、RAS 基因野生型的转移性结直肠癌,与伊立替康联合用于经含伊立替康治疗失败后的患者。

(2)贝伐珠单抗。为血管生成抑制剂,可联合以氟尿嘧啶为基础的化疗,适用于转移性结直肠癌患者的治疗。

(3)瑞戈非尼、呋喹替尼等。为多靶点酪氨酸激酶抑制剂,单药适用于既往接受过氟尿嘧啶类、奥沙利铂和伊立替康为基础的化疗,以及既往接受过以或不适合接受 VEGF 治疗、EGFR 治疗(RAS 野生型)的转移性结直肠癌患者。

▣▶ 治疗肝癌可用哪些靶向药物?

肝癌的分子靶向治疗以多靶点药物较为有效。近年来,治疗肝癌的靶向药物也有进展,但疗效仍然有限。

(1)索拉菲尼。一种小分子化合物,能抑制肿瘤细胞增殖和肿瘤血管生成,并促使肿瘤细胞凋亡。

(2)布立尼布。用于肝癌治疗的新的靶向药物,主要作用机制是抑制血管内皮生长因子受体及成纤维细胞生长因子受体。

▣▶ 有哪些靶向药物可用于肾癌的治疗?

到目前为止,美国食品药品管理局批准的可用于治疗晚期肾癌的分子靶向药物主要有 7 种:舒尼替尼、帕唑帕尼、索拉非尼、贝伐珠单抗、替西罗莫司、依维莫司和阿西替尼。这 7 种靶向药物中,舒尼替尼、索拉非尼和依维莫司已在我国上市。国外的治疗指南多将舒尼替尼、索拉非尼推荐为晚期肾癌一线治疗,而将阿昔替尼及依维莫司推荐为二线治疗。

▣▶ 有哪些靶向药物可用于治疗恶性黑色素瘤?

当前,治疗恶性黑色素瘤的靶向药物主要有:

(1)针对 C-KIT 基因突变的伊马替尼(格列卫)。

（2）针对 BRAF 基因突变的第二类药物有 Vemurafenib、Dabrafenib 和 Trametinib，国内还没有上市。

▶ 哪些靶向药物可治疗胃肠道间质瘤？

胃肠道间质瘤（GIST）多发于中老年患者，40 岁以下患者少见。和胃腺癌不同，它是一类胚胎期起源于胃肠道间叶组织（中胚层）的肿瘤，占消化道间叶肿瘤的大部分，男女发病率无明显差异。GIST 大部分发生于胃（50%~70%）和小肠（20%~30%），结直肠占 10%~20%，食管占 0.6%。11%~47% 的患者第一次就诊时已有转移，转移部位主要在肝和腹腔。可用的靶向药物有伊马替尼（格列卫）、舒尼替尼（索坦）和瑞戈非尼治疗。

▶ 哪些靶向药物可治疗胰腺神经内分泌肿瘤？

胰腺神经内分泌肿瘤的靶向药物主要有多靶点小分子抑制剂舒尼替尼（索坦）和 m-TOR 抑制剂依维莫司。

▶ 靶向药物治疗的不良反应有哪些？

常见分子靶向药物治疗时的不良反应包括恶心、腹泻、乏力、蛋白尿、高血压、肝功能损伤和痤疮样皮疹，其出现频率和程度因药物的种类和患者的个体情况而有所不同，现分述如下：

（1）吉非替尼（易瑞沙）、厄洛替尼（特罗凯）。不良反应有腹泻、皮疹、肝毒性、瘙痒、皮肤干燥等，须特别注意肺间质性病变。

（2）伊马替尼（格列卫）。不良反应有眼眶周围与下肢水肿、皮疹、消化不良、骨髓抑制和肌肉痉挛等。

（3）索拉非尼（多吉美）、舒尼替尼（索坦）。不良反应有手足综合征、疲乏、腹泻、高血压、脱发等。后者还需注意甲状腺功能异常。

（4）利妥昔单抗（美罗华）。不良反应多为静脉输注后的相关不良反应，如发热、寒战、直立性低血压等，还须注意神经系统毒性。

(5)西妥昔单抗(爱必妥)。不良反应有过敏、皮疹、疲倦、腹泻、恶心、肺毒性、发热等。

(6)贝伐珠单抗(阿瓦斯汀)。不良反应有胃肠道穿孔、出血、血栓性事件、高血压、蛋白尿等。

(7)曲妥珠单抗。不良反应有寒战、乏力、发热、疼痛、心力衰竭等。

(8)恩度。不良反应有心脏毒性、腹泻、肝功能异常、皮疹等。

▶ 靶向药物治疗后出现皮疹如何处理?

不少靶向药物,如西妥昔单抗,在使用后多数患者可能出现皮肤反应,主要表现为痤疮样皮疹,多见于面部、上胸部和背部,发生率可达80%以上,其中约15%症状严重。皮疹多于治疗前3周出现,停药后自行消退且不留瘢痕。皮疹的发生率呈剂量依赖性,即用量越大、时间越长,皮疹越明显、越多见。患者要注意保持皮肤清洁,避免挤压、日晒,必要时局部可用抗生素软膏和含激素类软膏涂抹。若皮疹较重,可咨询医生是否减量甚至停药。近来有报道预防性应用米诺环素能有效减轻皮疹的发生,不妨一试。

▶ 什么是手足综合征?如何处理?

手足综合征是肿瘤患者在接受化疗或分子靶向治疗过程中出现的一种皮肤毒性反应(中位出现时间为2~3个月),表现为手掌、足底感觉迟钝或化疗引起的肢端红斑,主要发生于体表受压区域。其特征为麻木、感觉迟钝、感觉异常、麻刺感、无痛感或疼痛感,皮肤肿胀或红斑、脱屑、皲裂、硬结样水疱等。其发生率因药物和个人情况而异,如舒尼替尼和索拉非尼引发的手足综合征发生率大约分别为20%和30%。

患者应尽量避免手部和足部的摩擦、受压及接触高温物品,使用能减震的鞋垫,服用维生素B_6,保持手足皮肤湿润,避免暴晒,严重者须就医,可减药或停药处理。

▌▶ 现在很多人都在未经检测的情况下盲目吃靶向药,可以这样吗?

目前确实有部分患者在没有检测的情况下口服靶向药,也有少数医生在特定情况下这样建议。盲目吃的理由通常是:①担心化疗的不良反应;②患者年龄大了,少遭一些罪;③治疗方法选择余地小,查不查都只能吃药等。作者认为,在正常情况下这样做不妥,应该先进行检测,再决定是否用药。因为没有证据支持下的盲目用药疗效低且增加不良反应的发生率,对肿瘤患者来说是雪上加霜。靶向药并不是没有不良反应,只是相对放化疗有着不同的不良反应,患者的总体感受没有那么强烈。靶向药物有不良反应,有些反应还很严重。另一方面,目前发现的肿瘤靶向治疗的靶点有很多,且在不断发现新的靶点,不做检测对于靶向药物的选择是一个难题。

▌▶ 基因检测选择什么样的套餐更合适?

根据目前的研究结果,不同的肿瘤其基因突变谱存在差异,比如非小细胞肺癌是目前能从基因检测获得最佳治疗疗效的癌肿,其常检测的基因包括 EGFR、ALK、ROS1、BRAF、MET、HER-2、RET、NTRK1、PI3KCA、MEK 等,而乳腺癌、卵巢癌等妇科肿瘤常见的基因检测包括 BRCA1/2、ESR、TP53、PTEN 等,结直肠癌、胃癌等胃肠道恶性肿瘤常见的基因检测包括 MSI、HER-2 等。行基因检测的目的首先是指导临床用药,对不同的患者做到"精准治疗";其次,判断疾病走向,从基因检测的结果可以明确患者对药物的敏感性和可能的获益时间;第三是可以判断患者预后。此外,由于目前检测费用仍相对较为昂贵,每位患者在选择检测套餐的时候应考虑自身的经济情况。对于经济情况好的患者,临床首先推荐行全外显子检测或全基因组检测,以便能获得体内肿瘤基因改变最全的信息。

▮▶ 做全外显子检测是必要的吗？有什么好处？

人类基因组中部分 DNA 片段含有蛋白质合成的密码,这部分片段称作"外显子"(Exon)。基因组中所有的外显子统称为"外显子组"(Exome),这部分序列的测序称为"全外显子组测序",这种方法能够检测出所有基因的蛋白质编码区域的变异。由于已知的大多数导致疾病突变均发生在外显子中, 全外显子组测序从而被认为是一种高效的识别可能致病突变的方法。对于肿瘤患者, 行全外显子测序不仅可以指导用药,而且可以明确疾病走向,对患者具有重要的意义。

▮▶ 什么是肿瘤免疫治疗？

成年人的体内难免在某个微环境中产生少数具有癌症潜能的细胞,在正常情况下,体内免疫系统可以将这些细胞识别出来并加以清除。但癌细胞也具有抑制人体免疫系统的"免疫逃逸功能",使癌细胞"漏网逃脱",继续在某个器官(肺、胃、乳腺、肝脏等)内幸存滋生,成为癌灶。肿瘤免疫治疗可激活体内的免疫细胞,提高免疫系统对特定癌细胞的识别能力,阻止癌细胞的逃逸,并增强对其清除的能力,达到治疗癌症的目的。

▮▶ 肿瘤免疫治疗有什么优势和局限？

传统的手术、放化疗直接与癌细胞短兵相接,在杀死癌细胞时"难分敌我",也伤害了患者身体内的健康细胞,并使患者的免疫系统受损。

肿瘤免疫疗法的优势在于, 使正常免疫细胞通过激活人体自身的免疫系统清除癌细胞,确保健康细胞无损。显然,肿瘤免疫疗法通过增强免疫系统杀灭癌细胞,既可以抑制癌细胞的增殖,又增强了人体的免疫系统;此外,免疫疗法可以治疗多种癌症,对很多病种有效,还不伤害正常细胞。当然,尽管肿瘤免疫治疗这种特异性强、作用期长、不良反应小,仍需根据患者的病程以及身体素质因人而异,不能"单打一",要依靠多学科综合治疗。

真正现代意义上的肿瘤免疫治疗的历史还短，许多理论推测和临床疗效差距很大，不少患者治疗前需要进行复杂昂贵的基因检测，许多药物还会迅速产生耐药。总之，还有许多未知领域需要探讨。

ⅠⅠ▶ 什么是免疫检查点？

人体 T 细胞的激活需要两个信号，第一信号是 TCR/CD3 接收的MHC呈递的抗原信息，第二信号是来自其他细胞表面的一系列受体、配体，这些受体、配体有抑制性的也有刺激性的，统称为免疫检查点。调节免疫检查点可以激活或者抑制 T 细胞，从而达到治疗肿瘤或自身免疫疾病的目的。目前已经鉴定的两条经典的抑制性信号通路是 PD-1/PD-L1、PD-L2和 CTLA-4。PD-1 和 PD-L1 这两个蛋白，平时的功能主要是防止免疫细胞误伤正常细胞。通俗地说，正常人体细胞表面表达 PD-L1，免疫细胞表面表达 PD-1，两者结合免疫细胞则识别正常人体细胞，从而不发动攻击。但是这个机制被肿瘤细胞模仿，成为肿瘤细胞抑制或逃避免疫细胞攻击的一个关键招数。而目前使用的 PD-1 抑制剂或 PD-L1 抑制剂，其作用原理就比较好理解了，就是通过人为干预，阻断免疫细胞和肿瘤细胞的结合，打破免疫抑制增强免疫杀伤，使得免疫细胞能识别肿瘤细胞，对肿

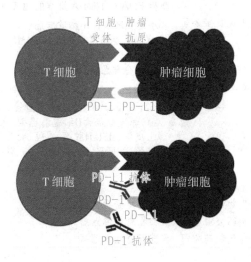

PD-1 与 PD-L1 结合，
T 细胞失去抗肿瘤能力

PD-1 与 PD-L1 被抑制剂阻断，
T 细胞重新具有抗肿瘤能力

瘤细胞展开攻击。

▶ 白细胞介素-2 和干扰素是不是免疫治疗？

白细胞介素 -2(IL-2)和干扰素属于细胞因子,对人体免疫细胞具有重要的调控作用,使用这些药物进行治疗,严格来说属于免疫治疗范畴。目前临床常用的产品是重组人白介素 -2(rhIL-2),这是基因重组产品,生物活性与天然 IL-2 基本相同,1992 年在美国经 FDA 批准上市,临床应用适应证为肾癌、血管肉瘤和黑色素瘤等。干扰素(Interferon,IFN)也是机体免疫细胞产生的一种细胞因子,分为两类,分别是 IFN-Ⅰ型和IFN-Ⅱ型。IFN-Ⅰ型包括 α 干扰素和 β 干扰素。IFN-α 具有 3 个主要功能:广谱抗病毒作用、免疫调节作用、抗肿瘤作用。IFN-Ⅱ型主要是指γ 干扰素,由 T 细胞产生,IFN-γ 的免疫调节作用比抗病毒作用强。

▶ 目前常用的免疫治疗药物有哪些？

随着免疫治疗在抗肿瘤治疗上"大放异彩",目前许多制药企业都投入了相当大的人力物力开展这方面的研究,许多新的免疫治疗药物如"雨后春笋"不断进入市场,目前临床上已经获得监管部门批准的免疫治疗药物主要有下表中所列的几种。

药物名称	商品名	公司	获得 FDA 或 NMPA 批准的适应证
纳武单抗	欧狄沃(民间称 O 药)	百时美施贵宝公司	非小细胞肺癌、小细胞肺癌、黑色素瘤、结直肠癌（MSI-H/dMMR）、肝癌、尿路上皮癌、肾癌、头颈部鳞癌、霍奇金淋巴瘤
帕博利珠单抗	可瑞达(民间称 K 药)	默沙东公司	非小细胞肺癌、小细胞肺癌、黑色素瘤、头颈部鳞癌、经典霍奇金淋巴瘤、原发纵隔大B细胞淋巴瘤、尿路上皮癌、MSI-H肿瘤、胃癌、食管癌、宫颈癌、肝癌、Merkel细胞癌、肾癌、子宫内膜癌
特瑞普利单抗	拓益	君实生物制药公司	黑色素瘤
信迪利单抗	达伯舒	信达生物制药公司	经典霍奇金淋巴瘤
卡瑞利珠单抗	艾瑞卡	恒瑞制药公司	经典霍奇金淋巴瘤
替雷利珠单抗	百泽安	百济神州制药公司	经典霍奇金淋巴瘤

▌▶ 免疫治疗常见的不良反应有哪些？

免疫治疗带来的一系列不良反应有一个统一名称，叫"免疫相关不良事件"（irAEs）。irAEs 大体可分为常见和罕见两类，目前认为，前者包括皮肤毒性、胃肠道毒性、肝脏毒性、肺毒性和内分泌毒性；后者包括心血管毒性、肾脏毒性、血液毒性、神经毒性、眼毒性和骨骼肌肉毒性。常用的 K 药和 O 药在上述常见 irAEs 的发生率上略有差别，以 K 药为例，常见不良反应疲乏（43%）、食欲下降（20%~25%）、恶心（18%~22%）、便秘（15%~22%）、呕吐（12%~13%）、周围神经性水肿（10%）、肺炎（18%~29%）、呼吸困难（23%）、皮肤瘙痒（12%~28%）、皮疹（18%~24%）、腹泻（15%~20%）、腹痛（13%）等。

▌▶ 免疫治疗应该单独用还是联合其他的治疗手段？

目前，免疫治疗在肺癌中已获得一线用药适应证，而近年来越来越多的临床试验表明，免疫治疗联合其他治疗可以让患者获得更多的生存获益。FDA 也相继批准了免疫联合化疗的 3 项适应证：Keytruda+ 铂类 + 培美曲赛一线用于治疗晚期非鳞非小细胞肺癌；Keytruda+ 卡铂 +紫杉醇一线用于治疗晚期肺鳞癌；阿特珠单抗（Tecentriq）+ 贝伐珠单抗 +卡铂 + 紫杉醇一线用于治疗晚期非鳞非小细胞肺癌。此外，更有另外两项适应证已受理：Tecentriq+ 化疗一线用于治疗广泛期小细胞肺癌或晚期非小细胞肺癌。另外，还有研究显示免疫治疗联合抗血管生存治疗也能给其他肿瘤患者（如肝癌）带来明显的生存获益，相信在未来，随着临床试验的进一步展开，免疫治疗联合其他治疗手段将成为包括肺癌在内的患者的最佳选择。

▌▶ 免疫治疗该在什么时候用？

越来越多的临床研究表明，免疫治疗早用比晚用好。第一，免疫药物起效原理支持早用。免疫治疗和传统的治疗不同,是依靠自身免疫细胞去杀伤肿瘤细胞,因此,越接近于健康的免疫系统,越有利于发挥其作用。第二,大数据显示先用免疫疗法的患者总生存期可能更长。2017年一项研究显示,先用免疫药总生存期显著高于其他药物失败后再用免疫药。第三,患者身体状态越好,免疫治疗效果越好。因此,目前临床推荐,如果患者符合适应证,应该更早地使用免疫治疗。

▮▶ 免疫治疗是否可以长期进行?

免疫治疗的规律仍在广泛研究中。一些初步结果显示,长期随访发现,维持持续用 Nivolumab 药组的患者无疾病进展时间和总生存时间均高于中断组患者。在最新版的 NCCN 肺癌治疗指南中,对于一线方案使用 PD-1/PD-L1 等免疫治疗的非小细胞肺癌患者(包括联合化疗或单用),在完成常规 4~6 个周期的治疗达到疾病稳定后,患者可继续使用该免疫药物维持治疗长达 2 年。如果患者是在二线使用免疫治疗,维持治疗时间应该直到疾病进展。但对于除非小细胞肺癌以外的其他癌肿是否适合长期免疫维持治疗,仍需进一步临床试验结果来回答。

▮▶ 哪些肿瘤适合进行免疫治疗?老年人能进行肿瘤免疫治疗吗?

肿瘤免疫治疗形式多样,适应证广泛,可供治疗的癌症种类很多,包括过继细胞疗法、单克隆抗体类免疫检查点抑制剂、治疗性抗体、癌症疫苗、溶瘤病毒、细胞治疗和小分子抑制剂等。免疫治疗既可以单独使用,也可以和其他疗法(如放化疗)等结合使用。以上大多数治疗方式的不良反应都小于放化疗治疗,老年人在医生的指导下都可以选择。

在一些发达国家,经批准可以进行免疫治疗的癌症已达 20 余种,主要有白血病、淋巴瘤、黑色素瘤、多发性骨髓瘤、胃癌、肝癌、胰腺癌、食管癌、结直肠癌、肺癌、乳腺癌、子宫颈癌、卵巢癌、脑瘤、头颈癌、前列腺癌、膀胱癌、肾癌、尿道上皮癌、皮肤癌、肉瘤、儿童肿瘤等。

▐▶ 医生进行免疫治疗时为什么要检测淋巴细胞亚群？什么是淋巴细胞亚群？

恶性肿瘤患者普遍存在免疫功能失调，细胞免疫功能往往较正常人低下。正因如此，淋巴细胞清除肿瘤细胞的能力降低，使肿瘤持续存在、生长，而且肿瘤浸润淋巴细胞与肿瘤的预后密切相关。

外周血淋巴细胞可以根据其不同功能分为许多亚群，现在已经可以通过分子生物学技术区分出淋巴细胞的不同亚群，从而在一定程度上反映患者的免疫功能状态、肿瘤治疗的疗效，并可以作为预后判定的参考指标。淋巴细胞亚群结果的解读比较复杂，需要结合患者的基础病、伴随用药、外周血白细胞总数、检验方法等多方面因素对检测结果综合分析。这方面的详细情况可根据自己的病情向医生请教。

▐▶ 医生进行免疫治疗前为什么要做基因检测？

当代医学已经进入分子水平，从疾病的病因、发生发展、治疗方案的选择、药物可能发生的不良反应乃至患者的预后都有赖于对基因检测结果的正确判断和分析。可见，基因检测是进行分子诊疗的基本条件，对此我们已在靶向治疗一节做过解答。

肿瘤免疫治疗也是如此，不少免疫治疗药物仅作用于基因检测结果与之相符的病例，治疗前对基因检测结果的正确分析是取得良好治疗效果、减少不良反应的前提。

▐▶ 如何预判免疫治疗是否有效？

在临床上，有约 20% 的患者在使用免疫治疗后会出现肿瘤增大等"假性进展"的表现，这使得如何准确判断免疫治疗的疗效成为难题。遗憾的是，目前临床对这个问题尚没有统一的答案，常规是用药 4 次左右做一次评估,如果检查结果提示肿瘤消失、缩小,则提示治疗有效。但如果用药 6 次以上仍未见肿瘤明显缩小或反而增大,则提示治疗无效。当然对于可疑"假性进展"或治疗 2 次后评估无效的患者,目前有研究人员尝试通过 PET/CT、动态活检等手段进一步判断,但都没有明确的共识。

▐▶ 什么是"假性进展""超进展"?

假性进展是指靶病灶在首次免疫治疗后影像学评估时呈明显增长趋势(或出现新发病灶),但在随后的评估对照中靶病灶保持稳定、缩小或消失的现象。免疫治疗的假性进展是根据传统标准(WHO 或 RECIST标准)评为疾病进展(PD)的患者,在继续接受治疗后出现疾病缓解。目前对免疫治疗假性进展的潜在原因研究尚不完全明确,推断存在以下 3 方面因素:①在免疫应答升高阶段肿瘤持续生长;②由于 T 细胞过度活化,在初期的影像学评估上未见的病灶和现有病灶发生炎症反应;③免疫治疗初期瘤体增大或出现新病灶,考虑与肿瘤细胞受攻击后大量坏死物堆积或免疫系统激活后淋巴细胞的浸润有关。不同实体肿瘤中假性进展的发生率存在较大差异。据报道,黑色素瘤为 6.6%,膀胱癌为 1.5%,肾细胞癌为 1.8%,其他肿瘤尚无定论。

超进展(HPD)是指临床上有一部分患者应用免疫治疗后,肿瘤不但没有缩小,反而快速增大。综合目前的文献,HPD 被定义为治疗后肿瘤反常的加速生长,包括:①在免疫检查点抑制剂治疗后第一次评价时进展,或至治疗失败时间(TTF)<2 月;②肿瘤体积增加 >50%;③肿瘤增长速度增加 >2 倍。目前对 HPD 的研究表明,部分基因改变,如 MDM-2扩增、EGFR 突变等和 HPD 有关,但具体机制尚不十分明确,仍有待进一步研究。

▓▶ 患有自身免疫性疾病是否适合免疫治疗？

免疫检查点抑制剂（ICI）作用于自身免疫系统，使其释放抗肿瘤免疫应答，但在治疗的同时，也导致了大量新的自身免疫性不良事件。一些本身就有自身免疫性疾病，如系统性红斑狼疮、类风湿性关节炎、强直性脊柱炎等的患者，如果合并发生肿瘤，是否适应免疫治疗呢？目前有一项研究对此做了回答，结果表明，在自身免疫性疾病得到控制的情况下，使用免疫治疗是安全合理的，并不会造成自身免疫性疾病的明显恶化，但该结论仍需要更进一步和更大规模的临床试验证实。

▓▶ 免疫治疗期间为什么避免使用抗生素？

研究发现，接受免疫治疗的肿瘤患者如果近期使用过抗生素的话，病情将更加糟糕，并导致其治疗效果和生存率显著下降。进一步的研究表明，在开始治疗前一个月接受广谱抗生素治疗的患者对免疫治疗的反应明显较差。与在免疫治疗中同时使用抗生素或完全不使用抗生素的患者相比，免疫治疗前的抗生素治疗与总体生存率降低相关，而且患者的病情有可能进一步恶化。目前对该现象的解释是：抗生素破坏了肠道微生物组的平衡，这些微生物组对于人体免疫系统正常功能具有非常重要的作用，其受到破坏后反过来会明显影响免疫系统。该研究还表明，这种现象与使用的抗生素类别无关，目前临床常用的包括 β - 内酰胺类、喹诺酮类、大环内酯类、磺胺类、四环素类、氨基糖苷类和硝基咪唑类均可影响免疫治疗的疗效。

▓▶ 术后治疗患者能否用免疫治疗提高免疫力？

免疫治疗和提高免疫力是两个不同的概念，更多情况下对于肿瘤患者而言，术后治疗结束或在术后治疗计划中能否使用免疫治疗，目前不论是在国内还是国外，均未获得相关适应证的批准（特殊情况：Nivolumab

作为淋巴结转移或转移性黑色素瘤患者的全切术后辅助治疗），因此，目前对于术后治疗的患者不推荐使用免疫治疗。

▸▸ 细胞治疗有哪些种类？

细胞治疗是指利用某些具有特定功能的细胞，采用生物工程方法获取和(或)通过体外扩增、特殊培养等处理后，使这些细胞具有增强免疫、杀死病原体或肿瘤细胞、促进组织器官再生和机体康复等治疗功效，然后将这些细胞输注人体，以达到治疗或缓解疾病的目的。目前在抗肿瘤领域常见的细胞治疗有细胞因子诱导的杀伤细胞(CIK)疗法、树突状细胞(DC)疗法、API 生物免疫治疗、DC+CIK 细胞疗法、自然杀伤细胞(NK)疗法、DC-T 细胞疗法等，嵌合抗原受体 T 细胞(CAR-T)，其中以 CAR-T 细胞获得最大的成功，但除了在白血病中取得适应证批准外，在其他实体瘤中尚未获得批准。

▸▸ 细胞治疗都是假的吗？

细胞治疗目前已有成功的案例，以 CD19（B 细胞抗原）为靶点的 CAR-T 细胞疗法已发展成为临床上白血病较为成熟的治疗手段。然而，其他的细胞治疗，如 LAK、CIK 等，在治疗疾病的同时均存在一些难以避免的不良反应，因此未能在临床大规模推广。此外，在肺癌、胃癌、结直肠癌、肝癌、前列腺癌等实体肿瘤中，由于免疫细胞很难浸润到实体瘤内部，其靶向杀伤功能往往被实体瘤微环境所抑制，因此均未能取得较好的疗效。在未来，随着研究的不断推进和技术的革新，细胞治疗很有可能成为人类攻克肿瘤的"终极武器"。

▸▸ 听说有肿瘤疫苗治疗，现在能用吗？

肿瘤疫苗是近年研究的热点之一，其原理是将肿瘤抗原以多种形式如肿瘤细胞、肿瘤相关蛋白或多肽、表达肿瘤抗原的基因等导入患者体内,克服肿瘤引起的免疫抑制状态,增强免疫原性,激活患者自身的免疫系统,诱导机体细胞免疫和体液免疫应答,从而达到控制或清除肿瘤的目的。目前在肿瘤领域较为突出的疫苗主要有两类:一是前列腺癌治疗性疫苗 Provenge(Sipuleucel-T)癌症治疗性疫苗,是首个获批上市的癌症治疗疫苗。2010 年获 FDA 批准其治疗晚期前列腺癌,不过目前还未在我国上市。二是古巴肺癌疫苗 CIMAvax,该疫苗通过了一项含405例晚期非小细胞肺癌患者的Ⅲ期临床试验证实有效,目前该疫苗已在古巴、秘鲁等地上市,FDA 和 CFDA 均未批准该药上市。

▌▶ 什么是 CAR-T 免疫细胞治疗?

CAR-T 免疫细胞治疗的学名是"嵌合抗原受体 T 细胞免疫疗法",它利用患者自身的免疫细胞清除癌细胞,因此是一种免疫细胞治疗,而不是一种药。

首先从患者身上分离免疫 T 细胞,再利用基因工程技术给 T 细胞加入既能识别肿瘤细胞、又能同时激活 T 细胞的嵌合抗体,使 T 细胞变身为具有对癌细胞有杀伤力的 CAR-T 细胞。这种经过"培训"装上了导航设备的 CAR-T 细胞,可以随时找到癌细胞,并发动自杀性袭击,与之同归于尽。患者往往需要体外培养几十亿 CAR-T 细胞输回体内。

CAR-T 细胞主要用于治疗成年人复发/难治性大 B 细胞淋巴瘤,包括弥漫大 B 细胞淋巴瘤以及滤泡性淋巴瘤、进展期高级别 B 细胞淋巴瘤,也可治疗儿童和年轻成人(2~25 岁)的急性淋巴细胞白血病。其适应证正在由血液系统的恶性肿瘤逐渐扩大到病灶比较致密的实体瘤,如胃肠道癌症、肝癌、肾癌等。

▌▶ CAR-T 免疫细胞治疗对老年人安全吗?

由于 CAR-T 疗法使用的是患者自己体内的细胞,一般是安全的。老年人一般可以比较顺利地接受 CAR-T 细胞免疫治疗,但毕竟年纪大了,基础病多,还需经治医生综合分析后再做决定。

CAR-T 细胞治疗的不良反应包括过敏反应、移植物抗宿主病、神经系统症状毒性反应、肿瘤溶解综合征等。如有剧烈反应须及时报告医生处理,尤其在初次治疗时的反应更需重视。

▮▶ 什么是 PD-1/PD-L1 免疫抑制剂治疗?

目前研究和临床应用最多、最被看好的免疫治疗就是 PD-1/PD-L1 抑制剂治疗,即所谓"免疫检验点抑制剂"治疗。PD-1 是"程序性死亡受体 1"的简称,PD-L1 是"程序性死亡配体 1"的简称,两者都是重要的免疫抑制分子。

其原理是,免疫细胞为了避免"伤及无辜",会在细胞表面表达一些特别的蛋白质 PD-L1"刹车",也就是所谓的"免疫检查点",当"刹车"检查到正常细胞时,就会阻止免疫细胞冲杀"自己人"。然而,一些癌细胞能"伪装"成正常细胞,通过表达大量 PD-L1 蛋白来结合免疫细胞表面的 PD-1,向免疫细胞传递"对方是好细胞"的错误信号,擅自踩下"刹车"逃避免疫细胞的攻击。PD-1/PD-L1 与各自的抑制剂结合,其作用即是"松开刹车",让免疫功能再次运转起来,去冲击杀灭伪装起来的癌细胞。

PD-1/PD-L1 抑制剂治疗的不良反应少于传统的化疗,也少于多靶点的靶向药物。由于它的作用机制是激活免疫系统,最常见的不良反应就是免疫系统被过度激活导致的发热、乏力、头晕、全身肌肉酸痛、嗜睡等,通常都不严重,对症处理即可。

▮▶ PD-1/PD-L1 免疫抑制剂治疗适合什么样的肿瘤患者?

PD-1/PD-L1 抑制剂对某些肿瘤,如黑色素瘤、非小细胞肺癌、肾癌和前列腺癌等实体瘤的一线治疗中展示出了强大的抗肿瘤活性,取得了肯定的疗效。治疗之前应该在医生的指导下进行相关分子标志物检测。只有 PD-L1 表达或肿瘤突变负荷高、微卫星高度不稳定的敏感人群才可能取得预期疗效，可以考虑进行 PD-1/PD-L1 抑制剂治疗。不符合上述条件者，不宜进行此项治疗。

▣▶ 什么是 O 药? 什么是 K 药?

O 药和 K 药都是 PD-1 单抗，只是生产的公司不同。O 药是美国百时美施贵宝公司生产的，英文名称为 Opdivo (Nivolumab)[欧狄沃(纳武单抗)]; K 药是美国默沙东公司生产的，英文名称为 Keytruda (Pembrolizumab)[可瑞达(帕博利珠单抗)]。因为学名太长，为了方便称呼，取了各自的首字母，也就是我们俗称的 O 药、K 药了。

▣▶ 老年肿瘤患者放化疗的疗效很差，可以再试试肿瘤疫苗吗?

肿瘤疫苗可帮助机体免疫系统预防、清除残存和转移的肿瘤细胞，是一种正在探索的治疗免疫治疗方式。早期病灶以及根治术后的肿瘤患者体内残留的癌细胞数量较少，而且患者体质尚好，免疫系统还比较健全，免疫系统与肿瘤细胞可能处于"势均力敌"的相持状态，此时如有肿瘤疫苗的帮助，就有希望通过免疫系统消灭残存的肿瘤细胞，使患者长期生存甚至痊愈。晚期患者肿瘤负荷大，机体免疫系统基本处于重创状态，肿瘤疫苗治疗难有收效。所以，这位老年患者目前可能不适于进行肿瘤疫苗治疗。

▣▶ 如何客观评价生物治疗肿瘤出现的所谓"神奇"疗效的案例?

生物治疗与其他直接消灭癌细胞的治疗手段作用机制不同，它帮助已被肿瘤破坏的、抵抗力衰弱了的机体恢复与肿瘤斗争的能力，通过调动体内自身的抗癌机制，抵御战胜癌症。目前，多数肿瘤生物治疗的效果还不能令人满意,但的确有个别病例治疗效果较好,超过同类病种的放化疗效果。这些病例的存在说明,生物治疗确实是一种很有希望的治疗,但要使个别疗效显著的病例成为普遍成果,还有很长的道路要走。

在大多数情况下,生物治疗适宜在手术、放化疗等治疗后,癌细胞数量明显减少的情况下使用,在癌细胞数量较多的情况下,单靠生物治疗的疗效有限。

▶▶ 对于肠癌患者,做哪些基因检测最有用?

据报道,我国结直肠癌患者行基因检测的比率低于 20%。事实上,在临床上基因检测对于指导结直肠癌患者的治疗具有非常重要的作用。目前推荐的基因检测包括 RAS 基因家族(K-RAS、N-RAS、H-RAS)、BRAF、MSI/MMR、PIK3CA/PIK3CB 等,上述基因位点的检测主要用于指导用药,对于判断患者的预后也具有十分重要的指导价值。

▶▶ 中医是如何认识肿瘤的?

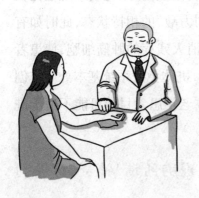

恶性肿瘤是西医学名词,中医学有很多与肿瘤临床症状相似的描述,其中"瘤"和"癌"比较形象地体现了肿瘤的特点。《诸病源候论》记载,"瘤"的成因是体内某些不正常物质的滞留导致"气血的留结"。此处强调的是留而不去的"留"字,加上病字偏旁就成为肿瘤的"瘤"字。古代"癌"的本义和读音均与"岩"同,传统中医学常用其本义本字"岩"作为病名,指质地坚硬、表面凹凸不平、形如岩石的肿物,例如乳岩(乳癌)、肾岩(阴茎癌)、舌岩(舌癌)。

▌▶ 中医如何认识老年人易患肿瘤？

西医认为，老年人由于对外界致癌物质接触的时间延长，免疫监视功能下降，导致肿瘤的发生。中医则认为肿瘤的发病原因是"正气亏虚，邪毒内蕴"。肿瘤是在老年人内虚的基础上，多种致病因素相互作用，导致机体阴阳失调，脏腑经络气血功能障碍，引起病理产物聚结，日久则形成肿瘤。

▌▶ 中医药在抗癌治疗中发挥什么作用？

中医药用于肿瘤治疗或辅助治疗的疗效是肯定的，是肿瘤综合治疗中不可或缺的一部分。许多中药本身具有抗肿瘤作用，比如现在应用的植物类抗肿瘤药和一些生物反应修饰剂均是某些中药的有效成分，这些成分对肿瘤细胞有着直接或间接的杀伤作用。此外，许多固本培元作用的中药能够调节和调动机体防御体系，间接地杀灭肿瘤细胞。

▌▶ 对恶性肿瘤"中医可以治本"怎么理解？

中医治病有一个重要原则，那就是整体观念。中医治疗患者是从全身出发加以考虑的，而不是仅局限在肿瘤病灶本身。肿瘤是一种全身性疾病，其发生、发展与机体的抗瘤能力相互制约、互为消长。在肿瘤的治疗中，不但要注意肿瘤灶的消除，更要重视整个机体的抗瘤能力，即所谓的"治本"。

▌▶ 治疗老年肿瘤选择西医还是中医？

西医治疗与中医治疗两者并不矛盾，在治疗中常相辅相成。采用何种治疗主要根据病理类型、患者的耐受程度及治疗时机而定。如恶性程度高，患者的心、肝、肾功能好，可以先选择手术和放化疗，中医药只起扶正配合作用；如肿瘤晚期，患者心、肝、肾衰竭，可以中医药治疗为主。

133

▐▶ 中医药在老年肿瘤综合治疗中有何优势？

到目前为止，大部分中晚期肿瘤是不可治愈性疾病，很难用一种方法收到治疗奇效。这类患者治疗时提倡包括手术、放化疗、生物免疫治疗、中医药治疗等手段在内的多种疗法综合应用。其中，中医药在抑制肿瘤生长、稳定肿瘤病灶、预防肿瘤转移、舒缓放化疗毒性、减少肿瘤相关并发症、改善临床症状、提高生存质量、延长生存时间等方面具有一定优势。

▐▶ 中医药治疗老年肿瘤有哪些方法？

中医药治疗恶性肿瘤的方法多种多样，主要分为药物疗法与非药物疗法两大类。

药物疗法主要包括口服中药制剂（汤药、丸药、膏方）、静脉制剂、中药外敷、中药外洗等。其中，治法又可分为扶正固本法、理气活血法、清热解毒法、软坚散结法、化痰除湿法、以毒攻毒法、养阴清热法、健脾益肾法等。

非药物疗法包括心理干预、音乐疗法、气功疗法、针灸、推拿等。老年肿瘤更多采用非药物疗法。

▐▶ 在疾病的不同阶段如何使用中医药？

中医药治疗可以贯穿于肿瘤的各个阶段，中医药在每个阶段发挥的效果是不同的。例如，放化疗期间辅助中医药治疗是为了增效或减毒；放化疗后使用中医药是为了调整患者的整体功能（扶正）。对于手术后采取姑息治疗的肿瘤患者均可以使用，尤其是身体虚弱、状况较差的老年肿瘤患者。

▐▶ 中医临诊之时,老年肿瘤患者如何与医生深入交流?

中医治疗注重以人为本、整体调控,因此,医患之间的充分交流尤为重要。以下两点有助于患者与医生更好地沟通病情:

第一,除把原发肿瘤系统疾患的临床症状告知医生外,其他系统疾患相关症状也应向医生详细告知,有助于临诊医生进行综合辨证论治。

第二,应把西医治疗史及即将进行的西医治疗向临诊医生详细告知,有助于对尚未出现的临床症状进行防治;或于处方中加入相关药物配合后续治疗。如即将进行胸部放疗,则可在方中加入乌梅、麦门冬、百合等育阴之品,预防口咽干燥等症状的发生;如将进行化疗,则可于方中加入旋复花、鸡内金等调理脾胃气机之品,预防恶心呕吐等消化道症状发生,并可有效增强食欲。

▐▶ 老年肿瘤化疗期间配合中医治疗有何意义?

中医认为化疗药物为大毒之品,不仅杀灭肿瘤,而且伤人正气。在化疗过程中服用中药可以固护人体正气,若同时辅以具有抗肿瘤作用的中药,能协同起到增效减毒的作用。

对于老年肿瘤患者来说,化疗药物不但可降低正常免疫功能,更可怕的是导致免疫功能紊乱,也就是说,正常的免疫大军不仅不好好对抗外敌,还可能出现内讧。在化疗期间服用中药有助于免疫系统功能的稳定与恢复,能够帮助老年肿瘤患者更好地度过这一关键时期。

▐▶ 中医药如何缓解老年肿瘤患者化疗期间出现的恶心、呕吐等消化道症状?

很多老年肿瘤患者之所以害怕化疗,一个主要原因就是恶心、呕吐等消化道反应,严重者甚至食入即吐、滴水不进,不仅严重影响患者的生活质量,还影响化疗的进度和疗效。

中医药认为化疗药物为大毒之品，首伤人体之脾胃。中医药在调理脾胃、减轻化疗消化道反应方面具有良好的疗效，代表方有半夏泻心汤、香砂六君子汤、参赭培气汤等。

若患者出现严重的厌食，难以口服中药汤剂治疗，中医外治法可以起到意想不到的作用。比如中药外敷、针灸、推拿点穴、耳针等疗法均能有效减轻恶心、呕吐的症状，尤其是针刺配合化疗防治消化道反应，临床疗效早已得到公认及推广，能够让更多的老年肿瘤患者获益。

▶▶ 老年肿瘤患者在化疗期间出现了骨髓抑制，中医药有什么办法吗？

骨髓是人体的造血器官，是细胞分裂增殖速度较快的部分之一，因此，在化疗过程中，化疗药物容易影响骨髓细胞的正常代谢，导致外周血细胞的减少。外周血细胞减少的类型不同，对人体的影响亦不尽相同。中医常用健脾益肾为基本法，补益先后天之本，一方面可以保护正常骨髓，使血象不至于降得过低；另一方面可以使受损伤的骨髓、血象尽快恢复，以免影响下一疗程化疗的进行。

▶▶ 老年肿瘤患者化疗后贫血、白细胞低时，如何用中医药治疗？

老年肿瘤患者化疗后如出现白细胞减少，会导致感染概率的增加，可出现肺部感染症状如咳嗽、咳痰；泌尿系统症状如尿频、尿痛；消化道感染症状如腹泻等。中医认为是正气亏虚，邪毒内侵而致，治疗上常以益气扶正，祛邪解毒为治疗大法。

红细胞减少常见乏力、嗜睡、心悸气短、厌食等，老年肿瘤患者常影响心肺功能，中医认为是气血亏虚，治疗常以益气养血为法，除了汤剂之外，可常服大枣、桂圆肉、百合、枸杞子等药食同源之品。

▌▶ 中药可以解决老年肿瘤患者化疗后脱发吗？

脱发在化疗过程中很常见。中医经典理论认为"发为血之余""肝为藏血之脏""肾其华在发"，因此，发之枯荣与气血肝肾关系密切。在临床中，广大医家多以补益肝肾之法治疗化疗相关性脱发，疗效颇佳。对于化疗后脱发患者，可以在饮食配方中酌加山药、枸杞、芝麻、核桃、桂圆等补益肝肾之品。

▌▶ 老年肿瘤患者化疗后出现外周神经毒性反应，中医药有何治疗方法？

外周神经毒性反应表现为手足麻木甚或疼痛，中医药对于预防并缓解外周神经毒性反应具有良好的临床疗效。中医认为，手脚麻木、疼痛、怕冷，大都由于气、血、阴、阳不通，"不通则痛、不荣则痛"。中药中很多药物，如当归、桂枝、鸡血藤、丝瓜络等，有活血化瘀、通阳复脉的作用，而且剂型多样，不仅可以内服，还有外敷、泡洗等。

应用中药外洗熏蒸，方药以温通、利湿、活血、通络为主，常用药物如桑桂枝、透骨草、鸡血藤、紫草、红花、路路通等；更可应用部分有毒类药物，如细辛、附子；虫类药物在搜风通络方面疗效更佳，因此可在方中加入蜈蚣、全蝎等。在泡洗熏蒸过程中，首先应注意控制水温，提前预试水温至可接受范围，再予以患者进行泡洗。

▌▶ 老年肿瘤放疗与中医药结合有何临床意义？

中医认为人体接受放射线照射时，机体耗伤气阴，脾胃受损，影响气血生化之源。老年肿瘤患者本属正气不足、痰瘀内结，若放疗使热邪伤阴，则热毒之邪与痰瘀互结为患。热毒损伤是放疗的基本病机，故清热解毒是贯穿始终的基本治则，治疗时根据不同阶段辅以滋养气阴、活血化瘀、清热解毒等治法。放疗期间及放疗后配合中医治疗能改善放疗相关不良反应,减轻放疗后损伤,减轻患者的痛苦。

■▶ **老年肿瘤患者在放疗期间出现放射性肺炎时如何用中药治疗?**

当胸部进行放疗时,如肺癌、食管癌、乳腺癌、纵隔肿瘤的放疗可引起肺纤维化,继发感染,患者可出现咳嗽、咳痰、痰中带血、胸痛、气短等。治疗常用养阴清肺汤和清燥救肺汤加减治疗,可以保护正常肺脏,还可以减轻放疗引起的症状。

■▶ **老年肿瘤患者放疗后出现口干舌燥,除口服滋阴生津中药汤剂外,饮食方面还应注意什么?**

放疗后患者出现口干舌燥,系损伤口腔黏膜腺体所致。在饮食上应以滋阴生津之品为宜,如牛奶、绿豆、藕汁、雪梨、冬瓜、桑葚、葡萄、甘蔗、银耳等。放射线在中医范畴中属热毒,热毒伤人必伤人之阴血,阴血耗伤,不能濡润机体,则易见口咽干燥、双目干涩、失眠多梦、排便干结等。中医药联合放疗减轻放疗相关不良反应主要以益气养阴为法,方药以生脉饮、乌梅丸为代表,亦可常备乌梅一味于身边,随时取之含服,简单方便,亦具有良效。

■▶ **老年肿瘤患者在放化疗期间出现发热时如何用中药治疗?**

化疗期间发热常表现为内伤发热,多为肝肾阴虚或肺肾阴虚,表现为潮热盗汗、五心烦热、口干喜饮、便秘、舌红苔少、脉细数,治宜滋阴清热,方如六味地黄丸、百合固金汤等;属于瘀血内结者宜服血府逐瘀汤等活血化瘀;湿热内蕴者宜服三仁汤清热化湿;属气虚者宜服补中益气汤甘温除热。

▌▶ 老年肿瘤患者在放化疗期间出现表皮组织坏死时如何用中药治疗？

放疗或注射不慎漏于皮下可导致局部组织坏死，以中药外治为主，宜局部外敷如意金黄散，内服解毒化瘀汤（连翘、银花、丹皮、赤芍、丹参、乳香、没药、生黄芪、地龙）。

▌▶ 老年肿瘤患者在接受靶向药物治疗期间联合使用中医药有何意义？

某些靶向治疗药物，如治疗肺癌常用的吉非替尼、厄洛替尼等，可能引起皮疹，大量研究显示，靶向治疗过程中服用中药，可以在一定程度上降低皮疹的发生率及严重程度，同时改善患者的体质状态。如患者一般状况良好，不愿耐受中药汤剂"苦涩"之味，亦可单独进行靶向治疗。

▌▶ 老年肿瘤患者出现抑郁、焦虑等不良情绪，中医药有什么方法调理？

恶性肿瘤往往会对患者的心理产生负面影响，引起抑郁、焦虑等不良情绪，进而又对患者的治疗与康复不利，在老年肿瘤患者中表现更甚；同时，不良情绪还会在一定程度上加重疼痛、疲劳等躯体症状。中医药有丰富的治疗经验，选用疏肝、清热、养心、安神的中药可以有效调节患者的精神状态，缓解患者的忧愁、焦虑、抑郁等情绪。其中较常见的类型是肝气郁结、肝血不足，以及由此导致的心神失养，可选用柴胡疏肝散、逍遥散、天王补心丹、甘麦大枣汤等方剂以疏肝解郁、养心安神，使患者睡眠和精神状态逐步恢复正常。中医古代医家就提倡"善医者，必先医其心，而后医其身"，这句话正是调节肿瘤患者情志症状的精辟概括。

▶▶ 中医是如何认识癌性疼痛的？如何治疗？

疼痛是患有恶性肿瘤的患者，尤其是晚期癌症患者最常见的症状。中医认为癌痛产生的机制是由气滞、血瘀、痰浊、寒邪、毒热等壅滞于脏腑、经络、气血，使气机的升降出现紊乱，导致血行不畅，瘀阻经脉，结块作痛。这种邪实而致的疼痛，称为"不通则痛"；另外，肿瘤日久，损伤正气，气血虚弱，无以濡养脏腑、经络，也可出现疼痛，称为"不荣则痛"。临床中疼痛多虚实加杂。中药常用理气活血、散结解毒、益气养血等方法治疗疼痛。

▶▶ 老年肿瘤患者服用止痛药后出现排便困难，中医有何妙法？

癌性疼痛目前已成为癌症患者的第五大生命体征，止痛药物的应用在临床中尤为重要。便秘是阿片类止痛药物最常见的临床不良反应，西医治疗疗效欠佳。中医认为止痛药物所致便秘多为虚秘，即因虚证而致便秘，包括气虚、血虚、阴虚、阳虚等。在治疗药物选择上，以麻子仁丸等缓下之方、济川煎等补益通便之剂、增液汤等润下之剂为主常可获得佳效。对于不便服用中药汤剂的患者，中成药苁蓉润肠口服液、麻子仁丸等制剂亦是可选之品。

▶▶ 中药外治法如何治疗癌性疼痛？

使用止痛药效果不佳时，可考虑加用中医药的方法：

（1）敷贴法。临床使用最多的方法，药物组方多以活血化瘀、温经散寒、行气止痛类中药为主，酌加抗癌药，并辅以芳香开窍、辛温走窜的引经药制成。敷贴方法可分为痛处外敷和穴位外敷。

（2）涂擦法。取药液涂抹患处治疗癌痛的方法。本法制剂简单，使用方便，且止痛作用迅速，一日内可反复用药多次，止痛效果良好，患者乐于接受。

（3）灌肠法。适于胃肠消化系肿瘤疼痛的治疗,组方灵活,用药可根据症状加减,止痛效果较好,还可不同程度地缩小肿块,促进胃肠功能恢复。

（4）穴位离子导入法。此法结合现代电子技术,通过外部施加的电磁作用,增大药物的透皮量,因而药物作用发挥更充分,止痛效果更佳。

老年肿瘤患者出现恶性胸腔积液、腹腔积液,中医药有何妙法？

老年肿瘤出现恶性胸腔积液、腹腔积液是恶性肿瘤的常见并发症,亦多见于其他恶性肿瘤胸、腹、盆腔转移,严重低蛋白血症等。中医药治疗恶性胸腔积液、腹腔积液经验丰富,所用方法亦有多种。首先,可行口服制剂,根据辨证分析以行气利水、健脾利湿、宣肺利水、温肾利水等,治疗当注意顾护正气,衰其大半而止。胸腔积液者,宜泻肺利水,方如葶苈大枣泻肺汤加减;腹腔积液者,若能耐受,宜泻下逐水。其次,根据阴液之性,可应用利水中药外敷,如附子、肉桂、干姜等药物研粉敷于肚脐以温化水饮,治疗腹腔积液。第三,可应用中药汤剂灌肠,经肠道吸收,药物可用逐水之方,如大腹皮、冬瓜皮、瓜蒌等。

老年患者的恶性肿瘤进入晚期,可以单纯依靠中医治疗吗？

相对早期肿瘤而言,晚期恶性肿瘤不具备根治机会,治疗以提高生活质量、延长生存期为目的。对于晚期恶性肿瘤患者,在西医治疗的基础上配合中药治疗,可取得事半功倍的效果。如若仅仅口服中药汤剂,则主动放弃西医综合治疗的机会。对于身体功能状态较差或年龄较大、进行西医综合治疗评估获益风险比较低的患者,则建议进行单纯中医药治疗,可以有效改善临床症状,争取达到带瘤生存的目的,以在保障生活质量的情况下,尽可能地延长生存期。

▶ 老年肿瘤患者不进行放化疗,只吃中药可以吗?

这类患者对中医药治疗寄予过高的期望。许多临床经验已证明,单一的治疗手段都不太理想,中西医多学科的综合治疗更有效。在运用中医药扶正抗癌时,必须重视现代医学手段的治疗作用。对于年龄较大、一般情况较差、细胞分化较好、肿瘤进展缓慢、无法手术的晚期患者,可予以单纯中医药治疗。具体情况各有不同,患者应当向医生咨询。

▶ 中药汤剂需要长期服用吗?

一般来说,术后或化疗后 1~2 年期间,应服用中药改善整体功能,防止复发和转移。服药期间,应定期复查,及时掌握病情发展。如果病情稳定,也可以每年定期服用一段时间,或改服用中成药。具体情况还应咨询医生。

▶ 老年肿瘤的中药处方如何配伍?

治疗肿瘤的中药处方常由辨证用药、抗癌用药、对症用药 3 个部分组成。辨证用药就是按中医理论,辨别患者的表里寒热虚实,根据不同的证型相应用药;抗癌用药是选用具有抗癌作用的中药;对症用药是为了消除患者的咳嗽、恶心、呕吐、水肿、疼痛、食欲缺乏等不适症状而选用的中药。老年患者应以清淡平和的中药为主,如清热解毒药应注意忌苦寒败胃,避免长期大剂量应用;利水渗湿药忌耗液伤阴,宜佐以补阴药,如沙参、麦冬、生地等;活血化瘀药忌破血耗气,慎用水蛭、土元等;补阴养血药忌滋腻碍胃,宜佐理气开胃药,如木香、山楂、炒麦芽等。具有抗癌作用的中药中,有些属剧毒药,如生南星、壁虎、全蝎、斑蝥、鸦胆子、马钱子、川乌、草乌等,其性攻伐峻猛,老年患者往往不能承受,在抗癌处方中应减少此类药物的用量,一般以成人量的 1/3 ~ 1/2 为宜。

❙❙▶ 老年肿瘤患者需间隔多长时间调整中药处方？

中药处方是根据患者病史及望、闻、问、切四诊合参而辨证施治。对于老年恶性肿瘤患者，尤其是中晚期患者，临床症状变化莫测，应及时根据症状变化、舌脉变化、阴阳气血虚实盛衰之变调整处方。首先，在初次就诊过后，应在 1~2 周内进行复诊；在病情危重或临床症状变化较多时，可缩减至3~5 天一诊；对于已经多程中医药治疗、身体阴阳

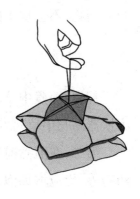

平衡、气血调和、临症无明显不适的患者，复诊时间可推至 4 周。

❙❙▶ 为什么要用"以毒攻毒法"治疗癌症？

肿瘤乃痼恶之疾，毒邪深居，非攻不克。在中医治疗恶性肿瘤的各种治则中，"以毒攻毒"法一直受到历代医家的重视。现代研究表明，以毒攻毒药物大多对癌细胞有直接的细胞毒作用。常用药物包括：动物类，如蟾蜍、斑蝥、守宫、全蝎、蜈蚣、土鳖虫、水蛭等；植物类，如生半夏、生南星、鸦胆子等。上述药物老年肿瘤患者须慎用。

❙❙▶ 抗癌处方药味数越多越好吗？

中医治癌处方依据患者病情的差异各有不同，用药少者仅有数味，多则 20 余味；药物用量也有轻重（大小）的不同。凡是病情轻浅、相对稳定，或所用药物作用较强，即便仅使用数味药，也是完全合理的。若病情复杂，则需要使用较多的药物，以便兼顾复杂的病情。处方用药贵在切中病情，用药得当，而不在用药味数的多少。

❙❙▶ 中药汤剂中的毒性药物是否会加重老年肿瘤患者的病情？

大多数治疗肿瘤的中药会使用活血化瘀的虫类药物，如蜈蚣、全

蝎、守宫等,这些药物具有攻坚破积、消除肿块的作用,有小毒。这些药物用量较少,毒性在可控范围内,医生会根据患者的自身情况来选择适合的药物,不会加重患者的病情。

▮▶ 如何煎煮中草药?

首先,煎煮中草药的器具建议以砂锅、瓷器为主,避免应用铁器,因为铁器易与中草药发生化学反应,严重影响有效成分。

第二,在煎煮前应用清水将药物泡 30 分钟,对于贝壳类药物、石类药物等,更应增加泡制时间,甚至可至 60 分钟,以促进药物有效成分更好地析出。

第三,煎煮水建议应用清水,水量建议一次加足,除特殊说明外,均至少应没过药物顶面,避免煎煮过程中多次加水或煎煮至煳。

第四,煎煮火候的控制更加有讲究。首先应以武火(大火)煎煮至水开,而后调整至文火慢慢煎制。

第五,一些特殊说明的药物要牢记。如三七粉、珍珠粉应在药物煎煮成形后冲服;阿胶应以器具烊化后兑入汤剂;砂仁中的有效成分主要为其挥发油,因此煎煮应打碎、后下;附子、生半夏等有毒药物应先煎至少 30 分钟以去其毒性等。

▮▶ 中药煎剂是否越浓越好?

煎煮中药是将中药中的有效成分不断释放、溶解的过程。如果在中药成分已经均衡地溶解释放到药液中后继续煎煮,不仅不会使药物内的有效成分继续析出、溶解,反而会使其因不断蒸发而减少,甚至在长时间的高温中遭到破坏,导致药效降低。一般而言,中药的煎出量应保持在 400～500mL。

▐▶ 老年肿瘤患者怎样服用中药汤剂最好？

中药汤剂口服须遵循一些注意事项。在服用温度方面，大多建议患者温服，对于外感系疾患，意在微似汗出而表解者，则建议热服。在服用时间方面：对于大部分老年肿瘤患者来说，中药汤剂宜饭后服用，因为饭后服用中药可以有效减少对胃肠道黏膜的刺激，减少对中药"苦涩"味道的抗拒。

▐▶ 中药自煎、代煎、颗粒剂有何不同？

中药汤剂自行煎煮最为传统，优点是便于根据药物的性、味、归经，火候（文火、武火）煎药时间、先煎、后下等的不同，而采取不同的措施。缺点在于耗时耗力。

代煎是指医疗机构通过高温高压器皿煎制中草药，其优势在于简便易行、价格适中，缺点在于失去中药煎煮过程中对于药性及药物应用的灵活掌控，药汤较稀，有效成分有限。

中药配方颗粒是通过现代技术将单味中药有效成分进行单独萃取、加工而成。其优势在于简单、方便，与代煎剂相比较，有效成分更充足，有可随身携带等优点。因其需经过一系列制作过程，因此药物费用比草药制剂略高。

▐▶ 什么是中药免煎颗粒？有什么特点？

中药免煎配方颗粒是一种运用现代制药工艺，将单味中药饮片经过加工制成可随机组方、即冲即饮的颗粒剂型。其有许多优点：

（1）中药免煎颗粒原药材的产地、质量、运输、贮存都有一套严格的管理规定，可统一质量标准，确保疗效。

（2）与饮片相比，中药免煎颗粒有效成分的溶出率更高。

（3）无须煎煮，携带方便，便于服用。

(4)出厂前均经过严格的卫生学检验,较传统中药饮片更加清洁卫生。

(5)颗粒剂与中药汤剂一样,可灵活组方,能满足临床治疗各种病症的需要。

中药配方颗粒与传统饮片相比,在价格上要高30%左右。

▣▶ 老年肿瘤患者在服用中药汤剂期间,是否可以配合使用一些中成药?

中药汤剂是为患者量身定做的,在服用中药汤剂治疗肿瘤时,一般无须配合使用中成药,服用后反而会加重身体负担。病情稳定时可以在医生的指导下换用中成药。

▣▶ 中成药制剂治疗老年肿瘤有哪些作用?

中成药制剂的主要应用目的可分为两类:一为改善临床症状,一为抗肿瘤。

对于改善临床症状而言,中成药制剂常可发挥中药作用。如羚羊清肺丸、通宣理肺丸治疗肺部感染疾患,四磨汤治疗胃肠功能失调,芪蓉润肠口服液、麻仁润肠丸治疗化疗相关性便秘等。

在抗肿瘤方面,中成药的重要性更加显著。首先是中成药中可应用具有一定毒性的抗肿瘤药物,如复方斑蝥胶囊中所含的斑蝥,具有良好的抗肿瘤作用,可配合中药汤剂一并服用;其次是药物外用,如梅花点舌丹、西黄丸、牛黄醒消丸等传统中成药制剂,将其研粉贴于靶病灶处,具有非常好的临床疗效,其局部消散肿块之效远胜于汤剂口服。

因此,中成药制剂的临床应用给中医药综合治疗提供了更多更好的选择,使广大患者临床获益。

▣▶ 临床上常用的抗癌中成药有哪些？

临床上常用的抗癌中成药基本上可以分为 3 类：

（1）清热解毒类。这一部分药物多属寒凉药，如西（犀）黄丸、抗癌平丸、复方苦参注射液。

（2）活血化瘀类。如华蟾素注射液（片）、艾迪注射液。

（3）扶正培本类。这一部分药物多为补虚药，如参麦注射液、参芪扶正注射液、百令胶囊、参一胶囊。

▣▶ 怎样看待治癌的单方、偏方和验方？

有些单方、验方或家传秘方对癌症确实有一定疗效，但是单方、偏方有很多不确定因素，治疗效果也多未经过严密验证，所以不能直接照搬别人的药方往自己身上套。中医讲求辨证论治，在老年肿瘤发展的不同阶段，要根据患者的实际情况用药。此外，单方、偏方在用药或剂量上，都有一定毒性，更不可盲目服用。比较稳妥的方法是，使用前征求中医肿瘤医生的意见。

▣▶ 老年肿瘤患者不能耐受口服汤剂，还可以进行其他中医治疗吗？

中医治疗肿瘤的方法并不是单一的汤药而已。针灸疗法、推拿按摩疗法、中医外治法拔罐、中药外洗、外敷、穴位注射、胸腔腹腔灌注、中药食疗等对于不能耐受口服中药汤剂的患者亦是一种选择。这些方式都能起到减轻患者症状、增强患者体质的目的。如化疗后相关手足麻木（外周神经毒性反应）用中药外治法、针灸治疗疗效较汤药更好。局部包块破溃不愈、皮下硬结久治不减等病症以牛黄醒消丸、西黄丸、梅花点舌丹等破血逐瘀方药为主，打粉外敷于局部，不仅药力强劲，还可使药物直达病所，临床常可获得奇效。

▮▶ 肿瘤中药敷贴疗法的作用机制是什么？

外敷药物于体表，药物可透过皮毛、腠理、穴位、经络内达脏腑，起疏通经络、调和气血、祛除病邪之功效。常用于治疗癌症患者伴见疼痛及胸腔积液、腹腔积液等。

▮▶ 老年肿瘤患者的中医药饮食疗法如何？

中医药饮食疗法对于体质虚弱的老年肿瘤患者来说具有独特的优势。中药讲究药食同源，很多中药如山药、牛蒡等本身就是人们生活中的美食，更能为老年患者所接受。老年人自身体质及脾胃虚弱，对药物的承受能力差，根据患者的具体情况，选取合适的食材，将日常饮食调养与正规治疗进行有机结合，显示了中医药在肿瘤治疗中的特色与优势。

▮▶ 灵芝抗肿瘤的机制是什么？

灵芝多糖是灵芝发挥抗肿瘤作用的主要化学基础。灵芝多糖能升高白细胞，诱导或增进巨噬细胞的吞噬作用，增强 T 细胞及自然杀伤细胞的活性，提高淋巴细胞的转化率，增进免疫球蛋白的形成，使机体免疫调控能力增强，提高机体自身的抗病能力。同时，灵芝还可增加身体对放化疗的耐受性，从而达到抗肿瘤的效果。多糖又是细胞壁的组成成分，可强化正常细胞抵御致癌物的侵袭。另有研究显示，多糖还可抑制过敏反应介质的释放，从而阻断非特异性反应的发生，因而可抑制术后癌细胞的转移。

▮▶ 癌症患者服用中药期间饮食上有哪些忌口？

一般在服药期间，对于生冷、油腻、辛辣、腥臭等不易消化者，应避免食用。如接受放化疗的患者，常出现口鼻干燥、咽干食少、舌红少苔、脉细数等阴虚火旺症状，此时应忌辛辣、香燥或油炸食物；虚寒体质的患者宜吃温补的食物,忌食寒凉。

老年人确诊肿瘤后可进行推拿、按摩治疗吗?

推拿按摩疗法是中医临床主要疗法之一,对于筋骨损伤的疾患应用广泛,在内科系统疾患方面亦具有一定的作用。对于恶性肿瘤患者,推拿按摩治疗过程中,只要避开肿瘤病灶,则可顺利进行。尤其是对于服用止痛药物而致便秘的患者,通过推拿摩腹手法促进胃肠道蠕动,可有效改善排便情况;对于放化疗所致的消化道反应,腹部推拿按摩疗法同样具有很好的临床疗效。

老年肿瘤患者日常是否可以进行锻炼?

老年肿瘤患者可以根据自身状况,在天气合适的情况下进行一些柔和的室外活动,比如中国传统的太极拳、五禽戏、八段锦、六字诀等,这样有利于患者的恢复,使其保持良好的心态,延长其生存期。

中药在防止肿瘤复发方面能发挥作用吗?

中医药认为恶性肿瘤复发具有一定的条件,即"邪之所凑,其气必虚",是指人体正常免疫监控等功能失调或减低,则恶性肿瘤细胞得以复发。因此,在根治术后一段时间内规律服用中药治疗,调节身体功能状态,增强免疫功能,对于预防肿瘤复发具有一定的疗效。更可于方药中根据辨证加入白花蛇舌草、山慈姑、龙葵等具有抗肿瘤作用的中草药,进一步杀灭残存的肿瘤细胞。

什么是肿瘤的微创治疗?

肿瘤微创治疗包括主要由外科医生实施的胸、腹腔镜下手术,以及主要由内科、放射、超声等科室医生实施的各种介入治疗、射频治疗、微波治疗、超声聚焦治疗、光动力治疗、氩氦刀治疗、放射粒子植入等。虽然肿瘤微创治疗的种类繁多,原理也各不相同,但目的都是在患者创伤不大的情况下将肿瘤原位灭活。

▶ 肿瘤的微创治疗有什么优势？

微创治疗是局部治疗,在控制和消除局部病灶方面,是肿瘤综合治疗中不可缺少的重要内容,与化疗和生物治疗等手段相比,优势明显。

(1)创伤小,只需在体表开很小的切口或无须切口,恢复快。

(2)局部疗效确切。

(3)对早期肿瘤可起到根治作用,晚期可达到减轻瘤负荷等姑息治疗目的。

(4)定位准确,选择性好,能最大限度地保护正常的组织器官功能。

(5)适合老年体弱和儿童肿瘤患者。

当然,肿瘤微创治疗也不是万能的。患者在治疗时不应片面追求微创,应配合医生严格掌握适应证,合理选择治疗手段,并结合其他有效方法,才能充分体现微创治疗的优势。

▶ 什么是肿瘤的介入治疗？适合老年肿瘤患者吗？

肿瘤的介入治疗是在超声和CT等影像手段的引导下,运用微创技术和器械,对身体深部病变准确定位的诊断和治疗。其特点是创伤小、定位准、安全有效、并发症少等,与外科手术、放化疗、靶向治疗、中医中药治疗等手段综合运用,可有效延长合适病例中晚期恶性肿瘤患者的生存期,提高其生活质量。尤其是对于不能手术治疗的老年肿瘤患者,更显示出其在肿瘤治疗中的地位。

▶ 内镜有哪些种类？什么是内镜治疗？

医用内镜过去称为"内窥镜",是用于观察体内腔道生理、病理变化的光学仪器,一般与电子智能技术整合,组成了一套完整的光、电诊疗系统。

理论上讲，凡是体内的腔道，如消化道、呼吸道、胸腹腔、盆腔、泌尿腔、生殖腔、脑室、关节腔、乳腺管、心血管等，都有相应的内镜。肿瘤，特别是消化道、呼吸道、泌尿腔、生殖腔、胸腹腔、盆腔的肿瘤，无论是诊断还是治疗都不能离开内镜，比如胃镜下能够切除息肉、止血，放置食管支架，胃造瘘等。由于内镜技术简单、方便、安全、痛苦小、诊断准确、治疗效果好，尤其适用于老年肿瘤患者。

▮▶ 什么是内镜消融术？是否适合老年人？

消融术是将物理手段与化学方法结合起来，对微小肿瘤损毁但不破坏邻近组织的一种微创治疗手段。目前常用的消融技术有：

（1）冷冻消融术。通过液氮冷冻肿瘤细胞。

（2）射频或微波消融术。通过电极，产生高温损毁肿瘤。

（3）光动力治疗。静脉注射光敏剂后，光敏剂可选择性地在肿瘤组织中分布，通过激光激活光敏剂杀伤肿瘤细胞。

消融治疗后可能会有局部水肿和轻度疼痛；还可能导致出血、穿孔和管腔狭窄，须及早发现、及时处理。消融术对机体影响小，患者可很好地耐受，很适合老年患者。

▮▶ 什么是肿瘤的射频消融治疗？老年人能进行这种治疗吗？

癌细胞在超过 50℃ 的温度下即会死亡。射频消融治疗是在超声或 CT 设备的引导下，将电极经皮穿刺入肿瘤，通过射频发生仪发出的射频将热能导入肿瘤，造成癌细胞凝固性坏死。这一治疗不会造成正常组织损伤，只会使电极远端附近的组织坏死，是一种比较

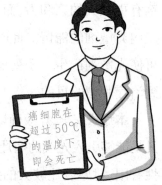

癌细胞在超过 50℃ 的温度下即会死亡

安全的局部治疗法,很适合老年人。

▣▶ 什么是肿瘤的微波消融治疗?

微波治疗与射频消融作用机制相同,只是其热能是由微波产生的,两者的疗效也相近。局部皮肤烫伤是主要的并发症,治疗时电极周围皮肤上敷以冷生理盐水,可有效防止烫伤发生。

▣▶ 什么是"海扶刀"治疗?

海扶刀是"高强度聚焦超声治疗"的俗称,为我国首创,并逐渐向国外推广。它主要利用超声波的可聚焦性和软组织穿透性等物理特点,将体外低能量超声聚集在体内特定的靶组织(如癌病灶)。超声聚集的焦点处形成的高能量超声波能产生超过65℃以上的瞬态高温,足以杀死肿瘤细胞,使局部肿瘤出现凝固性坏死。海扶刀的缺点是:由于肋骨和气体对声波干扰较大,有的患者治疗前须行肋骨切除;呼吸运动会影响聚焦效果,降低疗效;癌灶较大时有可能残留病变,这些都有待进一步改进。

▣▶ 什么是肿瘤的光动力治疗? 有何优缺点?

光动力学治疗又称光敏治疗、光化学治疗或光辐射治疗。治疗前先把某种光敏剂注入机体,使之进入肿瘤组织。瘤细胞较健康细胞对光敏剂有更强大的亲和力,而且排泄光敏剂的能力也比较差,因此造成瘤细胞内光敏剂的滞留。此时,以特定波长的光(通常采用激光)辐照病灶,可使光敏剂产生一系列反应(光激活作用),破坏肿瘤组织细胞,从而达到治疗肿瘤的目的。

本疗法安全,疗效确切,对人体无伤害,尤其适合老年患者。理论上讲,凡是能够引入光线的病灶都能进行这种治疗。其缺点是由于光线的通透性有限,对厚度比较大的病灶效果有限。在注射光敏剂后一段时间内,患者应避强光直射。如果发生皮肤强光晒伤,可对症处理,均能自愈。

▐▶ 什么是肿瘤的热疗?

热疗是通过升高体温或局部加温,改变肿瘤细胞所处的环境,使其变性、坏死,从而达到"热死"肿瘤的治疗目的。

肿瘤组织内血管形态异常,粗细不均,杂乱扭曲,在受热后自我调节作用极差,使癌细胞的耐热性比正常细胞差。同样进行局部加热,若正常组织温度升高到40℃,瘤体内的温度可升高到48℃左右,这一温度足使肿瘤细胞受热致死,而正常组织却不受损害。一般来讲,肿瘤越大,血流量就越小,肿瘤的散热功能就越差,热疗效果也就越好。一般高于43℃、持续30分钟以上即可使瘤细胞死亡。在种种热疗法中,以微波加热疗法较为理想。

热疗还可以与放化疗、中药治疗等共同使用,协同降低部分癌细胞的抗放射性,提高其对放射线及化疗药物的敏感性,减少耐药性,起到协同增效作用。

▐▶ 什么是肿瘤的内分泌治疗?

肿瘤的内分泌治疗就是使用内分泌激素或抗激素类药物治疗肿瘤,具有疗效明确、不良反应较低、效价比较高的优点。

其原理为,由内分泌细胞产生的各种激素,随血液循环到全身,可对特定的组织或细胞,包括癌细胞发挥特有的效用。如正确选择适应证,此法比较适合老年人的肿瘤治疗。目前已知某些肿瘤如乳腺癌、前列腺癌、宫颈癌、卵巢癌、睾丸肿瘤、垂体肿瘤、甲状腺癌等的发生、发展与激素失调有关,治疗中可应用一些激素或抗激素类物质使肿瘤生长所依赖的条件发生变化,从而抑制肿瘤的生长。激素可选择性地作用于相应的肿瘤组织,对正常组织不会产生抑制作用,也不会引起骨髓抑制。

▐▶ "肿瘤多学科联合综合治疗"有什么含义？

鉴于肿瘤病因的多样性及临床表现的复杂性，在可以预见的将来，恐怕难以依靠简单治疗达到治愈肿瘤的目的。大多数恶性肿瘤都需要采取多学科综合治疗模式，相关的专科主要包括肿瘤外科、肿瘤内科、放射治疗科、病理科，影像科、核医学科、麻醉科、疼痛科、护理及营养专科等，几乎囊括了医院的大多数科室。

医生在治疗前要和患者就治疗方案进行充分的沟通、交流，在许多可供选择的方案中，挑选一个最适合患者情况、趋利避害的治疗方案。很多情况下，这是一个非常复杂、困难的选择，这就需要患者和医生的相互理解和积极配合。

第六章 ◀❚

老年人常见肿瘤
相关问题

▮▷ 什么是小细胞肺癌和非小细胞肺癌？肺癌还分"大小"？

绝大多数肺癌起源于各级支气管分支的表面黏膜上皮，因此，凡是来源于支气管上皮的细胞癌变而成的癌病灶统称为"支气管肺癌"，肺癌是其简称。

病理科医生根据肺癌细胞在显微镜下的形态将其分为两大类，即非小细胞肺癌和小细胞肺癌。非小细胞肺癌占所有肺癌病例的85%以上，又分为好几种类型，包括鳞状细胞癌、腺癌、大细胞癌及其他细胞类型。小细胞肺癌不仅"个头儿小"，在治疗上也与非小细胞肺癌有很大的不同，而各种非小细胞肺癌在治疗方法上则比较接近。因此，这个分类有助于治疗方案的确定和对疾病发展方向的判断。

▮▷ 肺癌和支气管腺癌有什么不同？

医疗文件上的两种写法都是正确的。肺癌的表述比较笼统，作为一般的诊断证明，往往是给社会行政部门（如单位负责人等）看的，他们只知道患者所患的是什么病就可以了，这样写是可以的。而病历作为一种专业医疗文件，就需要有更详细、更专业的表述，如疾病的部位、细胞类型、分期等，以便于后续治疗方案的确定、预后的判断和同行间的会诊交流，甚至全国、全世界流行病学的调查研究等，都需要诊断表达得越详尽越好。

▮▷ 肺癌确实与吸烟有关吗？戒烟后会得病吗？

吸烟与肺癌关系密切，有85%~90%的肺癌与主动吸烟或被动吸烟相关，是肺癌的重要致病因素；此外，吸烟还危害着人体的每一个器官，导致多种肿瘤和疾病的发生。这些危害证据确凿，在国际上早已达成共识。烟草燃烧时喷出的烟雾，大约有2/3弥散于空气中，导致空气受到污染。若吸烟者周围的人吸入这些烟雾，等于间接吸了烟草中的致病物质,同样对健康有害。和吸烟者生活在一起的人群,罹患肺癌的风险上升 20%~30%。吸烟者的肺癌发病率和死亡率比不吸烟者高 5~10 倍,其中,肺鳞癌和小细胞肺癌与吸烟的关系更为密切。尤其需要警惕吸烟与其他致癌因子如石棉、放射性物质等的协同作用。

社会上流传所谓"有吸烟习惯的人一旦戒烟会得病"的说法,是极其错误、有害的。人在戒烟不久后去世,只能说是一种巧合,没有支持两者之间有因果关系的科学报告。相反,调查显示,发生肺癌的危险性与开始吸烟的年龄、吸烟时间长短和吸烟量有密切关系。开始吸烟的年龄越早,危险性越大;吸烟时间越长、吸烟量越大,肺癌的发病率和死亡率越高。

▐▶ 已经患了肺癌,还有必要戒烟吗?

吸烟对人体的负面影响是多方面的,即使已经得了肺癌,从预防肺癌的角度确实为时已晚,但从预防其他癌症和心脑血管疾病、支持配合现有抗癌治疗、提高自身免疫力的角度,戒烟仍然是有益的。而且,如果患者现在就决心戒烟,身心均可以立即获益,而且非常有利于对肺癌的治疗。

▐▶ 许多人说"肺癌如果早期发现就可以治愈",真是这样吗?

是的,肺癌的早期发现非常重要。早期肺癌肿块较小,一般没有发生扩散转移,有希望彻底治愈。最为有效的治疗手段是根治性手术切除,切除后的 5 年生存率可达 60%~90%,也就是说,大部分早期肺癌是有可能治愈的。

早期肺癌根治术不仅要求在手术时将肉眼看到的病灶完全切除干净,更重要的是要把可疑的淋巴结也完全清除,而且支气管残端在显微镜下检查应该没有癌细胞残留。

▐▶ 长期吸烟的老人有必要做防癌体检吗？应该到医院看哪个科、做哪些检查？

长期吸烟的人确实属于肺癌的高危人群，这种对癌症的警觉意识非常可贵,应该支持老人去做防癌体检。为确保体检高质量,避免漏诊,可以带老人到肿瘤医院或三甲医院的肿瘤专科、呼吸科、肿瘤预防中心等挂号就医,向医生提出进行肺癌筛查。

目前,肺癌筛查的主要方式是低剂量螺旋 CT 拍片。这种检查使用常规辐射剂量的 10%~30%即可获得高质量影像,大大降低了受检者接触放射线的辐射剂量。对高危人群,如年龄为 55~74 岁的老年患者,尤其是长期大量吸烟者,以及在工作中接触致癌物质及放射线者,均视为肺癌的高危人群,应该定期进行筛查,尽可能早期发现肺癌。对普查发现的可疑肺癌患者,要结合胸部 CT 或磁共振成像以及痰液脱落细胞检查、支气管镜活检等快速确诊,以争取在早期采取最优化的治疗方案。

▐▶ 吸烟不多的患者自 65 岁开始干咳不愈多年,要排除肺癌,最好做些什么检查？

咳嗽是一种反射性防御动作,当呼吸道黏膜受到异物或分泌物刺激时,即引起咳嗽,将异物或分泌物排出。老年患者因既往有慢性支气管炎等基础疾病,常有慢性咳嗽。此患者虽然吸烟不多,但毕竟经受过烟草的刺激,这可能是咳嗽的一个诱因。如戒烟后经积极治疗,咳嗽仍未见好转,或原有慢性咳嗽不明原因加重,就应警惕肺癌的可能性,进一步查明原因。此时,可考虑做如下检查:

(1)耳鼻喉科检查。排除上呼吸道炎症(如慢性咽炎喉炎、扁桃体炎等)和肿瘤(鼻咽癌、喉癌等)引起的咳嗽。

(2)胸部 CT 检查。

(3)痰中查癌细胞或细菌。

▮▶ 老年人出现哪些常见症状可能提示肺癌？

肺癌的症状包括局部症状、全身性症状、肺癌的肺外表现及因肿瘤外侵或转移所引起的症状。这些症状都是非特异性的，也就是说，不能单纯靠某一个或某几个症状就确诊肺癌。还要强调一下，有的肺癌甚至是比较晚期的肺癌，发现时也没有显著的症状，这给肺癌的早期发现带来了困惑。没有症状时主动体检，或许能够及时发现肺部的一些改变。

局部症状包括刺激性干咳、胸痛、胸闷、气急。继发感染时可有咳痰、咯血或血痰；早期肺癌患者的胸痛部位不固定或呈持续性钝痛。全身性症状包括发热、体重减轻、疲倦乏力、贫血、食欲缺乏等。

▮▶ "男性乳房发育"患者顺藤摸瓜查出了肺癌，这是什么道理？

少数癌症患者存在"肿瘤异位内分泌作用"，即肿瘤细胞可分泌一些激素类物质产生特殊症状，常见的有杵状指（趾）或骨关节肥大、皮肌炎、重症肌无力等，统称"副癌综合征"。肺癌患者存在这种现象的不少见，男性乳房发育就是肺癌的副癌综合征的局部外在表现，可能与肺癌细胞存在雌激素分泌功能有关。

▮▶ 声音嘶哑患者到医院治疗后查出肺癌，这是什么道理？

肺癌是转移率很高的癌症，医生经常从一些似乎"与呼吸系统无关"的症状中，首先查出肺癌患者的转移病灶，而后发现并确诊肺癌。

这里提到的声音嘶哑是肺癌侵袭喉返神经所致，这也是肺癌转移后的常见症状。此外，有的患者还会出现貌似心脏病、实为肺癌细胞纵隔转移引发的心包积液；还有的患者出现转移灶压迫静脉造成头颈部"披肩发状水肿"，继之发现了肺癌的"上腔静脉压迫综合征"等；至于因为骨骼转移后出现的腰椎、髂部、上下肢局部疼痛和压痛等，就更为常见了。

▣▶ 支气管镜可以检出肺癌，但比较难受，老年患者可以耐受这种检查吗？

支气管镜检查是肺癌病理学活检诊断的重要方法。对可疑肺癌患者，特别是肿块位于支气管较高位置、普通检查阴性不能确诊者，只要身体一般状况许可，均须做支气管镜检查。支气管镜检查的适应证包括：

（1）胸部 X 线片或 CT 检查发现肺内肿块影，痰中未找到癌细胞，可活体检查取组织标本，以获得病理诊断依据、明确病理类型。

（2）如痰中找到癌细胞，但胸部 X 线片以及胸部 CT 检查均未发现病灶，电子支气管镜检查有可能发现位于气管或支气管壁上的局限性小病灶。

（3）痰中找到癌细胞，胸部 X 线片有肿块影，可在支气管镜下判断病灶在支气管腔内的部位、范围、程度，有助于肺癌的临床分期及估计手术范围和疗效。

（4）肺癌术后出现咳嗽、咯血，疑有手术后癌肿复发者。

电子纤维支气管镜的检查技术已相当普及，是一项非常安全的检查项目，已经广泛用于肺部疾病的诊断，一般情况下老年人都可以进行检查。

▣▶ 哪些情况需要做"经皮肺肿块穿刺活检"？老年人可能有什么危险和不良反应？

对于纤维支气管镜无法取到病理或不适合支气管镜检查的患者，往往需要选择经皮肺肿块穿刺活检，活检通常在 CT 引导定位下进行。术前须做相应的检查，如心肺功能、凝血功能等。患者要尽可能采取舒适且容易固定的体位。在穿刺针通过胸壁进入肺组织的瞬间，须按医生的要求屏气；在穿刺针到达肿块时，呼吸幅度尽可能小，不能咳嗽。

经皮肺肿块穿刺活检是安全的，老年人也可以接受。对于耐受性差、肺功能较差、心功能不全、肺大泡及病变疑为血管病变的老人，不宜做经皮肺肿块穿刺活检术。穿刺术后卧床休息30分钟。极个别的情况下，有发生并发症的可能，如出血、气胸、血胸等，须立即告知医护人员，以便及时检查和处理，一般可较快恢复。

▌▶ 肺癌患者除肺部检查外，还需要做哪些全身检查？

肺癌很容易发生远处转移，有的患者虽然肺内病灶较小，但可能已经出现广泛的多脏器转移，如多发性骨转移、脑转移、肝转移等。因此，临床上除了要明确肺部局部肿块的侵袭范围之外，还需要了解全身各脏器有无远处转移的发生，需做的检查包括：

（1）腹部B超、CT或MRI检查，包括肝、肾、肾上腺等腹腔脏器，以排除这些器官转移。

（2）头部CT或MRI检查，特别是那些有头痛、恶心、呕吐及性格发生改变的患者，以排除脑转移。

（3）有骨骼疼痛不适的患者，需要做骨X线片或骨ECT检查，以明确有无骨转移。

（4）怀疑有骨髓侵袭者，进行骨髓穿刺活检。

（5）PET-CT检查全面、简单，且对全身肿瘤病灶的发现有特殊意义，但价格较贵。

（6）颈部淋巴结超声。

这些检查不仅有助于选择合理的治疗措施，还有助于准确评价疗效。

▌▶ 医生有时候仅靠一口痰就做出肺癌的诊断，这样的诊断可靠吗？

肺癌的最终确诊依靠病理学诊断。最简单的病理就是痰的细胞学检查，有时确实能够仅靠一口痰做出肺癌的诊断。这种检查患者没有痛苦，省时、省力，非常经济。然而，并不是所有肺癌都能从痰中检查出癌细胞，有时候还需要反复留痰送检；另外，一口痰毕竟仅是对肿瘤性质的判断，如要对肿瘤分期和分子生物学特点做出准确的分析，还需要做很多后续工作。所以,患者应该配合医生继续做好确诊工作。

▶▶ **有些疑似肺癌患者几个月来按照医生的要求反复做了许多检查,但一直未能确诊,这是为什么?**

肺癌的诊断要综合考虑症状、体征、化验和影像学检查,最终靠病理学或细胞学检查来确诊。有的患者病灶较局限、不典型,获取病理组织又有一定的困难,导致迟迟不能确诊。此时,医生总是千方百计在患者的配合下获取确凿的证据以明确诊断,一般须进行一些有创检查才能获得标本,包括支气管镜活检、经皮穿刺、纵隔镜、胸腔镜、淋巴结穿刺或切除、手术探查等,或者在细胞学检查包括痰液、胸腔积液中找癌细胞等。经验告诉我们,总有少数患者肺癌的诊断迟迟不能确定,但只要坚持严格的医学监护,癌症总会"露出马脚"的,此患者可能就属于这种情况。

▶▶ **肺癌是如何扩散转移的?老年人的肺癌转移率比较低吗?**

肺癌的扩散和转移主要有以下3种途径:

(1)直接蔓延。肺癌细胞沿支气管壁向支气管腔内蔓延生长,可导致支气管腔部分或全部阻塞。癌肿可直接扩散侵入邻近的肺组织,并穿越肺叶间裂侵入相邻的其他肺叶。

(2)淋巴转移。癌细胞经支气管和肺血管周围的淋巴管,侵入邻近的肺段或肺叶支气管周围的淋巴结,甚至可到达肺门或气管隆嵴下淋巴结,侵入纵隔和气管旁淋巴结。一般发生同侧肺癌,也可发生在对侧,即所谓交叉转移。

(3)血行转移。这是肺癌的晚期表现,以小细胞肺癌和肺腺癌的血行转移更常见,由肺癌的癌细胞直接侵入肺静脉,再经左心随大循环血流转移到全身各器官和组织,常见于脑、肾上腺、骨、肝、肾、甲状腺及皮肤等。

目前没有确切的资料证明老年人肺癌发生转移的情况与较年轻的人有所不同,老年人比年轻人癌症转移率低的说法没有根据。

▌▶ 哪些肺癌患者适合手术治疗?哪些患者手术宜谨慎?

手术治疗的适应证是一个复杂问题,应该由外科医生掌握。原则上除广泛期小细胞肺癌外,只要是能获得根治性切除机会的肿瘤,符合如下条件时,应积极考虑在合适的时机接受手术治疗:①Ⅰ期小细胞肺癌;②无远处实质脏器转移的(如肝、脑、肾上腺、骨骼、胸腔外淋巴结等)非小细胞肺癌;③癌灶向胸腔内邻近脏器或组织(如主动脉、上腔静脉、食管)侵袭扩散者。

存在以下情况者,应慎做手术或需进一步检查:①年老体衰,心、肝、肾功能欠佳,有严重的糖尿病或近期心绞痛发作;②医生认为符合术前放化疗条件,宜先行化疗或放疗,再确定能否手术治疗;③X线片所见除原发灶外,纵隔亦有几处可疑转移,胸腔积液者或有喉返神经、膈神经麻痹者。

▌▶ 哪些老年肺癌患者适宜放疗?

对放疗和手术治疗的适应证相似,也是一个复杂问题,应该由外科医生掌握。作为患者,可以大体了解如下原则:

(1)早期肺癌,因全身情况不能耐受手术,可以行根治性放疗,或立体定向放疗,有望达到与手术相同的效果。

(2)纵隔淋巴结转移比较严重的肺癌,手术后辅助治疗须放化疗联合进行。

(3)肺部肿瘤分期比较晚、不适合手术,但又没有发现远处转移的患者,可以行放化疗联合治疗,待肿瘤缩小后可争取手术机会。

(4)各期肺癌术后切缘阳性(肿瘤没有完全切除干净),原则上均须放疗。

(5)以减轻痛苦、延长生命、提高生活质量为目的,对肺癌广泛转移转移(如骨转移、脑转移)患者行缓和治疗。

(6)小细胞肺癌患者,同步放化疗完成后,病情稳定,可以做脑部预防性放疗,减少脑转移,提高生活质量。

▐▶ 哪些老年肺癌患者适宜化疗?

目前,化疗仍然是大部分肺癌患者主要的治疗方式。老年肺癌患者经医生充分评估后,如符合下述条件即可以考虑化疗,并有望从中获益:①各期小细胞肺癌,手术或放疗前进行诱导性化疗(即新辅助化疗),有望使肿瘤缩小,以利于下一步治疗的施行;②外科手术或放疗之后,继续杀死残余的癌细胞(即辅助性化疗);③肿瘤堵塞呼吸道时的解救(即解救性化疗)等。应当强调的是,绝大多数化疗对肺癌的作用有限,不能达到根治的目的,不良反应也较明显,老年患者在治疗时要量力而行,及时向医生报告自己的感受,不可急于求成。

▐▶ 什么是肺癌的分子靶向治疗?老年人选择靶向药物应当注意什么?

分子靶向药物是针对肿瘤细胞特定的分子特征发生作用的药物,其针对性非常强,好像用武器在分子水平精确地射击靶子,所以被形象地称为分子靶向药物。

相对于化疗来讲,分子靶向药物疗效好、不良反应少,多为口服制剂,应用方便,是基因突变老年肺癌患者的首选。所以老年肺癌患者在治疗前须行基因检测,根据检测结果选择合适的分子靶向药物。如不进行基因检测就等于没有找到靶子,难以取得理想的疗效。

▐▶ 肺腺癌患者治愈 5 年后 CT 检查发现肺癌复发,这可能吗?

肺癌经过治疗消退后,不少患者发现在原来肺癌的所在部位重新长出了肿瘤,新长出的肿瘤与原来肺癌的细胞类型相同,这就是肺癌的局部复发。一般所称的复发即局部复发，而广义的复发还包括远处转移。这位患者可能属于肺癌的局部复发。

肺癌复发的原因是多方面的，目前所有的治疗方法都很难确保将癌细胞彻底杀灭，即便是早期肺癌，仍然有10%左右的病灶在数年甚至十数年后复发，因为残留的癌细胞在一定条件下可死灰复燃，迅速发展，导致肺癌复发。肺癌复发的危险性也与其他多种因素有关，如癌细胞的恶性程度、肺癌分期的早晚、治疗的效果以及患者的身体状况、免疫功能等因素。制订规范的随访计划有助于尽量早期发现肿瘤复发，并尽早开始治疗。虽然预防癌症复发是一个全球关注的热点，目前还没有肯定有效的预防肺癌复发的办法。

▍▶ 初次治疗的肺癌患者出院后如何保持与医生的联系？

这个问题很有普遍性。患者确实应在治疗结束后主动与自己的主管医生保持联系。联系的频度大约可以这样掌握：手术后的前两年，最好每3个月复查一次，项目包括体格检查、胸部CT扫描、腹部B超或CT（肝、胆、脾、胰及肾上腺）、颈部淋巴结超声及抽血等。每年检查一次全身骨扫描和脑CT或磁共振（MRI）。两年后，随访复查的间隔时间可以拉长。

如在上述过程中出现较明显的症状，应随时进行检查，不能拘泥于相对固定的时间，如根据具体情况选择腹腔增强CT、ECT检查，头部MRI检查，必要时可做全身PET-CT检查。

▍▶ 埃克替尼这类药一代、二代、三代药有什么不同？

针对表皮生长因子受体（EGFR）基因突变的药物称为表皮生长因子受体酪氨酸激酶抑制剂（EGFR-TKI）。目前可分为一代（代表药物吉非替尼、厄洛替尼、埃克替尼）、二代（代表药物阿法替尼、达克替尼等）和三代（代表药物奥希替尼）。这些药物均针对EGFR基因突变，但存在一定差异。

一代药物针对 EGFR 敏感突变(如第 19 号外显子缺失突变或第 21 号外显子 L858R 点突变)疗效好,对第 20 号外显子 T790M 突变耐药。目前,一代药物大多已收入国家医保目录,价格便宜、普及性高、不良反应小,是患者治疗的普遍选择。

二代药物的靶点和一代药物相同,区别是与 EGFR 的结合是不可逆的,同时与 EGFR 家族的其他某些受体也有结合。与一代药物相比,二代药物的不良反应更加明显,其疗效优势目前仍存在很大的争议。

三代药物主要针对一代、二代药物治疗后出现 EGFR 第 20 号外显子 T790M 突变的患者。目前的临床试验显示,三代药物相比一代药物能明显延长患者的生存时间,且相对一代药物,常见的不良反应也并没有显著增加,已经有证据表明,三代药物一线治疗 EGFR 突变患者较一代药物有优势。

▶ 有 EGFR 突变的患者是不是可以直接用三代药物?

第三代 EGFR-TKI 的代表药物是奥希替尼(AZD9291)。已经报道的研究中比较了奥希替尼和一代 EGFR-TKI 的疗效和不良反应。结果显示,不论是在无疾病进展生存时间,还是总生存时间,三代药物均优于一代药物,因此,目前的结论是可以直接用三代药物。

▶ ALK 抑制剂也有一代、二代、三代药,如何选择?

目前,临床常用的 ALK 抑制剂主要有一代的克唑替尼,二代的色瑞替尼、阿来替尼、布加替尼和三代的劳拉替尼。那么,如何选择这些药物呢? 首先,不同的药物其有效率有差异。有研究对比了阿来替尼和克唑替尼的疗效,结果显示,一线使用阿来替尼临床获益会更多。但临床也发现,如果一线选择克唑替尼,后线就会有更多的选择。也有临床研究显示,序惯选择一代、二代或三代药物,其总生存时间也非常乐观。因此,从疗效上看,目前对该问题还没有十分确切的答案。其次,从药物安全性上看,同一项研究中,一代克唑替尼和二代阿来替尼在不良反应发生率和严重程度上相近，二代药物阿来替尼透过血脑屏障的能力较强，因此，其对并发脑转移的患者控制率明显优于克唑替尼，对这部分患者使用二代药物更能获益。

医生为什么建议肺癌患者查 EGFR-TKI 基因突变和 EML4-ALK？

EGFR 基因突变和 EML4-ALK 基因融合对非小细胞肺癌的发生发展具有至关重要的作用，前者的发生率为 10%~30%，而后者约为 4%。目前的研究发现，EGFR 基因突变主要发生在其第 18~21 号外显子，其中约 85%的患者是 19 号外显子缺失突变或 21 号外显子 L858R 点突变，3%~10%是 20 号外显子插入突变，针对该突变的药物主要有厄洛替尼、吉非替尼、埃克替尼、阿法替尼、奥希替尼等；而针对 EML4-ALK 基因融合的药物主要有克唑替尼、阿来替尼、布加替尼、劳拉替尼等。值得注意的是，上述药物都属于特定靶点药物，具有很强的针对性，盲目使用临床有效的可能性极低。因此，对于肺癌特别是非小细胞肺癌中的腺癌患者均强烈推荐行 EGFR-TKI 基因突变和 EML4-ALK 基因融合检测。

肺癌患者吃过埃克替尼，1 年后肿瘤又长大了，医生建议再做基因检测，有意义吗？

携带 EGFR 突变基因的非小细胞肺癌（NSCLC）可从 EGFR-TKI 治疗中获得显著的临床联系，但其耐药仍是一个老大难的问题。研究发现，有近 60%的耐药患者会在接受一代 EGFR-TKI 后（厄洛替尼、吉非替尼、埃克替尼）后出现新型的药物突变，即 T790M 突变；这部分患者可选择三代药物奥希替尼。但仍有很多患者存在其他的基因改变，常见的包括 MET 扩增、ERBB2 扩增、小细胞肺癌转化等，这时候盲目选择三代药往往是无效的，此时强烈推荐再次性基因检测进一步明确，以在后续治疗上做到“有的放矢”。

▶▶ 吃克唑替尼耐药后需要再做基因检测吗？

对于 ALK 融合基因阳性肺癌，克唑替尼使用一段时间后还是会耐药。ALK 耐药最常见的原因是 ALK 基因自身出现了新的点突变，那么，是否可以不用做基因检测，直接换二代 ALK 抑制剂呢？事实上，除 ALK 点突变外，在克唑替尼药物的筛选压力下还会产生其他基因改变，这些改变在某些情况下换用二代 ALK 抑制剂有可能获益，但需要注意的是，同为二代药物，阿来替尼、布加替尼、色瑞替尼等都有独特的敏感位点，也就是说，对于某个特定的 ALK 耐药突变位点，使用某一种药物有疗效，而其他药物无计可施。如 I1171T/N/S 突变的患者可以选用色瑞替尼、布加替尼和劳拉替尼，但使用艾乐替尼很可能无效；发生 I1151Tins、L1152P、C1156Y、F1174L/C/V 则与 I1171T/N/S 突变相反，可以选用艾乐替尼、布加替尼和劳拉替尼，但使用色瑞替尼很可能无效；G1202R 突变的患者可能只有劳拉替尼有效。因此，建议再行基因检测明确耐药原因后再考虑药物选择，而不是盲目更换二代抑制剂。

▶▶ 肺癌患者是不是只要 EGFR 基因突变，就可以使用靶向药物？

不是这样的，因为肺癌的 EGFR 基因突变还可分为敏感突变或耐药突变，前者用靶向药物治疗会很有效，后者就不尽然。另外，即使有的患者 EGFR 敏感突变，其中仍然有少数患者的疗效不如预期，其原因还不十分清楚，可能与原发性耐药相关。

▶▶ 肺癌 EGFR 基因突变用什么靶向药物有效？

这方面的情况比较复杂，对患者而言，大体了解下面的知识、保持与医生的联系、做好配合即可。

肺癌 EGFR 基因突变目前在国内可以使用的靶向药物主要为第一代可逆性小分子靶向药吉非替尼、厄洛替尼和埃克替尼，适用于 EGFR

基因具有敏感突变的局部晚期或转移性非小细胞肺癌。

第二代 EGFR 靶向药阿法替尼，适应证比一代药物增加了含铂化疗期间或化疗后疾病进展的局部晚期或转移性鳞癌；达克替尼的适应证与一代药物相同。

第三代 EGFR 靶向药奥西替尼，适用于具有 EGFR 外显子 19 缺失或外显子 21（L858R）置换突变的局部晚期或转移性 NSCLC 成人患者的一线治疗，以及既往经 EGFR-TKI 治疗时或治疗后出现疾病进展，并且经检测确认存在 EGFR-T790M 突变阳性的局部晚期或转移性 NSCLC 成人患者的治疗。

▶ 肺癌患者 EML4-ALK 基因重排有什么有效的靶向药物？

如对肺癌患者的 EML4-ALK 基因重排有准确的了解，下述靶向药物可能会取得较明显的疗效。目前上市的 ALK 抑制剂较多，也较复杂，医生会区别情况进行选择，患者只需要了解大致情况即可。

一代 ALK 抑制剂克唑替尼，适用于 ALK 阳性以及 ROS1 阳性的局部晚期或转移性非小细胞肺癌患者的治疗。二代 ALK 抑制剂阿来替尼，适用于 ALK 阳性的局部晚期或转移性非小细胞肺癌；塞瑞替尼适用于此前接受过克唑替尼治疗后进展的或者对克唑替尼不耐受的 ALK 阳性的局部晚期或转移性 NSCLC 患者；布加替尼除了用于治疗在克唑替尼治疗后病情出现进展或不耐受的 ALK 阳性患者外，还对 EGFR 的 T790M 突变有治疗作用。三代 ALK 抑制剂为劳拉替尼，作为一代、二代 ALK 抑制剂耐药的后续治疗选择，已经被批准上市，因其作为一线治疗的客观缓解率和生存时间均明显优于克唑替尼，故有望得到推广。

▮▶ 非小细胞肺癌患者免疫治疗一个多月后，肺上的阴影没有缩小反而增大了。为什么医生还要建议其继续服药，再观察一段时间？

传统放化疗的疗效有时可以立竿见影，免疫治疗往往需要更多的时间，但在治疗结束后，疗效可能会持续很长时间。

不少接受免疫治疗的患者要经过一个所谓"假进展"阶段，即，肿瘤在变小之前还会继续生长，过一段时间才逐渐出现缩小的迹象。这是因为在免疫激活的过程中，免疫细胞浸润和攻击癌细胞时，肿瘤的体积会发生膨胀，造成影像学检查病灶增大的假象。这种现象极少在非免疫治疗时发生。

非小细胞肺癌对免疫治疗有很好的疗效，这位患者可能就处于将要出现疗效的"假进展"阶段。此时不要着急，更不要贸然停药，只能继续治疗观察一段时间，因为目前还没有鉴别真进展还是"假进展"的可靠办法。当然，一旦发现确属无效，医生会及时更换治疗方案的。

▮▶ 食管的主要结构和功能是什么？

消化系统包括食管、胃、小肠、肝脏、胰腺及大肠等，通过对食物的摄入、消化、吸收和排泄等，来满足对身体的营养供应。食管是消化道的第一段，呈管状，长约25cm，位于胸骨后方。食管壁主要有4层结构，黏膜层位于最内层，与食物直接接触，也是最容易发生癌的部位，其下方依次为黏膜下层、固有肌层和外膜层，蠕动时可将液态、固态食物从口腔运送至胃。

▮▶ 食管癌是怎么发生的？又是如何扩散、转移的？

和大多数癌症的发病原因未明一样，食管癌细胞最早形成的原因和转移的规律，目前仍然没有定论。食管黏膜正常细胞在履行输送功能时，不断受损、老化、脱落或受身体的调控而死亡，同时又不断地增殖，以保证食管黏膜的完整,维护其功能。食管细胞可能就是在这个过程中代谢失调、增殖过度而发生癌变的。理论推测,食管不断地与食物密切接触,受外界环境影响,黏膜细胞基因改变的概率很大,有可能导致少数细胞快速超常增殖,细胞分裂形成微小的、内部结构复杂的肿块,这些肿块即使老化受损也不容易死亡,形成癌的原发病灶。癌细胞通常起源于覆盖食管内壁几乎全部表面的鳞状上皮或食管与胃交界处的腺上皮细胞,分别称为鳞癌和腺癌。在中国,食管鳞癌较常见。

如果不及时治疗,食管原发癌灶会不断增大,侵袭周围组织、器官,并通过血管或淋巴管向肺、肝、骨、脑等组织器官扩散,形成第二、第三等更多病灶,这个过程就是转移。

▉▶ 食管癌分期有什么意义?医生在手术前诊断为早期,手术后又说是中期了,这是为什么?

一旦确诊食管癌,就应尽快明确癌侵袭的范围。食管癌分期需要收集各项检查结果,以便对癌细胞侵袭的范围进行综合判断。分期将帮助医生决定还需要完善哪些检查,对病情做出判断,进而制订最适合的治疗方案。

通常对食管癌要进行两次分期:第一次分期在治疗前进行,也就是临床分期或称为基线分期;第二次分期在手术后完成,称为病理分期或手术后分期。有一些术前胃镜、CT、磁共振都没有发现的病变,特别是小的淋巴结,CT上不能区分是良性还是恶性,手术切下来后,病理检查如果证实是淋巴结转移,或者已经侵犯周围的组织,那么分期就变成中期了。医生确定治疗方案的主要依据就是术后病理分期,有些患者因为种种原因没能进行外科治疗,分期就只能停留在临床分期(基线分期)的水平了。

▉▶ 为什么中老年男性是食管癌的高发人群?

统计资料表明,中老年男性食管癌的发病风险的确比其他人群高一些。食管癌的危险因素有吸烟、饮酒、长期进粗糙食物、进食过烫、肥胖、家庭经济状况较差、营养较差、血亲中有癌症患者等。食管反流性疾病和一种叫作食管黏膜的胃上皮化生（又称为"巴瑞特食管病"）的病变，以及经常有胃灼热、吞咽困难或疼痛、咽部或背部疼痛，也被认为与食管癌关系密切。

▶ 仅凭胃镜检查就能够诊断食管癌吗？

通过上消化道内镜检查（俗称胃镜检查）可以直接观察食管和胃腔管内部，非常清晰地看到食管、胃黏膜的情况。如发现肿瘤，可在检查当时就明确肿瘤的位置、大小、形状和长度以及梗阻的严重程度；同时用活检钳抓取 6~8 小块肿瘤组织标本（即活检），放在显微镜下观察，得出最终诊断。这时，食管癌的定性诊断就完成了。同时，我们还需要完善胸部增强 CT 或 MRI，来了解肿瘤的范围、与周围血管的关系、有没有转移。胃镜主要观察食管内部的黏膜，CT 则是看食管与外部器官的关系（如有无粘连、压迫等），这两者结合才能对食管癌做出一个完整的诊断。

▶ 内镜活检病理报告是"食管癌 G4 级"，这是什么意思？

通过病理检查可以确定活检标本是否有癌细胞，并能判断癌细胞的组织来源。如果癌细胞起源于食管，还需要明确具体病理类型（鳞癌、腺癌或其他少见类型）。这是制订治疗计划非常重要的依据，请注意保存病理报告，就诊时必须携带。

病理报告中的 G 分级是癌细胞分化程度的符号，表示癌细胞的增殖和播散速度，分级越高，增殖、播散速度越快。食管癌的分级如下：GX，不能准确分级（经常由于活检标本太小，无法充分评估）；G1，癌细胞和正常细胞相似；G2，癌细胞与正常细胞有一些不同；G3，癌细胞与正常细胞大不相同；G4，这是恶性程度最高的一个级别，癌细胞与正常细胞几乎无相同之处。

▌▶ 确诊食管癌后,还应进一步完善哪些检查项目?

开始治疗前，应尽量完整地获取患者的疾病信息，完善一系列检查,对病灶进行准确的临床分期。各期食管癌患者可选择的检查项目可根据病理报告的结果参考下列选择。

临床分期检查项目:

Ⅰ、Ⅱ、Ⅲ期 PET-CT 检查;

Ⅰ、Ⅱ、Ⅲ期 EUS(超声内镜);

Ⅰ、Ⅱ、Ⅲ期 EMR(内镜下黏膜切除);

Ⅰ、Ⅱ、Ⅲ期气管镜(必要时);

Ⅰ、Ⅱ、Ⅲ期腹腔镜(贲门癌,必要时);

Ⅳ期远处转移灶活检(必要时)腺癌还需要进行 HER-2 检测。

▌▶ 早期食管癌患者为什么要做食管超声内镜(EUS)检查? 老年人能够耐受这项检查吗?

超声内镜将超声和内镜技术相结合，装配有超声探头的内镜进入食管后,通过超声反射来获取更多的组织图像，既能看到癌细胞侵袭的深度,也可以探测区域淋巴结和邻近器官是否被癌组织侵袭。如果怀疑有癌组织侵袭,还可以通过细针穿刺活检明确病理诊断。细针穿刺可以透过食管壁,取得食管周围淋巴结的组织进行病理诊断。

同普通消化内镜检查一样，在进行超声内镜检查前可以使用镇静药物,也可以只使用局麻药物。老年人只要能够耐受普通内镜检查,就可以耐受超声内镜,不要有任何顾虑。

▌▶ 已被确诊为食管癌,为什么还要进行支气管镜检查?

如果食管癌病灶位于气管隆嵴(气管分叉处)以上，医生需要行支气管镜检查,以明确病灶是否侵犯到了气管或支气管,为治疗决策获取证据。这位患者可能就属于这种情况。

支气管镜检查和胃镜检查类似,也有光源、摄像头和活检通道,插管由鼻腔或口腔进入体内,发现可疑病灶时通过活检通道获取标本。

▮▶ 已被确诊为食管癌,为什么医生还要进行腹腔镜检查?老年人适于这项检查吗?

如果是病灶可能位于胃和食管的连接部或是贲门部位的腺癌,腹腔镜检查可以发现常规影像学检查无法发现的腹腔转移病灶,避免遗漏病灶留下后患。

腹腔镜检查是一种需要麻醉的微创手术,细长的手术臂需通过腹壁的一个小切口进入体内,对可疑病灶进行活检,甚至对发现的肿大淋巴结等进行镜下切除。这项检查治疗对老年人风险不大,一般可以耐受。腹腔镜检查后,患者会有短时间的疼痛和肿胀,腹壁仅遗留一个小切口,一般恢复很快。

▮▶ 食管癌患者进食困难,如何积极改善患者的营养状况?

食管梗阻和疼痛可能导致吞咽困难,妨碍患者正常摄取营养;另外,肿瘤消耗还会引起体重减轻和营养的丢失。治疗前如果老年患者营养状况不佳,将使患者外科手术和其他一些治疗的风险显著增加。所以,给予食管癌患者充分和持续的营养支持有其特殊必要性。患者及其家属应该重视医院营养师的意见,对患者的营养状况做出全面评估,尽力改善患者的进食状况。

一些晚期患者可能需要通过鼻胃管(营养管通过鼻腔进入胃内部)进行积极营养支持,也可以通过 J 型管(营养管通过腹壁切口直接进入小肠)进行。此时制作的食物糜应高蛋白、高能量,而且易于通过消化道,容易为患者所吸收。

▮▶ 为什么医生建议食管癌患者戒烟?

吸烟和饮酒是食管癌的重要高危因素,吸烟同样会降低抗肿瘤治疗的效果,所以戒烟是非常有必要的。详情请见本书第三章。

▐▶ 什么是内镜下黏膜切除？老年患者食管癌内镜下黏膜切除有什么危险吗？

内镜下黏膜切除(EMR)是在内镜引导下,应用特制器械对局限于黏膜层的微小肿瘤进行切除的技术。由于老年患者一般身体情况较差,手术耐受能力差,而 EMR 创伤小,对患者身体的影响小,是一种较好的治疗选择。但该项技术也有一定的局限性,在病灶过深或直径过大时,难以保证将肿瘤切除干净,还应选择传统手术切除。EMR 手术后,患者可能会出血,甚至食管穿孔、狭窄,需要及时采取措施救治。

▐▶ 食管癌切除手术有哪些相关知识？

食管切除的范围和方式取决于肿瘤分期和病灶的具体位置。食管切除术是指切除部分或全部食管, 而食管胃切除术主要指切除下段食管和近端部分胃,无论做哪种手术,都要行邻近淋巴结清扫。

对病灶较小的患者,可行微创食管切除术,主要依靠腹腔镜或胸腔镜通过小的切口进入腹腔和胸腔完成病灶切除。术前一周可能需要停用某些药物,术前一天禁食、禁水。手术要在全麻下进行,一些患者全麻后可能会有恶心、呕吐、肌肉疼痛、瘙痒等。手术有多种术式,一般需用3~6 小时完成,患者需要住院 7~14 天。肿瘤切除完成后,需要进行残留食管和胃的吻合,可以是两者的直接吻合,也有可能使用结肠替代食管连接两者进行吻合。术后可能需要经腹壁的空肠营养管进行营养支持。

▐▶ 食管切除术后可能出现哪些并发症？老年人该如何应对？

食管癌切除术后偶尔会发生食管瘘,导致食物由食管进入胸腔,这是一种比较严重的手术并发症。食物也有可能快速进入胃,引起恶心和呕吐,术后还有可能发生食管狭窄,引起吞咽困难。同其他手术一样,食管癌手术也可能会引发感染、心血管意外或者深静脉血栓等。出现上述并发症的原因需要具体分析,有时难以避免。由于老年患者耐受手术能力较差,而食管癌的手术创伤较大,老年人特别是高龄患者如出现不适应及时报告医生,积极治疗。

▶▶ 食管切除术后病理报告中有"手术切缘可见癌细胞",为什么会出现这种情况呢?

外科手术的目的就是从体内切除所有癌组织,手术时需要切除病灶周边一些看似正常的组织。但是,医生的眼睛毕竟不是显微镜,手术切除的范围还受到许多因素的限制,不能盲目扩大。此外,和肠道手术不同,食管长度有限,如果勉强切除造成缝合处裂开,后果会很严重。所以,医生有时明知没有"切干净",也只得留下遗憾了。但这种"减瘤手术"毕竟减轻了瘤负荷,患者还是能够获益的。

▶▶ 老年人能耐受食管癌放化疗吗?

放疗是治疗食管癌非常重要的方法,如果联合化疗则可以进一步提高放疗的疗效。可以手术切除的食管癌患者,术前进行若干周期的同步放化疗,可增加手术的成功率,延长生存周期。对于70岁的老年人来说,需要详细评估身体各器官功能,如能够放化疗同时进行,应该尽量争取。在治疗过程中,医生会根据患者的反应随时调整,加强营养支持,尽量首先保证完成放疗计划。在我们的临床经验中,很多70岁左右的老年人都能够坚持同时完成放化疗,关键是要对患者的身体情况做一个全面评估,而且在治疗过程中密切观察。

▶▶ 为什么医生建议老年食管癌患者首选放疗?

放疗通过高能射线治疗癌症,直接杀死肿瘤细胞或终止肿瘤细胞的增殖,是食管癌的重要治疗手段。放疗经常是食管癌的首选,有时甚至是食管癌唯一的治疗手段,有的患者可以达到治愈的效果。因此,放疗比较适合老年食管癌患者。

▶ 食管癌放疗是如何操作的？患者需要如何配合？

治疗前，患者需要按预先模拟定位的体位躺在治疗床上，并使用一些固定装置防止移动，这个"摆位"操作十分重要，可以确保射线精确照射到食管上的肿瘤部位。治疗时，患者单独在治疗室中，但技师会在隔壁房间操作仪器，可看到患者的一切活动，可听见患者的声音，且可随时与患者保持通话。一次治疗时长不到10分钟。需按医生计算的剂量连续照射多次，除计划中的休息日外，一般不要中断。放疗可能会引起放射野内皮肤的改变，像经过日光暴晒被灼伤一样，皮肤变红、发干，触碰时疼痛明显。患者也可能会有咽部、胃和肠道的不适。其他反应包括吞咽困难、食欲下降和周身乏力等。这些症状在治疗结束后会相继消失。

▶ 食管癌晚期梗阻经激光光动力学治疗后，进食会"立竿见影"地通畅，这种情况可以维持多长时间？

光动力学疗法是一种光激发的化学疗法。将一种对光敏感的药物——光敏剂注入体内一段时间后，光敏剂会在肿瘤组织中滞留、积聚，与正常组织形成浓度差。此时给肿瘤组织照射特定波长的激光，光敏剂吸收光子的能量后，产生氧化活性分子，癌细胞被氧化后促使细胞死亡，达到治疗目的。由于光敏剂可选择性地积聚于肿瘤组织，在特定的时间内用激光照射病灶，可使光动力治疗对肿瘤组织的破坏具有很高的靶向性。光动力学疗法被国际多个食管癌治疗指南推荐为食管癌的有效治疗方法之一。

有的早期患者使用此疗法可以实现临床治愈，多数晚期患者能取得较好的缓解，并可以巩固3~6个月，有的还可能更长一些，这要依照癌细胞的特点、分期及患者的个体差异而定。如有复发，还可以重复治疗。

▶ 食管癌可以应用免疫治疗吗？疗效如何？

正常情况下，免疫系统可以识别并清除肿瘤微环境中的肿瘤细胞，但为了生存和生长,肿瘤细胞能够采用不同的策略,使人体的免疫系统受到抑制,不能正常地杀伤肿瘤细胞,从而在抗肿瘤免疫应答的各阶段得以幸存。肿瘤细胞的上述特征称为免疫逃逸。肿瘤免疫治疗就是通过重新启动并维持肿瘤–免疫循环,恢复机体正常的抗肿瘤免疫反应,从而控制与清除肿瘤的一种治疗方法。免疫治疗的 PD-1 在抑制癌细胞生长、抑制癌细胞活化的 T 细胞中广泛表达,同时,PD-L1 主要在肿瘤细胞中表达。如果 PD-1 和 PD-L1 结合,会导致 T 细胞免疫功能减弱,同时也会导致免疫细胞的免疫功能降低,不能够正常地杀伤肿瘤细胞。免疫治疗的 PD-L1/ PD1 抗体,主要是通过阻断两者的结合去治疗肿瘤。食管癌患者 PD-L1 分子检测表达阳性,即 CPS 评分≥1 分者,可选择免疫治疗。免疫治疗食管癌是一种新方法,这种方式的治疗效果也是比较理想的。

▌▶ 患了食管癌可以活多久?

食管癌发现得越早、治疗得越及时,生存期越长,越晚期治疗效果越差,生存期越短。所以,食管癌与其他恶性肿瘤一样,要尽量早期诊断和早期治疗。食管癌根治术后的患者能够存活 5 年的比例在 30%~40%。晚期转移性食管癌的预后较差,中位生存时间在 6~10 个月。

▌▶ 食管癌化疗常用哪些药物?有哪些常见不良反应?如何处理?

食管癌常用的化疗药物在临床上一般有以下几种:第一种,顺铂。这是在临床上最为常用的一种化疗药物。第二种,紫杉醇类药物。此类以紫杉醇类为基础的化疗方案对食管癌中的鳞癌和腺癌类型疗效较好。第三种,伊立替康。伊立替康联合顺铂的方案显示了较好的疗效。除此之外,还有一类比较重要的化疗药物是氟尿嘧啶类。目前在临床上应用最多的是两种口服的氟尿嘧啶类药物,一种叫作替吉奥,另外一种叫作卡培他滨,两种均可以用于食管癌单药或者联合化疗。

化疗是食管癌常用的治疗手段,那么,食管癌化疗的不良反应有哪些呢?①胃肠道反应。常见的是恶心呕吐,食欲减退;有的患者从开始用化疗药物就出现胃肠道反应。有的患者是用药 24 小时后出现恶心呕吐,叫作迟发性胃肠道反应。还有极少一部分患者在多次化疗后,在化疗之前一进医院就出现恶心呕吐,这种是由心理原因导致的,多由前期胃肠道反应重引起。②骨髓抑制。化疗药物对于骨髓有抑制作用,导致白细胞、红细胞、血小板的"源头"受到限制。最容易出现的是化疗后白细胞减少,可能导致身体出现感染的情况,要予以警惕。③肝、肾功能异常。不管是化疗药物还是普通的药物,其代谢均需要经过肝、肾的代谢,特别是多次化疗后容易出现肝功能异常。也有的患者一次化疗用药后就出现肝、肾功能明显损伤,需要积极治疗。④神经损伤。化疗药物中有的对于末梢神经有损伤,表现为化疗后四肢末端麻木,可伴有局部感觉异常。

▓▶ 食管癌可以应用靶向治疗吗?疗效如何?

食管癌可以用靶向药物治疗,但食管癌早期不需要靶向治疗。靶向药物适用于晚期患者。但并非所有晚期食管癌患者都可以使用靶向治疗,还要根据个体的特征来决定是否应用。比如,肿瘤的一些病理特点、治疗的经过以及有无适应证。常见的靶向治疗药物有针对表皮生长因子受体的单克隆抗体,而另一类就是针对抗血管生成的药物,血管则主要是指肿瘤的血管生成。在很多患者治疗的初期,靶向治疗可以和其他的治疗方式,包括放化疗联合应用;对于一些晚期患者可以进行单药的治疗,也就是说单独使用靶向治疗,也许还能起到一些作用。而靶向治疗是否能让患者受益,也要根据患者个体的一些情况来决定。

▓▶ 确诊晚期食管癌,能治好吗?

食管癌晚期能否治愈与患者身体的整体情况相关,包括患者自身免疫功能、肿瘤部位、肿瘤病理类型、肿瘤分期、肿瘤侵犯程度、有无远处转移以及对治疗的敏感性等。若食管癌侵犯浅肌层，患者预后较好。临床中早期食管癌的治愈率可达80%，而中晚期食管癌的治愈率约为20%，但临床亦存在生存期超过5年的晚期食管癌患者。因此，建议发现较晚的食管癌患者同样积极治疗。

▶ 胃的结构和功能是什么样的？

胃是重要的消化道器官，位于左上腹部，上端通过贲门与食管相连，下端通过幽门与十二指肠连接。胃壁有4层主要结构，黏膜层位于最内层，与食物直接接触，其下方依次为黏膜下层、固有肌层和浆膜层。胃大体为为胃底、胃体、胃窦，左侧为胃大弯，右侧为胃小弯。胃内呈酸性环境，帮助胃消化酶来消化食物。胃蠕动由上端引发，逐渐向远端推进，帮助消化食物，促进食物通过。

▶ 胃癌的高危因素有哪些？

目前胃癌的病因并不完全清楚。幽门螺杆菌（HP）感染是一个重要的高危因素，被世界卫生组织列为一类致癌因子。规范的抗幽门螺杆菌治疗，可以有效降低感染率，减少胃癌发生。慢性萎缩性胃炎、胃溃疡等慢性胃疾病都是重要的癌前病变，需要积极治疗，密切观察、随访。但也有研究显示，幽门螺杆菌感染是胃癌，特别是远端胃癌（胃窦癌）的主要危险因素，与近端胃癌（贲门癌）发病无关；而肥胖和胃食管反流病与贲门癌的关系更为密切。

▶ 老年人更容易得胃癌吗？

多份资料表明，胃癌的高发群体是45~65岁的中老年人，而且发病率有明显的地域性差别，我国西北与东部沿海地区的胃癌发病率明显比南方地区高。长期食用熏烤、盐腌食品的人群胃窦癌发病率高，这与食品中亚硝酸盐、真菌毒素、多环芳烃化合物等致癌物或前致癌物含量高有关。吸烟者的胃癌发病率较不吸烟者高50%。戒烟，限酒，尽力避免食用腌制、粗硬的食物,进食新鲜食物,对于预防胃癌有重要意义。

▣▶ 胃镜可以确诊胃癌、发现早期胃癌吗?

胃镜(上消化道内镜)是诊断胃癌的重要手段,在胃镜下发现早期胃癌是目前降低胃癌死亡率的最重要、最可靠的措施。但是谈到确诊,则必须依赖在胃镜下取材的活体病理检查,只有在显微镜下观察的病理诊断才是确诊胃癌的"金标准"。

▣▶ 内镜活检报告中的"Ⅱ型早期中分化腺癌"是什么意思?

根据内镜可以对胃癌形态进行描述,并做出肉眼分型。早期癌一般按其形态可分为Ⅰ型(隆起型)、Ⅱ型(平坦型)、Ⅲ型(凹陷型),以及Ⅳa、b、c型,分别为浅表隆起型、浅表平坦型和浅表凹陷型。中晚期进展期癌按 Borrmann 可分为:Ⅰ型(肿块型)、Ⅱ型(溃疡型)、Ⅲ型(浸润溃疡型)和Ⅳ型(弥漫浸润型)。

在显微镜下,根据病理组织形态学可将胃癌分为分化和分化不良两型,前者指高、中分化腺癌,后者指低分化和未分化腺癌、印戒细胞癌。这份病理报告"Ⅱ型早期中分化腺癌"可以解读为"表面平坦的、恶性程度中等的、预后较好的早期胃癌"。

▣▶ 什么是遗传性胃癌和家族聚集性胃癌,两者有什么联系和不同?

遗传性胃癌和家族聚集性胃癌概念不同,前者属于生殖细胞里的常染色体显性遗传,被归类为"遗传肿瘤综合征";而家族聚集性胃癌是指一个家族因共同的生活环境、饮食或某些偶然因素造成的聚集性发病,当然,某些家族遗传因素也可能在其中起了重要作用。因此,家族聚集性胃癌包括遗传性胃癌。流行病学资料显示,胃癌中有 5%~10%存在家族聚集现象,而遗传性胃癌占胃癌群体的 1%~3%。

散发性胃癌,主要是指由一系列的癌前病变(HP 感染所致的慢性萎缩性胃炎、肠化生等)进一步发展成的胃癌。这些遗传物质的改变并非发生在生殖细胞,因此并不造成遗传,对下一代基本不造成影响。对于具有遗传倾向的胃癌,应进行有针对性的处理,包括基因检测、家系普查等。高度怀疑遗传性胃癌者发生胃癌的概率很高,应力争早期诊断,积极施行基因检测,定时内镜监视,必要时进行预防性手术切除。

▐▶ 感染幽门螺杆菌(HP)20多年的患者,胃镜病理报告为"胃黏膜糜烂、萎缩性胃炎和肠上皮化生,HP阳性",这是胃癌的先兆吗?

现有证据提示,幽门螺杆菌(HP)感染是非贲门胃癌发生的重要因素之一。胃癌发病率和死亡率与人群的HP感染率成正比,胃癌高发区人群的感染率明显高于胃癌低发区人群。HP感染所致胃癌的演变过程的一般规律是:感染慢性胃炎—胃黏膜萎缩—肠上皮化生—不典型增生—胃癌。根除HP感染可以预防胃黏膜萎缩及肠上皮化生,有可能减少胃癌的发生,根除的理想时机应在肠上皮化生发生之前。早期胃癌及慢性胃炎伴萎缩和糜烂的患者必须接受根除治疗,同时有胃癌家族史的患者也应进行治疗。

这份胃镜检查报告为"胃黏膜糜烂、萎缩性胃炎和肠上皮化生,HP感染阳性",可以解读为:幽门螺杆菌感染仍然存在,并可能有活动性表现(胃黏膜糜烂)和癌前病变(萎缩性胃炎和肠上皮化生),需要引起警惕,但还远不是癌症,需要定期复查。

▐▶ 毕Ⅱ式扩大根治手术能够根治癌症吗?

手术治疗是根治进展期胃癌的唯一有效手段。根据手术吻合的方式,残胃与十二指肠球部直接吻合称为"毕Ⅰ式",残胃与十二指肠远端吻合称为"毕Ⅱ式"。由于淋巴结转移是距原发病灶由近及远逐步进行的,所以医生要对胃周边的淋巴结予以清扫。但是,如在标准根治术的基础上行联合脏器切除或淋巴结清除术,并发症的发生率要明显增加,老年患者尤其要谨慎选择。所谓根治手术只是指手术的范围和对淋巴结切除的彻底性,进展期胃癌的根治性治疗和早期胃癌不同,术后复发率较高,还要跟进必要的抗癌治疗。也就是说,"根治手术"未必总能达到根治的目的。

▮▶ 胃癌患者可以放疗吗?

进展期胃癌单独手术治疗后局部复发率高达 40%~85%,预防和控制局部复发是提高中晚期胃癌患者生存率的关键,作为局部治疗手段的放疗因此成为一种选择。

过去,由于早期放疗技术的局限性,放疗科难以对肿瘤靶区勾画,对周围敏感脏器(肝、肾、脊髓、小肠等)的保护也难以进行,再加上支持疗法的缺乏、严重不良反应的出现以及人类对放射敏感性认知的局限等,医学界曾认为放疗不适于胃癌,对胃癌很少采取放疗。近年来,随着计算机技术和影像技术的快速发展,放疗技术有了突破性进展。立体定向适形放疗、三维调强放疗技术、CT 模拟定位和治疗计划、借助 MRI 和 PET-CT 勾画靶区,以及新型放射增敏剂和放射保护剂的应用,改善了放疗精度,减少了正常组织损伤,胃癌的放疗获得了良好效果。

▮▶ 胃癌的化疗效果如何? 失去手术机会的老年患者可以耐受化疗吗?

化疗是胃癌的主要治疗手段之一。胃癌术前的新辅助化疗可以提高手术切除率,提高治愈的概率;胃癌术后的辅助化疗可以进一步提高治愈率;晚期胃癌的姑息性化疗可以延长患者的生存时间,提高生活质量。已发现多种化疗药物对胃癌有抗癌活性,除了经典的顺铂、氟尿嘧啶外,多西他赛、表柔比星、奥沙利铂、伊立替康等对胃癌也有较好的疗效;新一代氟尿嘧啶类药物,如卡培他滨和替吉奥的应用,使化疗的有效性和安全性得到进一步提升。根据经验,不少 70 岁的老年患者可以耐受常用化疗方案,并取得一定的疗效。至于化疗方案的选择,需要医生根据患者的身体状况进行综合评估。

▌▶ 胃癌病理报告写有"HER-2 强阳性"的患者，医生认为其适合做曲妥珠单抗靶向治疗，这是一种什么治疗方式？

胃癌 HER-2 是癌细胞表面的一种受体，强阳性意味着癌细胞增殖和转移的能力比较强，需要有合适的药物加以控制。曲妥珠单抗靶向治疗药物即可以通过与 HER-2 受体的结合，抑制癌细胞增殖。曲妥珠单抗通常和化疗一起使用，通过静脉用药进入循环系统，可以杀伤体内包括转移部位的癌细胞。对"HER-2 强阳性"的老年人而言，曲妥珠单抗治疗的效果较确切，不良反应较小。如联合化疗能提高 HER-2 表达阳性胃癌的疗效，不妨一试。

▌▶ 胃癌患者可以做免疫治疗吗？疗效如何？

胃癌患者可以做免疫治疗。胃癌免疫治疗在胃癌治疗领域很有发展前景。目前在国外有两种 PD-1 抑制剂已经获批，一种叫纳武利尤单抗，另外一种叫帕博利珠单抗。胃癌免疫治疗的疗效在基因检测敏感性高的患者身上疗效更好。一般的检测指标有 TMB，TMB 高，也就是肿瘤突变负荷高，还有 MSI-H 的患者、EBV 病毒阳性的患者、HER-2 阳性的患者等，这些生物学标志物阳性患者的胃癌免疫治疗疗效更好。总体来说，胃癌免疫治疗有非常好的治疗前景，有一部分患者能从免疫治疗中获益。

▌▶ 胃癌腹膜转移有什么含义？如何治疗？

胃癌腹膜转移是种植转移，指胃癌细胞脱落进入腹膜或胃下腹部器官的腹腔或浆膜，形成植入的转移癌灶，常见的转移部位是腹膜、卵巢和盆腔。胃癌出现腹膜转移，可以认为是胃癌晚期的征象，没有明确治愈的希望。目前对于这种情况大部分采取的还是化疗方案，但一线化疗的中位总生存期仅为 8~14 个月，对于能有机会进行手术的、术后再辅以化疗和分子靶向药物治疗的患者，可以有希望延长生存期。另外，有条件可行腹腔热灌注化疗，也有希望延长生存期。

▶▶ 晚期胃癌化疗能一开始就用紫杉醇类药物吗？

晚期胃癌患者化疗可以在刚开始治疗的时候就用紫杉醇类药物，但并非所有的都可以。目前，晚期胃癌一线化疗首要推荐氟尿嘧啶类联合铂类的两药联合方案，主要包括奥沙利铂／顺铂联合 5-FU／卡培他滨／替吉奥等药物的组合。对一部分身体状态较差、KPS 评分较低或年纪偏大以及对两药方案不良反应难以耐受的患者来说，通常建议行单药化疗，在患者能耐受的情况下尽可能延长患者的总生存期。常用的单药主要是氟尿嘧啶类及紫杉醇类药物。氟尿嘧啶类包括卡培他滨或替吉奥，紫杉醇类主要为多西他赛。因此，对于进展期胃癌及术后复发的晚期胃癌，首要推荐氟尿嘧啶类联合铂类的两药联合方案，对于身体状态较差、KPS 评分较低、年纪偏大的患者可以选择氟尿嘧啶类或紫杉醇类单药化疗。

▶▶ 直肠癌患者的诊断书上有时会写有"大肠癌"，哪种写法正确？

大肠包括结肠和直肠，是消化道的重要组成部分，因此，医生的两种写法都正确。当然，就这种情况而言，写"直肠癌"显得更具体，是医疗文书的正确写法。

结肠大约有 1.5 米长，主要包括 4 部分，分别是升结肠、横结肠、降结肠和乙状结肠。结肠的主要功能是将不能进一步消化的食物残渣中的水分吸收，形成固态的粪便。结肠向下进入盆腔，与直肠连接，直肠大约有 15cm 长，有储存粪便、排便、吸收和分泌功能，可以吸收少量的水、盐、葡萄糖和一部分药物。最终，储存在直肠的粪便通过肛门排出。由于结肠癌、直肠癌的病理形态类似、发病特点相仿、治疗方案相似，所以统称为大肠癌。

▶▶ **年轻时肠道功能很好的人年纪大了以后会得大肠癌吗?**

大肠癌常起源于大肠息肉,而大肠息肉是位于肠壁表皮层细胞的异常增生,这种增生若生长过度就会转变为癌症。息肉刚刚发生时可以让人毫无感觉,与人"和平共处"几十年。

应该警惕的是,有一小部分息肉会在几年到几十年间逐渐发生癌变。所以,患者很可能在许多年前就有大肠息肉,只是没有症状,没有引起警觉,年纪大了以后,息肉过度增生,最终发生了癌变。

▶▶ **只要及时处理息肉就能预防大肠癌吗? 怎样才能发现和治疗大肠息肉?**

是的,在发生癌变之前及时发现并摘除息肉是预防大肠癌的好办法。即便息肉在其顶部发生了癌变,如果没有扩散,仍有很大的治愈可能。但是,如果息肉得不到及时治疗,癌组织就会穿透肠壁,向远处转移,治疗就会变得十分困难。我们提倡人们在 50 岁后,无论有无症状,都应进行一次大肠镜检查,如发现息肉,可立即摘除。息肉摘除可在肠镜下进行,非常简便安全,老年人也可以耐受,大多数人可以不用住院。

▶▶ **大肠癌的危险因素有哪些?**

发生大肠癌的确切原因尚不明确,目前了解到的主要危险因素包括:

(1)老年人。大肠癌的患病风险随年龄增长而增加,大约90%大肠癌患者的发病年龄在 50 岁以上。

(2)大肠息肉。不同类型的息肉发生癌变的概率差别很大,增生性息肉常发生于乙状结肠,很少癌变。炎性息肉常继发于炎症性肠病,癌变的概率较低。腺瘤性息肉也称为腺瘤,其细胞形态与正常大肠细胞有异,是最常见的息肉类型,癌变的息肉多数来自腺瘤,特别是绒毛状腺瘤。如果一个人有 3 个以上腺瘤性息肉,患癌风险将明显增加。

(3)家族史。家族史是最重要的大肠癌危险因素。如果血缘亲属中有人患大肠癌，特别是亲属患病年龄低或多人患病，风险会进一步增加。所以，如果患者确实属于大肠癌的高危人群，须密切观察肠道的情况，定期(每 1~2 年)进行大肠镜检查。

▌▶ 患者在肠镜下摘除癌变的大肠息肉已 3 年，现在身体很好，但医生仍将其看成癌症患者，要求其每年都进行肠镜检查，有这个必要吗？

尽管此患者的早期大肠癌已被及时发现，而且已经完全治愈，治疗过程也比较轻松，可能还不及一次阑尾切除手术印象深刻，但其确实还是一位癌症患者，还应该在医生的医学监护之下，定期进行肠镜检查。大肠癌有易于复发和多发的特点，所以，尽管患者的癌灶已被完全切除，但发生腺瘤性息肉的风险依然较其他人高，癌变的风险也较大。常规进行肠镜检查是必要的，当然，随着医生对患者病情的熟悉，可能会建议其以后的检查频率降低一些。

曾患其他癌症的患者，患大肠癌的风险也较高，这主要是由特定的基因状态所致。目前发现的与大肠癌高发相关的其他癌症还有子宫内膜癌、胰腺癌、卵巢癌等。

▌▶ 溃疡性结肠炎在老年容易发生癌变吗？该如何注意？

炎症性肠病，包括患者所患的溃疡性结肠炎和一种多见于欧美国家的克罗恩病，都是大肠癌的高危因素，患病时间越长，越应警惕。除了积极治疗原有的炎症性肠病外，还要坚持定期进行肠镜检查，一旦发现癌症的迹象，应立即处理。如系早期癌变，在结肠镜下摘除即可。

▌▶ 肠镜下对大肠息肉的癌变真的可以"一刀根治"吗？老年人可以耐受吗？

由于早期形成的息肉很少癌变，及早行息肉摘除术可以防止多数大肠癌发生，显著增强治疗效果。所以，对于已经诊断出息肉或具有其他危险因素的人,定期进行肠镜检查是必要的。肠镜下的观察能够比较好地判断息肉是否癌变,但仍需借助活检,以病理报告结果为最终诊断。老年人对肠镜下的诊断、治疗,包括息肉的摘除,都可以耐受。建议患者及早将已经发现的息肉切除,不要养虎遗患。

▮▮▶ 长期患有痔疮和便血的患者,如果体力下降、大便变细、有些消瘦,是不是得了大肠癌？

小的息肉和早期大肠癌病灶并不会引起明显的症状。当癌症病灶增大时,会有一些具体症状与癌病灶的位置和是否转移有关。常见的大肠癌症状包括腹泻或便秘、里急后重、便血、大便变细、稀便、腹部痉挛疼痛、腹胀积气、体重下降、充分休息后仍感觉虚弱和疲倦、恶心、呕吐等。不少痔疮患者对便血习以为常,常贻误了对大肠癌的诊断,这方面的教训有很多,应及时进行检查明确诊断,千万不能大意。

▮▮▶ 大肠癌筛查有何价值？如何进行？

虽然关于大肠癌筛查有些争议,目前学术界的多数专家仍然认为筛查是在高危人群中比较有效的早期发现、早期诊断大肠癌的措施。

粪便隐血检查可以发现消化道肉眼看不见的小量出血,而且标本获取简单方便、花费不多,是我国大肠癌筛查的首选检查。但是,它的敏感性比较低,常常需要多次留取大便才能提高发现癌症的可能性。大便隐血检查阳性后再进行肠镜检查,是目前推荐的首选筛查流程。由于肠镜检查的广泛普及,很多单位"单刀直入",直接进行肠镜检查来筛查大肠癌,使发现大肠癌的概率大大提高。但肠镜检查有需要清肠准备、不适感较强、价格较高、等待时间较长等诸多不便之处,而且医疗工作量会大幅增加。

过去广泛使用的钡餐或钡剂灌肠检查由于操作复杂、准确性差、医患在射线下暴露的时间长,已经逐渐退出肠癌的常规检查,仅在个别情况下作为一种补充检查手段。

▮▶ 肠镜检查如何进行？对老年人的安全性如何？

医生可以通过肠镜全面观察整个大肠的情况，准确性在90%以上；在检查中进行息肉摘除术，是大肠疾病非常重要的诊疗手段，尤其适合老年患者。

检查前1~3天要进流食；检查前夜要服用泻剂，或通过灌肠进行清肠。检查时患者穿检查服，侧卧于检查床上。肠镜由肛门进入，逐步推进至盲肠，对整个大肠进行全面观察。检查中，医生需要适当注气，使肠腔充分扩张，以便能全面观察、减少盲区。有时为了方便检查，患者须配合医生变换体位。肠镜检查的实时图像可以在计算机终端显示。如果发现息肉，可以在肠镜的引导下，应用特制器械将息肉摘除。肠镜检查可以在患者全身麻醉的情况下进行，通常需要30~60分钟，清醒后对生活无影响。检查后第二天应无特殊不适，如果有明显疼痛、血便或感觉虚弱，应及时就诊。

▮▶ 肠镜下息肉是如何被切除的？安全性如何？

绝大多数肠息肉可以通过肠镜进行切除，即肠镜下息肉切除术。术者根据息肉的大小、形状、类型，选择适当的摘除器械。小息肉可以直接钳除，大一些的息肉需要通过高频电流圈套器进行切除，圈套器的电流可以帮助完整切除息肉，并有效控制出血。微波、射频、激光等物理治疗手段也可用于息肉摘除。除出血外，肠镜下息肉切除的另一危险是肠壁穿孔，但发生率很低。老年人服用阿司匹林或抗凝药波立维时，须停药一周再行息肉摘除。

▮▶ 大肠癌切除后诊断为进展期，医生建议患者基因检测后考虑靶向治疗，为什么要先进行检测？

越来越多的研究显示，许多基因与患者的临床特征密切相关。有些基因异常并不是遗传自上一代，而是在癌变过程中发生的。有30%~

50%的大肠癌会发生 KRAS 基因突变。KRAS 基因是一种重要的调节细胞生长的信号蛋白。对于进展期大肠癌患者来说，检测 KRAS 基因状态很重要，如果 KRAS 基因正常，则需要进一步检测 BRAF 基因（编码 BRAF 蛋白）；当 KRAS 基因突变时，则提示应用抗 EGFR 的西妥昔单抗、帕尼单抗治疗无效。所以，进行基因检测有利于有效药物的选择和治疗方案的制订。

▇▶ 结肠癌切除术的简要过程是怎样的？

确诊为结肠癌后，如无禁忌证，即应进行结肠切除术。术前数日需要停止服用诸如阿司匹林等抗血小板药物，防止术中大出血；减少进食量，改为流质饮食，手术前夜还需要服用泻药或灌肠，清洁肠道。通过开腹或在腹腔镜下都可以完成结肠切除术。开腹手术通过腹部切口进行开放性手术，腹腔镜手术则通过腹壁小切口实施手术，完成手术切除。完成整个结肠切除术需要 1~4 个小时，术后还需要住院恢复数日，应严格按医生的要求进食，使伤口尽快愈合。结肠癌患者行结肠切除术时，一般应至少切除 12 枚淋巴结送检，包括一些"貌似正常"的淋巴结。虽然老年患者耐受手术能力较差，但对于一般结肠癌手术的创伤完全可以耐受。当然，医患双方术前都要精心准备。

▇▶ 结肠切除术时为什么要先进行结肠造瘘，不将伤口完全缝合？

手术切除被癌症病灶侵犯的部分结肠后，通过缝线或吻合钉对残留的两个断端进行"端端吻合"。为了使吻合的结肠尽快愈合和恢复，需要进行结肠造瘘术，让粪便在术后一段时间内不经过吻合口，而是通过腹壁造瘘口排出，以避免对吻合口造成刺激，延误愈合。如果结肠被大部分切除，造瘘很难复原，需长期保留造瘘口，这在肠癌手术中比较少见。

▓▶ 直肠癌有哪些手术方式能够保留肛门？

直肠邻近肛门，如果癌灶距离肛门很近，为治疗彻底，常常需切除肛门行腹壁造口术，解决患者的排便问题，但也有一些情况可能有保留肛门的希望：

（1）经腹会阴联合切除术。适用于病灶下缘距肛缘不足 7 cm 的直肠下段癌。腹部做永久性结肠造口（人工肛门）。此手术切除彻底，治愈率高，但不能保留肛门。

（2）经腹低位切除和腹膜外一期吻合术（直肠癌前侧切除术）。适用距肛缘 12cm 以上的直肠上段癌。若癌肿体积较小，对周围组织浸润较少，可保留肛门。

（3）保留肛括约肌的直肠切除术。适用于距肛缘 7～11 cm 的早期直肠癌。

总之，若病情允许，医生会考虑患者的生活质量，尽量保留肛门。但若癌肿较大，分化程度差，或向上的主要淋巴管已被癌细胞梗死而有横向淋巴管转移时，难以彻底切除癌灶，则不能勉强保留肛门，以绝后患。

▓▶ 如何劝说不宜做保肛手术的直肠癌患者接受术后腹壁造口？

保肛虽然能维持较高的生活质量，但手术的首要目的是彻底切除癌灶，如果不能确保病灶的彻底切除，必须毫不犹豫地放弃保肛。国内外对保留肛门的条件都比较严格，不仅要考虑病灶距肛缘的距离，还要考虑病灶、淋巴、血管、周围脏器等受浸润的情况，如不符合上述条件勉强手术，肯定会造成癌灶的扩散和转移，酿成大祸。再者，现代造口技术和设备发展得都很快，封闭功能、更换粪袋的方便程度、对造瘘口附近皮肤的保护都非常人性化，患者可以在术前对此进行了解。

▌▶ 直肠癌晚期做姑息性手术还有意义吗？

如癌肿局部浸润严重或转移广泛而无法根治，为了解除梗阻和减轻患者的痛苦，可行姑息性切除，即将有癌肿的肠段有限地切除，将直肠远切端完全缝闭，并取乙状结肠做造口；如不可能，则可仅做乙状结肠造口。此法尤其适合于已伴有肠梗阻的患者。姑息性手术是老年大肠癌患者的重要治疗方式，可以明显缓解梗阻、疼痛、腹胀等症状，显著提高生活质量。

▌▶ 什么情况比较适合进行直肠癌放疗？

放疗对直肠癌特别是局部分期较晚的中低位直肠癌有着重要作用，常与化疗联合应用。如符合下述情况可考虑放疗：

（1）术后放疗。中低位直肠癌，也就是肿瘤位于腹膜反折以下（腹膜反折在手术中可以看见，术后病理也会描述），同时肿瘤侵犯肌层和（或）有淋巴结转移，放疗可以减少局部复发的可能性，提高治愈率。

（2）术前放疗。对肿瘤比较大、手术切除有困难，或者位置比较低者，放疗能使肿瘤缩小，增加手术切除以及保留肛门的机会。

▌▶ 大肠癌患者是否需要进行化疗？化疗和年龄关系密切吗？

化疗作为大肠癌的一种主要治疗手段，对老年人和中青年患者同样重要。因此，除非身体情况很差、基础病过多或年纪过大不能耐受化疗不良反应，能够进行化疗的老年患者都应进行化疗。也就是说，大肠癌是否化疗与肿瘤的分期有关，与年龄的关系不是太大。不同的大肠癌分期，化疗的重点明显不同。

▌▶ 大肠癌术后在什么条件下可以不做化疗？

对于分期较早的大肠癌，如肠息肉顶部恶变，癌灶侵犯肠壁较浅且没有超过肌层,检查至少 12 枚以上的淋巴结没有发现转移,血管和淋巴管内没有发现癌细胞栓,神经没有受侵犯等,术后化疗的意义不大。如分子生物学检测发现"错配修复基因缺失"(由实验室完成)的患者,化疗甚至有害无益。因此,患者是否需要化疗,应向经治医生了解。

▍▶ 什么情况下大肠癌患者需要做化疗?

大肠癌是一种对化疗相对敏感的肿瘤,患者化疗后有望取得较好的疗效。符合以下情况时,需要做化疗:①已经有肝、肺、骨等远处转移的晚期大肠癌患者,已失去手术机会;虽然不是晚期,但合并严重并发症或高龄,身体承受不了手术;做化疗虽然不能达到彻底治愈的目的,但可以显著延长患者的生活时间,提高其生活质量。②对于非早期的患者,手术后病理发现癌灶侵犯肠壁超过肌层达到浆膜层,如有淋巴结转移;虽然是早期,但是术后病理有一些危险因素的患者,如淋巴结没有转移但淋巴结数量少于 12 枚,血管和淋巴管内发现癌细胞,神经受侵犯等。化疗可以显著降低复发、转移的概率,进一步提高患者的治愈率。

▍▶ 大肠癌已经形成部分梗阻,医生建议先做"新辅助化疗",暂时不做手术,这是为什么?

如果初始诊断判断病灶偏大、手术困难,可以首选化疗,期望病灶缩小达到可以手术切除的标准,再实施手术治疗。这样可以降低手术难度、减少术后转移的可能,同时为下一步化疗摸索出合适的治疗方案。患者可先听听医生对治疗方案的选择,了解治疗剂量的强度以及对治疗时间的考虑,以便更好地配合治疗。

▍▶ 大肠癌在大脑里已有一个转移灶,为什么医生认为仍有治愈的可能,鼓励患者继续治疗?

一些转移病灶可以通过手术完全切除的患者,仍然可能长期生存,甚至治愈,此时,尽早切除脑部转移灶的意义重大。术后患者可继续化疗,甚至进行靶向治疗。医生做出这样的决策肯定考虑到了患者的身体情况,有一定的成功把握。此患者可能符合下述较为"幸运"的情况,例如,患者的体质较好,可以耐受治疗;患者前一阶段的治疗已经表现出比较好的结果;转移灶数量很少且位置易于切除等。

▶ 大肠癌化疗常用哪些药物?有哪些常见不良反应?如何处理?

大肠癌常用的化疗药物由不同的药物联合组成不同的化疗方案,包括奥沙利铂、伊立替康和氟尿嘧啶类。主要的不良反应包括骨髓抑制、黏膜炎、腹泻和神经毒性等,其中尤应重视由伊立替康引发的腹泻和由奥沙利铂引发的神经毒性。

伊立替康引起的腹泻包括两大类。第一类主要在应用伊立替康后24小时内发生,即所谓伊立替康相关性"急性胆碱能综合征",临床表现为超出患者预想的严重腹泻,发生率高,但通过使用阿托品可以预防绝大多数患者腹泻的发生或减少其严重程度;第二类为"迟发型腹泻",主要是由伊立替康代谢产物对肠道黏膜引起,一旦发生,应及时用盐酸洛哌丁胺止泻,会取得很好的效果。

奥沙利铂相关神经毒性随治疗剂量的积累逐渐加重,主要表现为四肢麻木、疼痛、肢体运动协调性和肌力的下降,目前尚无有效的防治手段,但治疗完成后,绝大多数患者的神经毒性可以在半年到两年内完全或接近完全消退。

▶ 对中晚期大肠癌进行全身药物治疗的目的是什么?如何实施?老年人能够耐受吗?

大肠癌可以转移至身体的其他部位,手术后有些检查指标可以提示癌症可能复发,需要应用药物治疗转移病灶,即所谓的全身治疗,目的是有效降低复发的概率,缩小或减慢微小转移癌病灶的生长。化疗和靶向治疗都是大肠癌重要的全身治疗方法,静脉或口服给药后,药物通过血液循环被运送到病灶局部。常用的化疗药物主要有氟尿嘧啶、奥沙利铂、伊立替康以及亚叶酸钙(氟尿嘧啶增效剂)等。中晚期大肠癌需要进行常规性的基因检测,了解有无使用靶向药物的适应证。大肠癌很少单独使用靶向治疗,联合化疗方能取得最佳效果。老年患者还可根据检测结果进行 PD-1/PD-L1 免疫治疗。

▶ 大肠癌手术及化疗主要有哪些不良反应?

进行结肠切除术和淋巴结清扫术时都可能出现一些并发症。①大量出血:比较少见,严重的术中出血往往需要输血支持;②吻合口炎症:严重时会出现吻合口瘘,需要二次手术处理;③如果有改道,腹壁造瘘口旁可能出现造瘘口疝,肠子向外鼓起来,就像棉衣破了一个口子,这个口子可能会越来越大,里面的东西就可能鼓出来,如果没有疼痛,一般无须处理;④术后可能出现肠道功能紊乱,常见大便次数增多,毕竟肠子少了一截,大多数患者数月之后会逐渐恢复,但如果是低位保肛手术,这种情况持续的时间会比较长;⑤麻醉相关的风险主要有心血管意外和血栓。

基于个体差异,每个人对化疗都有不同的反应;即使应用同一治疗方案,不同的患者也可能有不同的反应,严重程度也会有明显的差异。老年患者可以通过大肠癌化疗取得良好的疗效,目前尚无法预估可能的疗效与不良反应,但年龄大不应成为化疗的禁忌,应根据患者的情况综合考虑,合理选择化疗。

▶ 肠癌可以做免疫治疗吗? 疗效如何?

肠癌可以做免疫治疗,但是肠癌应用免疫治疗现在来看疗效非常有限。绝大部分直肠癌患者应用 PD-1 抗体治疗,基本无效。只有一种特殊类型直肠癌患者应用免疫治疗效果非常好。这种特殊类型的患者是微卫星不稳定性肠癌患者。微卫星不稳定性肠癌在直肠癌患者中所占的比例非常低,在晚期直肠癌患者中大概有 5%,但是这部分患者应用

PD-1抗体治疗效果非常好,有效率达到40%,这一部分患者,即便是其他治疗方法治疗失败,应用PD-1抗体治疗,还有很多长期生存甚至治愈的机会。因此,对于直肠癌患者,特别是晚期直肠癌患者,建议做微卫星不稳定检测。如果是微卫星不稳定阳性的患者,可以优先考虑PD-1抗体治疗。

▮▶ 晚期肠癌大量腹腔积液,可以做热灌注吗?

肠癌大量腹腔积液,可以做热灌注。腹腔热灌注化疗是一种腹腔恶性肿瘤辅助治疗手段,是指将含化疗药物的灌注液精准恒温、循环灌注、充盈腹腔并维持一定的时间,预防和治疗腹膜的种植转移。结直肠患者的腹膜转移发生率约为40%,这部分患者的5年生存率约为44%。晚期结直肠癌极易浸润浆膜,形成腹腔种植转移,并产生大量的腹腔积液。临床上处理棘手,疗效不满意。尽管部分患者可以行根治性手术和术后全身性化疗,但由于存在"腹膜-血浆屏障",术后全身化疗时进入腹腔内的化疗药甚少,对腹腔内游离癌细胞作用有限,近年发展起来的腹腔热灌注化疗是治疗进展期结直肠癌腹膜转移的好方法,能有效地降低腹腔内复发及转移率。

▮▶ 晚期肠癌有必要做输液港吗?

晚期肠癌输液有必要做输液港。输液港是一种通过皮下植入的注射座连接导管而建立的中心静脉通道,用于各种药物及肠外营养液的输注、输血、反复采血等,可以把长期且频繁的静脉注射及药物输注变成简单的皮下穿刺。对于晚期肠癌患者,做输液港有很多益处。①可以有效保护外周静脉:可将各种药物通过导管直接输送到中心静脉处,中心静脉管腔直径大,血流量大,血流速度快,可使药物迅速稀释和播散,降低化疗药物对静脉的损伤,减少药物外渗的概率;②避免反复穿刺:治疗期间无损伤针每7天更换一次,减少反复穿刺的痛苦;③维护方便;④并发症少:静脉输液港完全埋置于患者的皮下,体外无外漏部分,不会发生导管脱出,且感染率降低;⑤使用期限长:静脉输液港的使用周期以上,可达数年至数十年,可建立一个永久性的静脉通路,解决了肿瘤患者频繁更换输液管路的问题;⑥提高生存质量:静脉输液港不使用的时候,体外无任何装置,且位置不易被发现,美观、方便、不影响洗澡,最大可能地不限制患者的活动,利于患者的心理、生理康复及回归社会。

▐▶ 晚期肠癌有什么新的口服药物问世吗?

晚期肠癌新问世的口服药物有:①瑞戈非尼。它是一种新型口服多靶点小分子酪氨酸激酶抑制剂,具有全新的作用谱,通过3个途径(血管生成、肿瘤生长及肿瘤微环境)发挥抗肿瘤作用。临床前研究表明,瑞戈非尼可抑制多种参与血管形成的激酶,与其他激酶抑制剂相比,瑞戈非尼具有独特的作用机制和激酶组靶标谱。②TAS102。它是一种日本研发的新型化疗药,本质上和卡培他滨(希罗达)、S-1(替吉奥)类似,都是口服的氟尿嘧啶类药物。这种药物目前在国外已经被批准用于晚期肠癌的三线治疗。③呋喹替尼。它是一种具有高度选择性的肿瘤血管生成抑制剂。呋喹替尼适用于既往接受过氟尿嘧啶类、奥沙利铂和伊立替康为基础的化疗,以及既往接受过或不适合接受抗血管内皮生长因子治疗、抗表皮生长因子受体治疗(RAS野生型)的转移性结直肠癌患者。

▐▶ 肠癌治疗的多学科模式是什么?

肠癌多学科诊疗模式是由普外科、肿瘤内科、放疗科、放射科、病理科、内镜中心等科室专家组成工作组,针对肠癌患者的个体化特征,通过定期会议形式,提出适合患者的最佳治疗方案,继而由相关学科单独或多学科联合执行该治疗方案。

▐▶ 肠癌肝转移有可能治愈吗?

肠癌发生了肝转移,其TNM临床分期为4期,属于晚期肠癌。晚期肠癌患者病变已经发生了播散,已不能通过根治性手术来达到临床治愈的目的。晚期肠癌的治疗目的只是缓解患者的临床症状,提高患者的生活质量,尽可能地延长患者的生存时间,经过有效的化疗、靶向治疗等抗肿瘤治疗措施后,患者可以带瘤长时间存活。对于单发的肝转移,可以通过有效的新辅助化疗方法来控制肿瘤体积、降低肿瘤负荷,之后通过转化治疗、同期手术,将肝癌和肠癌一次性切除,一次性降低肿瘤负荷。对于多发的肝脏治疗,转化治疗的机会有限。

▮▶ 什么是肠癌的全程管理?

肠癌的全程管理是非常重要的,与患者的生存期密切相关,很多专家都认为晚期结直肠癌并不代表生命的终止,在医生的良好管理下能逐渐延长生存期。首先,我们需要进行基因检测,了解 RAS 和 BRAF 的突变状态,更好地选择靶向药物。第二,需要早期筛选到微卫星不稳定(MSI)/碱基错配缺陷(MMR)患者,未来可以选择免疫治疗。第三,根据患者的一般情况、药物疗效和后续治疗安全性可进行综合选择,制订出最合理的一线治疗方案。需要充分了解药物的不良反应,例如,伊立替康的毒性是骨髓抑制,对于骨髓功能较差的患者要慎重选择。奥沙利铂的毒性主要是肝毒性,对肝脏造成持续损伤甚至会导致肝衰竭,因此,肝功能不好的患者应慎重选用奥沙利铂。5-Fu/卡培他滨会引起手足综合征,对于精细或特殊要求工作者也须谨慎。目前,晚期结肠癌不仅有一线二线治疗,还有三线甚至四线。晚期结直肠癌患者一线治疗的选择是非常重要的,它不仅关系到全程管理模式,也关系到后续治疗选择。在三线治疗中,除瑞戈非尼外,呋喹替尼很快也会上市,还有 TAS102 以及国产阿帕替尼和安罗替尼正在进行结直肠癌的临床研究。未来结直肠癌患者的后线治疗会越来越多样化,我们要更加关注一线和二线治疗选择的重要性,为患者制订最佳治疗方案。

▮▶ 肝脏有什么功能?

肝脏位于右上腹,大部分肝为肋弓所覆盖,是人体最大的内脏代谢器官。人体很多基本生理功能的实现都高度依赖于肝脏。肝脏的主要生理功能包括解毒、抗氧化、储存肝糖、合成蛋白等。形象地讲，肝脏是人体的化工厂，其合成的产品大部分是人体维持生命活动所必需的，或为人体的代谢提供原料。肝脏还生产有强大消化功能的胆汁，是重要的消化器官。

▎▶ 乙型肝炎表面抗原阳性多年的患者会患肝癌吗？

首先应该了解，乙肝病毒携带的时间长短与是否转化成肝癌并无必然联系。我国的乙肝病毒携带者数以亿计，每年的肝癌患者仅仅有数十万人，具体到个人患肝癌的机会并不大。由乙肝病毒携带者变成肝癌患者有许多步骤，可能需要数十年，90%以上的乙肝病毒携带者与肝癌无缘，但需要满足如下重要条件：坚决戒烟戒酒，避免过度劳累，多吃新鲜蔬菜水果，注意劳逸结合，不能滥服伤肝药物，身体不适立即就医，检查肝功，使肝脏得以保护，减少发展成肝硬化和肝癌的机会。此外，患者要掌握一些早期发现肝硬化、肝癌的相关知识，一旦出现不适立即就诊。千万不要碍于面子，怕被人知道自己是乙肝病毒携带者而在身体不适时讳疾忌医。

▎▶ 早期肝硬化患者怎样才能早期发现癌变？

早期肝癌常无症状，不易发现，因此提倡对 35 岁以上乙肝表面抗原阳性，或患慢性肝炎、肝硬化 5 年以上，或直系亲属三代中有肝癌家族史的人，每半年至一年检测一次甲胎蛋白和肝脏 B 超，以便早期发现肝癌。已经发现肝硬化的老年人，如果出现下列情况，建议定期到医院进行例行体检。

（1）右侧中上腹肝区持续性钝痛、刺痛或胀痛。这是半数以上肝癌患者的首发症状。

（2）全身和消化道症状。早期表现为乏力、食欲减退、腹胀等，晚期则出现黄疸、腹腔积液、消瘦、下肢水肿、皮下出血等。

（3）肝脏肿块。很多是偶然摸到的，成为肝癌的首发症状。

　　患者可以对照上述描述，把自己对罹患肝癌的担心告诉医生，坚持定期体检，及时发现肝脏可能的变化。

▥▶ 丙型肝炎患者会得肝癌吗？

　　丙型肝炎病毒和乙型肝炎病毒一样是促癌因素。肝癌患者中约 1/3 有慢性肝炎史，肝癌高发地区的乙型肝炎抗原和丙型肝炎抗原阳性率均明显高于低发区。近 20 年来，通过接种乙肝疫苗等措施，肝炎在我国年轻人群中的发病率已经开始逐渐下降，但对丙型肝炎病毒还没有研制出有效的疫苗。在乙型、丙型肝炎感染患者中，有部分肝硬化患者有较大可能罹患肝癌。

　　"肝炎—肝硬化—肝癌"是肝炎到肝癌的演进过程。积极治疗肝炎，严格戒酒，劳逸结合，加强对肝硬化患者的监控，是预防肝癌的有力措施。结合此种情况，我们不能为患者的肝脏"打包票"，就是说，患者尽管现在身体不错，但仍属肝癌的高发人群，建议患者养成良好的生活习惯（参考上面的问题解答），坚持体检，警惕肝癌的发生。

▥▶ 肝癌是否具有传染性？家人和陪护人员应该注意些什么？

　　应该非常明确地说，肿瘤本身不具有任何传染性，我们不会因为和肿瘤患者有密切接触而患上肿瘤，肝癌也不例外。但应该提醒的是，一些导致传染性疾病的病毒和细菌与肿瘤关系密切，如乙肝病毒、艾滋病病毒、幽门螺旋杆菌等，都是重要的致癌因素。我国乙肝感染率高，很多患者具有传染性，所以家属及其陪护人员还是应该注意防护，避免因皮肤、黏膜创伤引起血液传播。对于乙肝病毒表面抗体阴性和对乙肝没有免疫力的人，接种乙肝疫苗是一个有效的措施。

▥▶ 除病毒性肝炎外，肝癌的致病因素还有哪些？

　　病毒确实是肝癌的"元凶"，但仍然有大约 1/3 患者的肝癌来源于真菌的毒素、环境的污染以及不良生活习惯。黄曲霉素的代谢产物——黄

曲霉毒素 B_1 有强烈的致癌作用,玉米、花生等粮食、油料产品被污染严重后含有较高浓度的黄曲霉毒素,长期食用者有患肝癌的危险;亚硝胺、偶氮、乙醇、有机氯农药等超标也是可能的致癌因素;一些饮用水常被多氯联苯、氯仿等污染,死水池塘中生长的蓝藻是强烈的致癌植物;寄生虫病,如南方的华支睾吸虫(肝吸虫)感染可刺激胆管上皮增生,可导致原发性胆管癌。长期酗酒是损害肝脏,也是诱发肝癌的重要原因。酒精(乙醇)进入人体后,主要在肝脏进行分解代谢,使肝细胞对脂肪酸的分解和代谢发生障碍,引起肝内脂肪沉积而造成脂肪肝。饮酒越多,脂肪肝越严重,还可诱发肝纤维化,导致肝硬化、肝癌。

▥▶ 什么是肝硬化?它与肝癌有什么关系?

肝炎、肝硬化、肝癌三者之间关系密切。

肝硬化是临床常见的慢性进行性肝病,为一种或多种病因长期或反复作用形成的弥漫性肝损害。我国的肝硬化病例大多数为肝炎后肝硬化,极少部分为酒精性肝硬化和血吸虫性肝硬化。病理组织学上有广泛的肝细胞坏死、残存肝细胞结节性再生、结缔组织增生与肝纤维化,肝脏逐渐变形、变硬而发展为肝硬化。早期由于肝脏代偿功能较强可无明显症状,晚期常出现上消化道出血、肝性脑病、继发感染、脾功能亢进、腹腔积液等并发症,10%~15%可发展成肝癌。肝癌同时并发肝硬化的患者占60%~100%,且乙肝病毒表面抗原多为阳性,乙肝病毒核心抗体的阳性率明显高于对照人群。所以,控制肝炎病毒有利于控制肝癌的发生和发展。

▥▶ 乙肝患者血清甲胎蛋白(AFP)升高是癌变的征象吗?

成人肝细胞癌变时,约80%的肝癌患者血清AFP含量升高,成为诊断肝癌的一个特异性指标,其准确性仅次于肝脏的活体组织病理检查。所以,患者的血清AFP升高是一项很重要的警示指标,确实需要进一步排除癌变的可能性。

但并不是所有的成人血清 AFP 高,就一定能诊断为肝癌。胰腺癌或肺癌及肝硬化等患者亦可出现不同程度的 AFP 升高;孕妇也会因为胎儿 AFP 的分泌,血清中呈现 AFP 阳性。肝癌细胞合成 AFP 的差别可达 1000 倍,有些病例中肝癌细胞甚至不产生 AFP 或产量极少。

▮▶ 肝癌切除术后一年发现血清 AFP 为 200μg/L,有无肝癌复发的可能?

AFP 的动态改变可以用来反映和评价肝癌病情,肝癌切除术后观察血清中 AFP 的动态变化意义很大。手术治疗后的患者若 AFP 含量下降幅度不大或先降后升,则要考虑肿瘤残留、局部复发或转移的可能。一般 AFP 上升多提示病情恶化,几乎没有随 AFP 上升好转的病例,一般检测血清 AFP 浓度 >500μg/L 且持续 4 周者,或 AFP 在 200~500μg/L 持续 8 周者,考虑有肝癌复发的可能。AFP 含量的下降却不能反映疾病好转。需排除其他原因引起的 AFP 增高,如急、慢性肝炎,肝炎后肝硬化,胚胎瘤,消化道癌症等。对 AFP 浓度应该予以重视。

▮▶ 老年早期肝癌患者还可以做肝癌手术吗?

早期肝癌是指肿瘤直径在 3 cm 以下的肝癌患者。早期诊断、早期治疗是肝癌治疗成功的关键,手术是治愈肝癌的重要手段。由于我国肝癌患者多数伴有肝炎、肝硬化、肝功能差,且初期症状比较隐匿,一般患者就诊时已经发展成中晚期,大约 80% 的患者不能手术。早期发现肝癌的患者还是十分幸运的。如果医生建议患者手术,说明尽管患者已经高龄,但身体情况还不错,肝脏有可能承受住手术的考验。患者可以和主管医生深入沟通,把种种担心告诉医生,医患共同完成这一治疗。

▮▶ 哪些肝癌患者符合手术切除的条件?

肝癌手术治疗的适应证为:①诊断明确,估计病变局限于一叶或半肝;②无明显黄疸、腹腔积液或远处转移;③肝功能代偿尚好,凝血酶原时间不低于50%;④心、肝、肾功能耐受手术。

▊▶ 哪些肝癌患者不适合手术治疗？年龄多大就不能再做手术了？

肝癌手术治疗的禁忌证主要有:①肿瘤过大,余肝较少;②肿瘤广泛播散或散在多淋巴结;③门静脉主干存在癌栓;④有广泛远处转移;⑤肝功能失代偿,有明显的黄疸、腹腔积液和恶病质;⑥有严重的心、肺、肾功能障碍,无法耐受手术探查。

年龄不是能否手术的绝对条件,只要符合手术适应证,有的七八十岁的老年人也成功地进行了手术。当然,老年肝癌患者对手术持谨慎态度是必要的。年龄大的患者基础病较多,许多脏器的功能有隐性损伤,储备能力下降,需要充分考虑这些因素。

▊▶ 什么是肝癌姑息手术？

手术方式的选择应取决于肿瘤的大小、部位、数目,有无肝硬化及轻重程度,肝功能代偿情况及全身情况。小肝癌做局部或肝叶切除,有望彻底治愈。如病灶大,无法完全切除,医生会力求在较小的手术范围内、在确保安全而又能获得较好效果的前提下为患者进行治疗。患者的病情可能有如下情况:

肝癌姑息性手术治疗以尽量减少肿瘤负荷为主要目的,包括手术台上不能切除时的肝动脉结扎,肝动脉、门静脉化疗泵置入,无水酒精注射治疗、冷冻治疗等,均可取得一定的治疗效果。肝癌结节破裂时需急症手术治疗,切除破裂的癌结节是最有效的止血方法。有少数患者术后复发,亦可再次手术切除。

▊▶ 老年肝癌患者是否可以实施肝移植术？

肝移植术虽不失为治疗肝癌的一种方法,但在治疗肝癌中的效果长期未得到证实。比较肯定的是,肝移植术对小肝癌的疗效甚至超过切除手术。

肝移植术最明显的不足是,对大肝癌疗效不佳,术后复发转移率高,术后需长期应用免疫抑制剂,患者常死于复发。肝移植术的供体来源及昂贵的费用问题也是其难以推广的主要原因。老年患者脏器功能储备减少,很难耐受大型手术治疗,移植手术对患者的自身情况要求较高,失败率也较高,因此,老年患者应谨慎选择。

▶ 老年肝癌患者可以化疗吗?

肝癌总体对化疗不是很敏感,但还是有一些药物对肝癌具有一定的疗效,对于体力状况良好、脏器功能基本正常的老年患者可以谨慎选择化疗。老年患者不是化疗的禁忌人群,只要体力状况良好、脏器功能基本正常,仍然可以选择联合化疗。

目前治疗肝癌的常用化疗药物有氟尿嘧啶及其衍生物、多柔比星、顺铂、奥沙利铂等。临床上肝癌仍以联合化疗为主,有协同抗癌作用,且主要不良反应不会重叠,具有高效和低不良反应的特点,是肝癌临床治疗中应用较多的治疗方案。含有奥沙利铂的"FOLFOX"化疗方案对晚期肝癌患者的客观缓解率有所提高,不良反应也较轻微,成为目前肝癌联合化疗中的常用方案。

▶ 肝癌的靶向治疗效果如何?

靶向药物对肝癌具有一定的治疗效果。肝癌的靶向药物包括索拉菲尼、舒尼替尼等,应该注意的是,目前靶向治疗药物的疗效还不能令人满意,价格也比较高,患者应根据自身情况选择使用。

▶ 什么是肝癌的介入治疗? 适合老年人吗?

由于肝癌主要依赖于肝动脉供血,如通过导管注射药物使肝动脉栓塞,可以有效阻断肿瘤病灶的营养供应,使癌细胞缺乏血供,从而抑制肿瘤生长；此外，通过导管介入局部注射的治疗药物浓度较全身化疗高数十倍，毒性较全身化疗小。这种动脉堵塞和药物注射双管齐下的介入治疗，诊断造影清晰，安全可靠，肝癌介入治疗的疗效确切，治疗后甲胎蛋白迅速下降、肿块缩小、疼痛减轻等，且可重复进行，已成为部分肝癌患者治疗的主要手段。部分较大的、不能切除的肝癌瘤体缩小明显，为进一步肝癌病灶的切除打下了基础。

介入治疗由于操作相对简单，不需要全麻，对患者的体能状况要求较低，年老体弱者也可以进行，是老年肝癌患者常用的治疗方法。

▶ 什么是肝癌的消融治疗？这属于介入治疗吗？治疗效果如何？

广义的"介入治疗"包括所有通过微创操作治疗肿瘤的方法。在临床上医生说的"介入治疗"，通常特指动脉栓塞术和(或)动脉灌注化疗。

肝癌的消融治疗属于广义上的介入治疗，是指通过冷或热使蛋白质凝固，包括射频消融、微波消融、冷冻消融及光敏疗法、纳米刀疗法等。射频消融和微波消融是在肿瘤局部产生 105℃左右的高温，冷冻消融产生 −170 ~ −140℃超低温来杀死肿瘤细胞。

氩氦刀和射频消融、微波消融治疗肿瘤的过程都差不多，都是在影像设备(如 CT、B 超)的引导下，将消融针穿刺到肿瘤部位，然后开始治疗。消融治疗具有微创、安全、方便、易于反复实施、成本费用相对低廉等优点。临床观察用射频消融治疗原发性肝癌有很好的效果，第 1、2、3 和 5 年的存活率分别是 94%、86%、68% 和 40%，这种效果已经近似于外科手术根治性切除的效果。

▶ 肝癌可以进行放疗吗？老年人能进行肝癌的放疗吗？

肝癌曾经是放疗的禁区，但随着放疗技术的进步，放疗在肝癌的治疗地位得到认可。现代适形强调放疗技术的应用使得放射剂量可以集中到肿瘤区域，使肿瘤细胞受到足以致死剂量的照射，而病灶周边正常肝细胞受到的损伤极小，从而达到理想的治疗效果。很多早期不能手术、消融的小肝癌采用现代放疗技术可获得较好的疗效，且对肝功能损伤较小。特别是肝门部肿瘤、门脉癌栓等，放疗有明显优势，是首先采用的治疗方法，手术、消融无法企及。

新型适形性放疗技术的不良反应轻、患者耐受好，可以作为老年患者的治疗选择。

▮▶ 肝癌可以进行免疫治疗吗？

肝癌可以进行免疫治疗。近几年来肝癌的免疫治疗逐渐有了进步。有些肝癌患者联合免疫治疗，效果会增强。但是也要注意，在肝功能较差的患者中，肝癌的免疫治疗可能存在不良反应，尤其是诱导自身免疫性肝炎的反应，这种反应有可能会引起急性肝衰竭乃至致死性肝炎，所以肝癌免疫治疗要注意可能发生的不良反应。

▮▶ 肝癌的靶向治疗有什么新药问世？

肝癌靶向治疗目前出现的新药有乐伐替尼、安罗替尼、拉帕替尼等。

▮▶ 目前来说效果最好的肝癌全身治疗方案有哪些？

肝癌是我国非常常见的一种消化道恶性肿瘤。肝癌的恶性程度很高，治疗起来效果也不是十分理想。如果是早期的原发性肝癌，首选根治性手术切除，或者是局部射频消融治疗以及肝动脉插管介入栓塞与化疗等办法来治疗。如果是已经发生远处转移的肝癌，就不再适合进行局部治疗，可以采取静脉化疗以及靶向治疗的办法来控制病情发展的速度，延长患者的生命。

临床上用于肝癌化疗的抗肿瘤药物有很多，但是总的来说，治疗效果并不十分理想，只有在不能够进行其他治疗的情况下，才选择进行肝癌的静脉化疗。

具有抗血管生成作用的多激酶抑制剂曾是晚期肝细胞癌的标准治

疗药物。近年来，几种抗血管生成药物仑伐替尼、卡博替尼和雷莫芦单抗在随机对照试验中也显示出对晚期肝癌的抗肿瘤活性。随着免疫检查点抑制剂尤其是抗 PD-1 药物的出现，肝癌药物的研究方向可能会发生巨大的变化。此外，抗 PD-1 和抗血管生成药物联合应用的早期临床试验显示，联合用药方案在晚期肝癌患者的治疗中也能提供不错的抗肿瘤效果。因此，目前抗血管＋免疫联合用药方案将可能成为下一代的标准疗法。

▮▶ 肝癌患者有必要做基因检测吗？

一般来说，患者如果确诊肝癌，是否有必要进行检测要根据具体情况决定。一般早期肝癌，如小肝癌可以通过手术切除。如果肝癌比较大，则手术无法切除，要通过介入治疗或者射频消融来控制病情，也没有必要进行基因检测。如果是比较晚期的肝癌，需要采用靶向药物治疗时，就要根据具体情况决定是否进行检测。常规的肝癌靶向药物是多靶点，不需要做基因检测就可以进行靶向治疗。如果这两种治疗无效，可以考虑进行相关的基因检测，分析是否有其他有用的靶向药物或者免疫治疗，比如进行 PD-1 肿瘤突变负荷的检测，分析是否适合免疫治疗。

▮▶ 肝癌可以做冷消融吗？效果如何？

肝癌患者可以进行冷冻消融术。冷冻消融术是将癌组织快速冷冻至 -160℃以下，然后复温，从而导致癌细胞脱水破裂，或者导致肿瘤小血管缺氧，从而导致癌细胞死亡。进行冷冻消融术后，病变部位的死亡肿瘤组织将作为抗原，促进机体发生抗肿瘤免疫反应。

冷冻消融术治疗肝癌具有一定的优势和效果：①冷冻消融术是局部治疗，既可以作为独立的治疗方法，也可以与其他治疗（如手术、化疗或放疗等常规疗法）相结合。②冷冻治疗与手术治疗联合使用可以使切除肿瘤时扩展风险减少或者消除。③冷冻消融术和手术治疗都是治疗肝癌的方法，但是前者对正常组织的破坏比较少，也可以反复进行。④

进行冷冻消融术后,治疗部位的组织可以不用切除。经皮冷冻时,出血比较少,术后患者在短期内可以恢复。⑤进行冷冻消融术时,需要使用探针,但是由于探针口径在 2~4mm,对患者的伤害小。⑥无药物不良反应。化疗或者放疗会出现不良反应,但是进行冷冻消融术时不会。⑦如果邻近大血管有肿瘤,则常规手术不可以将其切除,但是冷冻消融术可以治疗有这种情况的患者。⑧冷冻消融术可以用于治疗多种类型的肿瘤,不管是大的,还是小的;不管是单个的,还是多发性的。⑨与大部分治疗相比,冷冻消融术后,肿瘤复发的情况比较少见。⑩有些病变部位并不能通过切除手术进行清除,此时可以采用冷冻消融术。冷冻消融术不但可以清除肿瘤,还可以使机体的抗肿瘤免疫功能被激发,使未被冷冻的或转移性癌瘤被清除。

▊▶ 胰腺癌是怎么发生的?

胰腺癌的发病原因尚不明确。嗜酒、胆石症、胆囊炎、慢性胰腺炎病史、家族中有癌症家族史、糖尿病等人群患胰腺癌的概率较大,可能就是这些因素造成了基因的变化,促使正常细胞转变为癌细胞。

胰腺是重要的内分泌器官。胰腺的内分泌细胞产生胰岛素等激素,胰腺的多种外分泌细胞产生胰液等消化酶,这两类细胞都可能癌变。大约 90%的胰腺癌细胞来源于胰腺导管的外分泌细胞,这就是所谓的胰腺导管腺癌,简称胰腺癌。

▊▶ 患者无痛黄疸 2 周后确诊胰头癌。胰头在什么部位?为什么没有疼痛就出现黄疸?

胰腺是位于腹腔内、胃后方的一个器官,12 ~ 15cm 长,分为 3 部分:由左向右腺体最宽的部分为胰头,中间部分为胰体,最窄的部分为胰尾。胰腺紧邻肝脏下方的胆囊,胆囊产生胆汁,也用来帮助消化食物。胆汁由胆囊排入胆总管,胆汁和胰酶最终由胆总管进入十二指肠发挥消化作用。胰头与胆总管相邻,甚至包裹着胆总管,癌灶的不断扩大完全可以阻断胆汁的排出，黄色胆汁被吸收入血，形成黄疸。

老年人出现无痛黄疸一定要想到胰腺癌的可能，这位患者可能就属于这种情况，这也是胰腺癌的一个特点。而有痛性黄疸，特别是剧烈阵发疼痛，则更可能是胆结石、胆囊炎等良性疾病，癌症的可能性很小。

▶ 影像学对胰腺癌的诊断有何意义？老年人适合哪种检查？

有许多影像检查手段可协助诊断胰腺癌，提供胰腺癌线索的第一项检查往往是腹部胰腺部位的 B 超，这也是老年人首选的检查手段。其他方便、无损害的诊断方法还有很多，至于具体选择哪种检查方法，须根据病情与医生沟通决定。老年人都可以进行这些检查，但检查时最好有人陪同，须禁食水几个小时。MRI 不同于 CT 检查，是利用磁场对机体组织进行成像，可能会感觉有一些温热，检查时须拿掉随身携带的金属物件。磁共振胰胆管成像（MRCP）可以清楚地显示胰管和胆管的三维影像，由于胆汁和胰液成分不同，是很好的对比，所以不需要使用造影剂。超声内镜检查既可以帮助医生近距离观察胰腺形态，对肿瘤进行定位，也可以通过超声内镜引导进行活检，以明确肿瘤的性质。

▶ 内镜下逆行胰胆管造影术（ERCP）是一项什么检查？可以用来确诊胰腺癌吗？

内镜下逆行胰胆管造影术（ERCP）应用特制的十二指肠镜，通过十二指肠壁上的胰腺管开口注入造影剂，使充满造影剂的胰胆管显像，间接判断是否有符合肿瘤走行规律的管道影像。每次 ERCP 检查需要 30～90 分钟，操作有一定难度，有的患者会有些痛苦。此项检查不能确诊胰腺癌，但可以提供胰腺癌存在与否的影像学证据，是综合分析诊断胰腺癌的重要手段。

▶▶ 胰腺癌术后每 2~3 个月抽血检查一次 CA19-9 的意义何在？

大多数胰腺癌患者 CA19-9 明显升高,这是一种有相对器官特异性的肿瘤标志物,也是胰腺癌切除术后判断肿瘤有无复发的重要指标。除胰腺癌外,其他一些疾病也会引起 CA19-9 升高,故仅凭 CA19-9 升高不能作为诊断胰腺癌的依据,但可以作为判断治疗效果的一项指标。黄疸的存在也会促使血清 CA19-9 水平进一步升高。由于胰腺癌术后复发的情况较为常见, 医生要求术后患者每 2~3 个月检查一次 CA19-9,以便及时发现并处理复发病灶。

▶▶ 胰腺癌的细针穿刺(FNA)活体组织学检查如何实施？其必要性和安全性如何？

胰腺处于身体的中心部位,位置很深,获取标本诊断比较困难。如果影像学检查不能发现肿瘤,或者不能明确病灶性质,有时需要活检进一步确诊。如果一次活检未找到癌细胞,可能还需要再次活检。

FNA 是胰腺癌最常用的活检方式。活检前,患者需要禁食水、停止服药、戒烟。可以在超声内镜引导下穿透胃或十二指肠壁,进入胰腺肿瘤内部实施活检,也可以在局部麻醉后,在 CT 引导下,经体表皮肤进入内胰腺肿瘤实施穿刺。必要情况下,也可以经开腹手术或在腹腔镜下活检。FNA 是一项相对成熟安全的操作,大约一个小时内即可完成,老年人也可以耐受。经皮 FNA 后,局部可能会有疼痛的感觉。超声内镜引导 FNA 后可能会有咽部疼痛和腹胀(由内镜充气所致),可迅速恢复。

▶▶ 老年人胰腺癌的手术治疗有什么选择？

由于老年患者耐受手术能力较差,且胰腺癌的手术创伤较大,老年特别是高龄老年患者接受手术须谨慎。胰腺癌主要有 3 种手术方式,医生会根据肿瘤在胰腺的不同位置而定。

（1）癌组织位于胰头时做胰十二指肠联合切除术（Whipple 术式）。需要切除胰头、胆囊、十二指肠、部分胆管，通常还要进行部分胃切除，常规进行淋巴结清扫。癌组织切除完毕后，将剩余的消化道进行吻合、重建，恢复整个消化道的连续性，保证进食通畅。

（2）癌组织位于胰体或胰尾，须切除胰体、胰尾（远端胰切除术），进行邻近淋巴结清扫和脾及其供应血管的切除。

（3）全胰切除术。癌组织已经侵犯大部分胰腺，须切除整个胰腺，同时切除胆囊、十二指肠、部分胆管和胃，邻近淋巴结清扫，有时也要切除脾。这种手术创伤大，较少实施。

▶ 老年人适合进行胰腺癌放疗吗？如何进行？

外照射放疗是胰腺癌最常采用的放疗方式，治疗前需要做增强 CT 或 MRI 检查，先行模拟定位，确定放疗的剂量、范围，并对治疗野建立适形计划，使放疗范围局限于肿瘤病灶，最大限度地保护周围的正常组织。这个过程通过计算机软件和硬件发送指令给放疗设备。治疗时，患者需要按预先模拟定位的体位躺在治疗床上，并事先"摆位"，使用一些固定装置防止患者移动，同时尽量控制患者的呼吸，确保射线精确照射、杀伤肿瘤组织。治疗中，患者须单独在治疗室中，但操作者会在隔壁房间操作仪器，看到、听到患者的一切活动并随时保持通话。每次治疗大概需要 10 分钟，加上前后准备的时间，共需 20~30 分钟。每位患者的具体照射次数要听从医生的安排。

从上述介绍不难看出，患有胰腺癌的老年人比较适合也比较容易接受放射治疗。

▶ 什么是胰腺癌的放化疗同步治疗？老年人可以进行这种治疗吗？

在胰腺癌的治疗中，放疗经常同化疗联合应用，化疗可以进一步提高放疗的疗效，这种联合治疗方式称为同步放化疗。放疗可以在手术前、手术中和手术后实施,以巩固提高手术的疗效。尽管年龄并非治疗方式选择的限制因素,但是,鉴于老年人的生理功能一般不如年轻人,而且胰腺癌的发展速度常常比较快,在治疗前应持更为慎重的态度,多和医生沟通,确定能否在治疗中获益。

▮▶ 胰腺癌的化疗效果如何?

常用于胰腺癌化疗的药物包括吉西他滨、氟尿嘧啶类药物、白蛋白紫杉醇等,其他药物还有顺铂、多西他赛、伊立替康、奥沙利铂等。通常是两种药物联合使用,可以增加疗效。化疗可以帮助晚期胰腺癌患者提高生活质量、延长生存时间,但是总有效率不高,即使有效,肿瘤得到控制的时间也比较短。

▮▶ 厄洛替尼可用于胰腺癌的靶向治疗,这是一种什么药物?

厄洛替尼是一种口服靶向药物,通过阻断细胞生长信号的传递来抑制癌细胞的繁殖,它的作用靶点是 EGFR 基因上的两个突变点,治疗胰腺癌的疗效明显。有临床研究证明,化疗药物吉西他滨与厄洛替尼联合应用能够延长胰腺癌患者的生存时间,是国际上推荐的治疗胰腺癌的方案,但是实际上只有一小部分患者能够获益,患者可以试用。

▮▶ 胰腺癌胆管梗阻患者出现黄疸后皮肤奇痒难耐,医生建议植入支架,患者能经受吗?

胰腺癌,特别是胰头癌常会由于肿瘤生长压迫胆管而导致胆管梗阻,致使胆汁在肝脏淤积,出现不同程度的黄疸。除皮肤发黄和瘙痒给患者造成身体不适和心理压力外,黄疸对肝、肾及大脑功能都会造成损害,甚至威胁生命。因此,医生对解除患者的黄疸症状都比较重视。胆管支架植入和胆管引流是解决胆管梗阻的常用治疗手段,如果肿瘤体积增大,可能还需要重新植入新的支架。在黄疸引流成功后,局部皮肤用药物涂抹可缓解瘙痒。支架治疗对患者的身体功能状况要求不高,效果明显,不良反应轻微,患者应该采纳医生的建议实施治疗。

▮▶ 胰腺癌可以行免疫治疗吗?

胰腺癌能进行免疫治疗。胰腺癌是常见的恶性程度较高的消化系统肿瘤之一,其发病率在全世界逐年上升。由于缺乏有效的早期诊断和治疗方法,预后极差,虽然一些化疗药物可以改善患者的治疗,但疗效有限,近年来,随着肿瘤免疫相关分子机制的深入研究,细胞免疫治疗在实体肿瘤治疗领域取得了新的突破,以肿瘤疫苗为代表的细胞免疫疗法在胰腺癌的治疗方面也取得了很大的进展,为胰腺癌的治疗提供了新的方法和手段。胰腺癌自身的特征导致免疫原性不强,癌细胞周围的微环境非常恶劣,不利于免疫治疗发挥作用。另外,胰腺癌细胞躲藏在像碉堡一样的环境里面,癌细胞周边的环境特别有利于胰腺癌自身的生长,而不利于药物治疗,也不利于免疫药物作用的发挥,所以胰腺癌的免疫治疗效果不太好。

▮▶ 胰腺癌靶向治疗有什么进展吗?

晚期胰腺癌的治疗手段主要以手术及联合放化疗为主,但胰腺癌属于低氧性肿瘤,对常规放疗不敏感。目前,靶向药物治疗取得了较大的进展,寻找新的作用靶点,明确作用机制,对靶向治疗的研究具有较大意义。目前正在临床试验的靶向治疗药物有 KRAS G12C 抑制剂(AMG510)、TRK 抑制剂(恩曲替尼、拉罗替尼)、ALK 抑制剂(克唑替尼、赛瑞替尼或阿来替尼)、CDK4/6 抑制剂、NRG1 融合抑制剂、PARP 抑制剂(奥拉帕利)等。

▮▶ 胰腺癌根治术后一定要做化疗吗?

胰腺癌是胃肠道肿瘤中恶性程度较高的肿瘤。早期的患者症状比较隐匿,很难发现,所以来就诊的患者大多数是中晚期胰腺癌患者。临床上胰腺癌手术切除时,70%~80%已经有淋巴结转移,单行手术复发率较高,所以胰腺癌术后一般是需要化疗的。如果患者身体较差,不能耐受化疗,可以选择中医,通过中药辨证论治,扶正抗癌,提高免疫,延长患者的寿命。胰腺癌治疗一定要个体化,有时候过度治疗不能让患者受益。

▶▶ 女性到了老年,乳房不再周期性疼痛,还需要定期检查乳腺吗?

年轻女性在月经前常会有乳房胀痛、乳头刺痛,这是因为乳房的腺体与子宫内膜一样,也会随着月经周期的变化而出现经前增生期和经后复原期的变化。月经来潮前 7～10 天,雌激素及孕激素浓度增高,使乳腺管扩张,其上皮细胞增生肥大,乳腺管周围基质水肿而引起压迫症状,出现疼痛。女性 45～50 岁时卵巢功能开始逐渐减退,血液及体液中的雌激素水平也逐渐降低,导致乳房内腺体萎缩。多数老年女性不再随着月经出现周期性疼痛,但这并不意味着不会患乳腺癌。资料显示,乳腺癌的发病风险随着年龄的增大而升高,我国女性乳腺癌发病的年龄高峰是 45～50 岁和 60 岁以后。因此,乳房是否存在周期性疼痛与乳腺癌发病之间没有必然联系,老年女性更应该定期检查。

▶▶ 老年女性没有乳腺增生还会患乳腺癌吗?

我们通常所说的乳腺增生与乳腺癌并没有直接的关系,与乳腺癌发病关系密切的是乳腺非典型增生。年龄是乳腺癌发病的危险因素,年龄增加,患乳腺癌的风险也逐渐增加。另外需要重视的是,年轻时得过乳腺癌、多年未复发的患者,到年老时也有可能复发乳腺癌,切不可因为年龄增长而忽视复查。

▶▶ 哪些妇女容易得乳腺癌?

乳腺癌的发生可能与以下因素有关:

(1)月经初潮早(不到 12 岁)、绝经晚(超过 55 岁)或行经时间长

（超过 40 年）。

（2）部分乳腺癌有遗传倾向，乳腺癌患者的血缘亲属患乳腺癌的风险增加，具有某些突变基因（如 BRCA1、BRCA2）人群的乳腺癌发病风险要提高 5 倍。

（3）生育、哺乳对乳腺均有保护作用。

（4）乳腺是对电离辐射较敏感的组织，胸部受到中高剂量电离辐射会增加乳腺癌的发病风险。

（5）肥胖、长期饮酒和高脂肪饮食会增加患乳腺癌的风险。

（6）性格内向、长期抑郁、情绪不稳定、生活不幸福、压力大是致癌的重要因素。

（7）长期使用激素用品（化妆品、食品等）可刺激乳房腺体上皮细胞过度增生，更年期激素替代治疗可增加乳腺癌的发病风险。

▣▶ 男性也会得乳腺癌吗？是不是医生把诊断搞错了？

男性同样可以患乳腺癌，只是患癌的概率要比女性小得多。男性乳腺癌只占全部乳腺癌的 1% 左右。男性乳腺癌的老年患者比年轻患者要多一些，症状比老年女性患者要重，预后也较差。因此，如果男性特别是老年男性发现乳腺包块，应予以重视，尽快行活检或切除。在手术问题上，对男性乳腺包块的态度更要积极，患者确诊后应尽快手术。

▣▶ 作为老年人，目前我们能够在预防乳腺癌方面注意些什么？

每一位老年人都可以对乳腺癌进行三级预防：

（1）一级预防。针对乳腺癌的高危因素的预防，如改变生活方式、注意均衡饮食、加强体育锻炼、避免不必要的雌激素摄入（包括局部外用）、保持健康的心理状态等；对于中年女性而言，生育、哺乳属高危因素，更应警惕。

（2）二级预防。因乳腺癌仅靠个人无法完全预防，但老年女性乳房松弛,腺体量明显减少,如形成肿块更易于发现。时刻保持警惕,进行防癌体检是必要的。早期发现、早期诊断、早期治疗有利于提高长期生存率,有相当高的治愈率。

(3)三级预防。晚期乳腺癌患者一旦确诊,患者应积极配合医护人员,接受规范治疗,提高治愈率,降低死亡率;晚期患者在积极正规治疗的基础上,可以控制症状,减少痛苦,延长生命,提高生存质量。

▐▶ 老年人乳腺萎缩,若有癌变如何发现?

老年人乳房松弛、乳腺萎缩,在乳腺癌早期可无任何主观感觉,但并非无蛛丝马迹可循。如乳房局部有如下表现,应高度警惕:

(1)肿块最常见。可触摸到单个或多个结节,当肿块较大时,乳房可有局部隆起、增大。多数位于乳房外上方,其次是内上及乳头乳晕区,下方较少。肿块大小不一,直径以 2～3cm 比较常见。肿块多呈圆形或卵圆形,边界不清,质地硬,活动度较差,通常无疼痛。

(2)皮肤改变。乳房表面内陷如酒窝,皮肤可有发红、肿胀、橘皮样,甚至破溃。

(3)外形改变。肿瘤累及皮肤或胸肌时,乳房变硬、缩小,端坐时患侧乳腺可抬高。

(4)乳头、乳晕改变。乳头扁平、回缩、凹陷,直至完全缩入乳晕,看不见乳头。乳腺癌所致的乳头回缩与先天性乳头内陷不同,乳腺癌所致的乳头回缩不能被拉出,而且凹陷的乳头下或周围可摸到肿块。

(5)乳头的湿疹样改变。最初为乳头瘙痒,乳头增厚、脱屑、渗液,逐渐出现糜烂,反复结痂,类似于湿疹。

▐▶ 绝经多年的患者曾有无色乳头溢液,最近可见红色的分泌物,这是乳腺癌的症状吗?

乳头溢液的颜色有很多,可以是无色透明清亮、乳白色、淡黄色、棕色、血性等,其中,红色的血性溢液多为乳腺癌的症状。如乳头溢液同时能触摸到肿块,乳腺癌的可能性更大。这位患者的情况应予以警惕,应该尽快到医院进行检查。

▐▶ 多年乳腺无痛包块有长大和质地变硬的状况,会是乳腺癌吗?

认为乳腺癌一定会疼痛是一个误区。其实,多数乳腺癌患者在早期甚至中晚期很可能没有疼痛症状。正因为乳腺癌疼痛较少发生,不易引起重视,才失去了早期发现的机会。也有部分乳腺癌患者会有疼痛的感觉,表现为乳腺刺痛、胀痛或隐痛,如果肿瘤伴有乳腺囊性增生也可出现周期性疼痛。总之,要重视乳腺无痛包块,一旦发现,一定要弄个水落石出。

▐▶ 据说早期发现乳腺癌最基本、最简单的方法是每月固定时间自查一次,如何进行自查?

尽管有些争论,但大多数专家认为在每次月经后的 7~10 天自查一次乳腺,是一种最基本、最简单的发现乳腺癌的方法。

老年绝经女性可自行确定每月一个固定的自检时间。自检时要注意乳房的大小是否对称、是否有小结节、乳头的位置有无变化、乳头是否有溢液等。如不能掌握自我检查的方法,建议定期到医院由专科医生进行检查,或向医生学习自检方法。如发现可疑变化,应及时去医院进行专科检查。

▐▶ 除了自我检查外,医院有哪些方法可以在早期发现乳腺癌?

早期发现乳腺癌的方法有很多。目前,医院常规提供的技术手段包括临床体检、超声检查、乳腺 X 线摄影检查(俗称"钼靶检查")、磁共振成像(MRI)检查等。

超声对乳腺基本无伤害,黄种人女性乳腺脂肪含量一般较少,尤其适合超声检查,且不受年龄限制,可每年检查一次。乳腺 X 射线摄影检查不适合普查乳腺正在发育的 30 岁以下的年轻女性,建议 35~45 岁女性每两年行一次钼靶检查,40~60 岁的女性可 1~2 年行一次钼靶检查,60 岁以上可每年检查一次,高危人群年龄可适当提前。磁共振成像(MRI)检查准确性较高,但价格较高,可作为超声和钼靶检查发现异常的进一步检查。

▐▶ 老年女性朋友如发现乳腺包块,应该怎样处理?

老年女性乳房松弛缩小、腺体萎缩,出现增生结节、纤维腺瘤等良性病变的概率明显低于年轻女性。所以,老年女性一旦发现乳腺包块,尤其是无痛性包块,特别需要警惕乳腺癌的发生,一定不可大意,应及时到医院就诊,尽快明确诊断。

▐▶ 出现腋窝淋巴结和锁骨上淋巴结肿大是乳腺癌晚期的标志吗?

乳腺的淋巴组织非常丰富,癌细胞很容易从淋巴管转移。乳腺癌同侧腋窝淋巴结和锁骨上淋巴结是癌细胞转移时最先到达的区域,所以称为区域淋巴结肿大,它是判断乳腺癌进入中期或晚期的重要标志。建议尽快进一步诊疗。淋巴结肿大并不一定是淋巴结转移,但如果穿刺病理确定,基本就是了,不要老是怀疑诊断问题而拖着不去就诊,必须及时治疗。

▐▶ 老年女性乳腺癌通常怎么治疗?

老年乳腺癌的主要治疗手段和中青年的治疗相同,包括手术切除、全身化疗、局部放疗、内分泌治疗、分子靶向治疗以及免疫治疗。但是,由于老年人尤其是高龄女性往往合并一些慢性疾病,心肺功能差,肝、肾解毒慢,容易造成手术后愈合差,且术后并发症处理相对困难。因此,老年乳腺癌的治疗不仅取决于乳腺癌临床分期,还取决于患者的脏器功能、有无慢性疾病和机体耐受情况，对老年乳腺癌患者的全身综合治疗尤为重要。

▮▶ 50 岁乳腺癌术后多年的患者，最近月经很不规律，这种情况算绝经吗？对治疗有影响吗？

中老年女性的月经情况对乳腺癌治疗的选择至关重要，首先需要弄清楚绝经和停经这两个概念。绝经的真正含义是卵巢功能的衰竭，一般是指月经永久性终止，提示卵巢合成的雌激素持续性减少。月经会受到多种外界因素的影响，仅仅停经并不足以说明患者已达绝经状态。医生常以尿促卵泡激素（FSH）和雌二醇（E_2）检测水平来认定是否绝经。激素水平受到不同的测量仪器和方法的影响，可依据测定单位所附注的绝经后参考值范围，多数医院的绝经后激素参考值为：FSH>40 国际单位 / 升且 E_2<110mmoL/L（或 <30pg/mL），检测的时间间隔以大于 1 个月为宜。

显然，这位患者的情况还不是绝经，只能算是"围绝经期"。我国乳腺癌患者常较西方年轻，绝经前及围绝经期患者的比例较高。乳腺癌的治疗会影响女性患者的卵巢功能，从而影响患者的月经状态，患者接受内分泌治疗的方式也与患者的月经状态密切相关。

▮▶ 判定绝经的标准是什么？

按照上面的介绍，满足以下任意一条者，可认为达到绝经状态：

（1）双侧卵巢切除术后。

（2）年龄≥60 岁。

（3）年龄 <60 岁，自然停经≥12 个月，近 1 年未接受化疗、药物（三苯氧胺、托瑞米芬等）或卵巢去势的情况下，尿促卵泡激素（FSH）和雌二醇（E_2）水平在绝经后范围内。

（4）年龄 <60 岁，正服用三苯氧胺或托瑞米芬的患者，尿促卵泡激素和雌二醇在绝经后范围内。

值得注意的是，化疗前未绝经者即使化疗后绝经也不能判断其为绝经后状态，化疗药物或内分泌药物去势治疗后绝经的患者须反复测定尿促卵泡激素和雌二醇水平,确认其为绝经后状态时方能认定绝经,可选择芳香化酶抑制剂治疗。

▌▶ 老年乳腺癌手术包括哪些方式?

乳腺癌手术发展历程经历了"由小到大再到小"的过程。手术方式有乳腺癌根治术、乳腺癌扩大根治术、改良根治术、乳房单纯切除术和乳腺癌保乳手术等。其中,乳腺癌根治术和扩大根治术因为手术范围大,术后并发症多,已基本不再采用。因为老年女性乳腺癌的特点,常用的手术方式是乳房单纯切除术和保乳手术,有时也采用改良根治术。

▌▶ 老年乳腺癌手术需要切除整个乳房吗?

老年女性乳腺癌的病理特点是恶性程度较低,发展相对缓慢,雌激素、孕激素的受体阳性率高,预后往往好于年轻女性。因此,如果能坚持定期检查,一有异常就去医院做专科体检,老年妇女的乳腺癌往往在早期就能被发现,如果乳房足够大,且肿物大小在 3cm 之内,为单个病灶,仍可以考虑局部切除,而不是切除整个乳房。

▌▶ 保乳手术适合哪些人群?

无论年龄大小,乳房作为女性的重要特征,切除乳房对女性的心理、生理都是一个打击,因此,对符合如下条件者,可以考虑接受保乳手术:

(1)肿瘤生物学行为属于低度恶性(如激素受体表达阳性等)。

(2)肿瘤较小,最大直径 3cm 以下的病灶(T1 及部分 T2 期)。

(3)钼靶 X 线检查显示乳房无广泛沙粒样钙化表现。

(4)单发性病灶,且未累及皮肤或胸壁。

(5)肿瘤距离乳晕 >2cm。

(6)肿瘤和乳房比例适当,预计保留乳房术后能保持较好的外形。

（7）腋淋巴结无明确转移。

总之,乳腺癌越是早期,保乳概率越高。但是,临床上患者的情况千差万别,选择手术方式需要根据患者的情况进行具体分析,患者可以和医生充分沟通之后做出决定。

▶ 保乳手术的效果怎样?

研究发现,符合适应证的早期乳腺癌保乳手术加上术后规范的综合治疗,无论是局部和区域控制率还是长期生存率,均与根治术或改良根治术相同。保乳手术治疗的效果与下列因素有关:

（1）激素受体阳性并接受内分泌治疗的患者预后较好。

（2）原发肿瘤较小及病理报告组织学分级低的预后较好。

（3）腋窝淋巴结阴性的患者预后好于阳性者。

（4）术后须放疗,如不做放疗,局部复发率较高。

▶ 哪些老年乳腺癌患者不适合手术治疗?

对于老年患者而言,不仅要按疾病分期决定是否手术,更要考虑身体的承受能力、脏器功能、麻醉风险和手术后的恢复情况,并非所有乳腺癌都适合手术治疗。手术禁忌主要包括全身和局部两种情况:

（1）全身性禁忌证。包括:肿瘤已有远处转移;年老体弱;心肺等重要脏器功能障碍不能耐受手术。

（2）局部病灶的禁忌证。包括:①Ⅲ期患者出现下列情况之一者:乳房皮肤橘皮样水肿超过乳房面积的一半;乳房皮肤出现卫星状结节;乳腺癌侵犯胸壁;胸骨旁淋巴结肿大且活检证实为转移;患侧上肢水肿;锁骨上淋巴结病理证实为转移;炎性乳腺癌。②有下列情况之二者:肿瘤破溃;乳房皮肤橘皮样水肿占全乳房面积 1/3 以内;肿瘤与胸大肌固定;腋淋巴结最长径超过 2.5cm;腋淋巴结彼此粘连或与皮肤、深部组织粘连。

但是不能手术并不代表没有治疗手段,还可以根据病情选择化疗、放疗、内分泌治疗、靶向治疗、免疫治疗等。不少患者经过内科治疗后（新辅助化疗、内分泌治疗），病灶缩小，争取到了手术机会。

▐▶ 乳腺癌手术和放疗后为什么胳膊肿胀？

乳腺癌手术和放疗后发生上肢水肿很常见，原因主要有：

（1）胳膊内侧或腋窝的淋巴管在手术中遭到了破坏，造成淋巴回流不畅。

（2）放疗造成放射照射野内的静脉闭塞、淋巴管破坏，而且局部肌肉纤维化压迫静脉和淋巴管，影响上肢淋巴液和血液回流及上肢功能。

（3）术后上肢活动锻炼过迟导致淋巴管再生迟缓，水肿持续时间较长。

（4）手术后恢复不顺利，腋窝长期积液、感染，使残留的淋巴管进一步被破坏、反复感染，甚至造成锁骨下或腋静脉阻塞，导致重度水肿。

（5）术后上肢、锁骨上下及腋窝部位出现病灶复发转移，造成局部静脉及淋巴管的压迫性回流障碍，常为进行性加重、不可逆性水肿。

▐▶ 乳腺癌术后为什么要进行上肢功能恢复锻炼？

乳腺癌手术后，特别是做过腋窝淋巴结清扫术或腋窝放疗的患者，除了上述患侧上肢水肿外，还会因腋窝清扫或者腋窝放疗后组织瘢痕挛缩，易导致肩关节运动幅度受限、患侧上肢肌力低下、运动后迅速出现疲劳及精细运动功能障碍，所以，需要进行上肢功能恢复锻炼。但锻炼必须适度，无论强度还是频次，否则会加重上肢肿胀。

▐▶ 乳腺癌术后的危险因素有什么？

乳腺癌术后复发风险可分为低危、中危以及高危。低危的定义：35岁，以上术后腋窝淋巴结阴性，标本中肿瘤大小≤2cm，病理分级为1级，未侵犯血管及淋巴管，雌孕激素受体阳性，HER-2阴性，以上同时具备。高危的定义：①腋窝淋巴结转移1~3个的话需要HER-2阳性；②如

果腋窝淋巴结 >3 个,直接就是高危。介于低危和高危之间的是中危。危险度分级主要指导治疗用药强度以及判断预后。当然,不是高危患者就一定转移,低危患者就不会转移,指的只是转移的概率。

▶ 乳腺癌术后怎样进行上肢功能恢复锻炼?

　　术后上肢康复锻炼的方法有很多,只要按照下面推荐的其中一种方法坚持锻炼都会有效。一般手术后 1 周左右就应开始逐渐活动患侧手臂上肢。开始由于疼痛,活动度小,逐渐增加活动度,从握拳、活动腕关节开始,这时,家人也可以帮忙轻轻压捏上肢手臂,从上至下、从下至上反复压捏,使该肢体的血液循环逐渐恢复到术前,压捏对肢体肌肉群也是锻炼。术后 2 周开始活动患侧上肢的前臂,可做屈曲、外旋、内收、伸展,逐渐加大力度,必要时可以请家人协助完成;术后 3 周,整个上肢一起活动,做上举动作,可以由健侧手或者家人协同完成,幅度逐渐增大。术后 4 周,每天患侧上肢尽其可能做上举动作,可以站在墙边,身体与墙垂直,患侧手做爬墙运动,直至手臂完全贴墙。也可以用手自摸头顶,随后逐渐超过头顶,用手摸到对侧耳朵,还可将患侧手臂背后,逐渐向上摸,直到能摸到对侧肩胛骨。循序渐进,持之以恒,因人而异,直至活动自如。功能锻炼是一件十分艰难而痛苦的事,如果通过功能锻炼恢复到术前状态,将对提高生活质量大有好处,也可解除心理上的压力。

▶ 老年乳腺癌术后康复还需要注意什么?

　　老年人需要结合自身的体力和生理特点,做好乳腺癌术后康复。主要包括以下方面:

　　(1)合理饮食。注意营养均衡,保持食物多样化,不偏食,不忌食,荤素搭配,粗细搭配。老年患者应注意保持正常体重,不要误以为肿瘤患者越胖越好。有研究表明,体重正常的乳腺癌患者比体重超重或过轻的乳腺癌患者生存率要高。

　　(2)锻炼恢复。如果做了根治性手术或腋窝淋巴结清扫,要注意恢复患侧上肢功能。锻炼方法可咨询医生，无论选择哪种方法，最重要的是坚持。

（3）心理康复。在确定患癌后，乳腺癌患者心理上大多会有震惊、怀疑（拒绝接受事实）、恐惧等情绪，及时进行心理调适有利于患者走出阴影，顺利康复。

（4）定期复查。除了防治肿瘤复发，还要检查术后服用的药物对身体的不良反应，并及时调整用药种类和剂量。

▐▶ 作为家人如何帮助乳腺癌患者进行术后心理康复？

相对于其他恶性肿瘤，乳腺癌预后较好，患者通过规范治疗可长期生存，帮助乳腺癌患者走出疾病阴影也是完全可能实现的。

家人要注意让患者发泄心中的烦恼、诉说苦衷，配偶和子女的关心和照顾尤为重要。医护人员有专业的知识和经验，可主动和医护人员交流，配合治疗。鼓励老人走出家门，参加社会活动，特别是病友团体间的相互扶持是克服悲观情绪的重要环节。经验证明，来自病友之间的经验、体会和心理安慰往往比家属或医生给予的关心更容易被患者接受。乳腺癌术后可能导致形体缺陷，随着老年人对外形要求的提高，可以通过穿着带有义乳的内衣或乳房重建术来弥补。如果老人的心理症状较明显，应咨询专科心理医生，必要时服用药物治疗。

总之，使乳腺癌患者保持健康的心理状态和乐观的情绪，有利于正常内分泌的调节活动，对提高乳腺癌患者的生活质量起着重要作用。

▐▶ 乳腺癌手术后为什么需要化疗？

当医生判断患者的乳腺癌复发转移风险为中度以上时，需要进行化疗。手术治疗的目的在于使原发肿瘤及区域淋巴结得到最大限度的控制，减少局部复发。但肿瘤切除以后，身体内循环的血液中仍存在着残余的肿瘤细胞，全身化疗的目的就是根除身体内可能残余的肿瘤细胞，以提高乳腺癌的治愈率。

▐▐▶ 乳腺癌患者能用中药控制吗？

目前没有依据表明中药可以控制乳腺癌，对于早期患者最好手术切除。医生出诊时经常看到乳腺癌患者没有咨询医生，自敷中药导致肿瘤长大破溃感染，令人触目惊心，产生对中医的不信任感。其实，接受抗肿瘤治疗的患者可以应用中药，但必须在乳腺科及肿瘤科医生的指导下多学科协作，这样可以提高患者的生活质量，增强治疗疗效，充分发挥中医中药的作用。切不可一味相信所谓的偏方，耽误治疗。

▐▐▶ 哪些老年患者乳腺癌术后可以避免全身化疗？

乳腺导管原位癌，或者肿瘤最大径小于 0.5cm、淋巴结无转移时，无论何种分型，均可避免化疗。对于老年人，当肿瘤最大径在 0.5~2cm、淋巴结无转移、激素受体强阳性且 HER-2 为阴性时，复发转移风险也较低，一般来说可以避免全身化疗。因此，避免全身化疗的前提是肿瘤的早期发现、早期诊断，并得到及时治疗。

凡是不具备上述条件的乳腺癌术后患者，原则上应进行化疗。具体如何掌握，建议与医生沟通，做出符合自己病情的治疗决定。

▐▐▶ 老年乳腺癌患者化疗时需要注意什么？

老年乳腺癌患者化疗时应注意如下几点：

（1）骨髓抑制。大部分老年人骨髓功能不如年轻人，最常见的是骨髓抑制，表现为白细胞、粒细胞甚至血小板下降，且不易恢复，如果处理不当，将出现感染等严重并发症。老年乳腺癌患者化疗期间如有发热或重度乏力，应立即查血象并及时处理。

（2）胃肠道反应。乳腺癌化疗使用多柔比星、吡柔比星等蒽环类化疗药，常见恶心、呕吐、腹泻等症状，需注意饮食清淡，少食油腻生冷的食物，必要时应使用止吐药。

（3）心脏毒性。蒽环类药物（如阿霉素类药物）是乳腺癌患者最常用的化疗药物，6%～30%的患者可出现一过性心电图改变，但与给药剂量和方案无关，一般不影响药物的使用。其中，1%可出现心肌病变而引起急性心力衰竭，大多发生于每平方米体表面积累计总量超过400mg的患者，与原先存在的心脏疾病无关。所引起的心脏病变多在停药后1～6个月（平均2.5个月）恢复。化疗中使用心肌保护药物的确切疗效仍在观察中。

（4）脱发。几乎每个人都会出现脱发，会造成心理压力，可事先准备假发头套。化疗结束后会长出新发，有的甚至比以前的头发还好。

▮▶ 老年乳腺癌患者术后为什么常用"红药水"？

因为蒽环类药物（如阿霉素类药物）配液后呈现红色，很多乳腺癌患者都称之为红药水，并且因为其恶心、呕吐的不良反应特别明显，使很多患者都对红色产生了恐惧心理。蒽环类药物对于乳腺癌患者生存期的延长以及复发率的降低有很大帮助，所以在术后常用于辅助治疗，但不良反应除了恶心呕吐之外，还有常见的心脏毒性。HER-2阳性患者使用的赫赛汀等药物最主要的不良反应也是心脏毒性，所以现在有一种学术观点是在辅助治疗中去掉蒽环类药物，但目前仍没有重要的证据表明术后不需要使用蒽环类药物。

▮▶ 对于医生推荐的不同"红药水"，患者该如何选择？

刚才谈到蒽环类药物因配液后呈现红色，所以很多乳腺癌患者都称之为"红药水"，目前常用的有表柔比星、多柔比星、吡柔比星、脂质体阿霉素等。总体来说，这几种药物的不良反应和疗效差不多，但具体来看，前3种药物的恶心呕吐以及脱发不良反应较大，不过持续时间可接受；而脂质体阿霉素不良反应较小，但手足综合征较重，而且常有腹泻等不良反应，持续时间略长。目前对于术后辅助患者，脂质体阿霉素不是指南优先推荐的。

▶ 化疗后白细胞低下如何处理？

很多化疗药物都有骨髓毒性，所以白细胞低下非常常见。而且很多晚期乳腺癌患者，因为治疗效果比其他晚期肿瘤好，所以化疗疗程长，加上有些内分泌药物也可以引起白细胞低下，因此白细胞抑制最为常见，持续时间也长。所以，我们经常应用粒细胞集落刺激因子来进行治疗，其他手段如食疗（花生皮、牛尾汤等）、中医药（包括口服药物）等疗效都不明确，只有粒细胞集落刺激因子疗效实在。粒细胞集落刺激因子有长效和短效两种，长效者可以应用于既往白细胞低下的预防性治疗，白细胞升高平稳，但价格昂贵。短效者，注射后有白细胞一个升高峰，可能会很高，但一般不用太担心，很快会降低，那时再观察是否会下降到很低，如果太低还得继续注射。

▶ 打了升白针后有什么不良反应？

很多患者首次注射粒细胞集落刺激因子会出现乏力、发热、酸痛等症状；严重者出现骨头里疼痛，感觉像抽骨髓一样。这些都是正常反应，可以对症处理，轻症不用处理，重者可以使用布洛芬之类的镇痛解热药物。如果继续使用其不良反应会较之前小一些，但无论出现何种异常，最好还是咨询自己的经治医生，避免其他重叠的不良反应影响病情判断。

▶ 什么是"腔面 A 型"乳腺癌？有这种分型吗？这些分型有什么意义？

腔面 A 型又称作 Luminal A 型乳腺癌，除此之外，还有 Luminal B 型、HER-2 阳性型和三阴型。分型的依据是对手术或者穿刺的乳腺癌标本 4 个指标的表达情况，是在分子水平的一种病理分型，对患者的治疗和预后判断都有指导意义。这些表达指标包括免疫组化检测雌激素受体（ER）、孕激素受体（PR）、Ki-67、表皮生长因子受体 2（HER-2）或用原位杂交法（FISH）测 HER-2。更详细的专业知识以及分型对患者今后治疗的影响可向经治医生咨询。相对来说，腔面 A 型乳腺癌预后较好，治疗强度可以适当降低。

▥▶ 什么是乳腺癌的内分泌治疗？

大部分乳腺癌属于激素依赖性肿瘤，即癌细胞的生长受体受多种激素的调控，癌细胞的生长离不开自身的激素。其中，雌激素对乳腺癌的发生与发展起着至关重要的作用。内分泌治疗可以通过降低体内的雌激素水平或抑制雌激素对癌细胞的作用来抑制癌细胞的生长。如病理报告乳腺癌激素受体阳性，便可以实施激素治疗。

内分泌治疗是针对雌激素受体阳性乳腺癌的治疗，不良反应比化疗要少得多，也小得多，比化疗容易接受，而且服用方便（多数药物是口服药），价格较低，因此是有该适应证乳腺癌患者的良好选择，对老年患者尤其适合。

▥▶ 乳腺癌病理检验报告中的雌激素受体(ER)和孕激素受体(PR)对治疗有什么意义？

乳腺癌激素受体主要包括雌激素受体(ER)和孕激素受体(PR)，是乳腺癌重要的生物学标志物，也是指导治疗和判定预后的重要指标。正常乳腺上皮细胞内存在这两种受体，乳腺的生长、发育和细胞增殖须接受雌、孕激素的调控。当细胞发生癌变时，雌、孕激素受体可以部分或全部保留，也可全部消失。如果乳腺癌细胞仍然保留激素受体，其生长和增殖受内分泌调控，即激素依赖性乳腺癌，反之，称为非激素依赖性乳腺癌。这位患者的激素受体为强阳性，说明癌组织内仍然保留了相当多的激素受体，内分泌治疗可能会有较好的疗效，非常适合做内分泌治疗。

▥▶ 雌激素受体阳性(++)和孕激素受体阴性患者做内分泌治疗有效吗？

一般来说，ER、PR 均阳性的乳腺癌分化较好、发展较慢，恶性程度低、复发少，对内分泌治疗的有效率达 70% ~ 80%。两者均为阴性的乳腺癌一般分化较差、侵袭性强、发展较快、恶性程度高，内分泌治疗的有效率不足 10%，术后应以化疗为主，不推荐内分泌治疗。ER、PR 其中一项为阳性者，对内分泌治疗的反应优于均为阴性者，应考虑进行内分泌治疗。所以，这位患者的情况还是符合内分泌治疗条件的。

▮▶ 乳腺癌术后需要做乳腺癌 21 基因检测吗？结果如何判定？

21 基因检测对于早期乳腺癌患者的复发风险进行评判，无须另外提取标本，只要将之前手术标本送检即可。检测结果为"复发风险评分"，分值为 0~100 分：<18 分为复发低危；18~30 分为复发中危；>31 分为复发高危。复发高危的患者采用辅助性化疗更有效。判读标准：①RS<18，复发风险较低，请谨慎选择化疗；②18<RS<31，复发风险为中等，在考虑是否化疗时必须结合其他临床因素；③RS>31，复发风险较高，化疗获益较大。

▮▶ 乳腺癌 21 基因检测花费挺大的，可以不做吗？

一般医生在无法正确判断复发风险时会建议患者行 21 基因检测，根据结果建议患者是否行化疗。但其确实花费较大，如果患者经济情况差，可咨询医生，根据 Ki-67（肿瘤增殖指数）以及治疗意愿等判断是否化疗，并非必须做检测。另外，21 基因的结论是根据国外患者的数据得来的，且是回顾性的，对于中国人群，判定标准是否合适仍需更多的临床数据积累。

▮▶ 乳腺癌内分泌治疗药物有哪几类？药物的选择与年龄有关吗？

乳腺癌内分泌治疗的药物品种较多，如何进行选择比较复杂，专业性较强，因此须严格遵医嘱。患者及家属如对下述相关知识有所了解，将有利于治疗。

(1)选择性雌激素受体调节剂。可阻断雌激素对受体的作用。最常用的是三苯氧胺(他莫昔芬),可用于术后辅助治疗和复发转移乳腺癌的治疗。绝经前或绝经后乳腺癌任何年龄的患者均可选择。

(2)芳香化酶抑制剂。可抑制卵巢以外的物质在芳香化酶的帮助下转化成雌激素,从而抑制乳癌细胞生长。常用的药物有阿那曲唑、来曲唑、依西美坦。适用于绝经后的老年乳腺癌患者。

(3)LH-RH类似物。可通过抑制下丘脑产生促性腺激素释放激素,减少卵巢分泌雌激素。作用类似于卵巢切除术,治疗绝经前较年轻乳腺癌患者的复发转移。代表药物为戈舍瑞林。

(4)激素受体调节剂。主要功能是破坏雌激素受体,并阻断雌激素和雌激素受体之间的相互作用,用于晚期复发转移乳腺癌。代表药物为氟维司群。

▐▶ 乳腺癌内分泌治疗药物的不良反应主要有哪些?

由于乳腺癌内分泌治疗抑制雌激素的功能,会造成类似于绝经期的症状,例如潮热、月经周期改变、阴道干燥等。另外,内分泌治疗还可影响骨骼的钙代谢、肝脏的脂肪代谢等。但不同的内分泌治疗药物的不良反应各有不同。

(1)三苯氧胺。潮热、阴道干燥、月经周期改变、恶心、白内障、血栓形成及子宫内膜增厚、子宫内膜癌的发生率升高。

(2)芳香化酶抑制剂。潮热、恶心、便秘、腹泻、胃痛、头痛、背痛、肌肉和关节痛。

(3)戈舍瑞林。皮疹、潮热、出汗、性欲减退、头痛等。

(4)氟维司群。注射部位疼痛、恶心、骨痛、关节炎、头痛、背痛、疲劳、肢体末端疼痛、潮热、呕吐、食欲缺乏、乏力、咳嗽、呼吸困难和便秘。大约15%以上接受治疗的患者出现了肝脏转氨酶升高,但与药物剂量无关。

▮▶ 老年乳腺癌患者内分泌治疗需注意哪些问题？

老年患者常常伴随一些慢性基础疾病，乳腺癌内分泌治疗药物的不良反应虽然较化疗轻，但因治疗时间长达数年，仍需要注意，定期做如下检查：

（1）化验肝功能、凝血功能、钙离子等。

（2）检查骨密度、心电图，注意血压变化。

（3）定期进行妇科和肝脏超声检查。

▮▶ 乳腺癌术后内分泌治疗已经 3 年，没有什么不良感觉，还有必要继续服药吗？

根据目前的研究，乳腺癌术后内分泌治疗需要维持 5~10 年，而且要根据患者的病情、肿瘤分期、月经状态、合并的基础疾病经常进行药物调整，按医嘱选择不同的内分泌药物。但无论用什么种类的内分泌治疗药物，且无论年龄大小，都一定要坚持治疗，不要因为年龄较大、预后可能较好就放松警惕、擅自停药。如果复发风险高，一般考虑 10 年治疗，风险低一般考虑 5 年。

▮▶ 如果口服阿那曲唑骨头疼痛，可以停药吗？

芳香化酶抑制剂有来曲唑、阿那曲唑和依西美坦几种，常见的不良反应有心血管方面的疾病，除此之外最常见的是骨关节疼痛，很多患者因为疼痛而停药。但轻微的疼痛不建议换药，因为到达血药浓度稳定需要一定时间，贸然停药会影响疗效；如果疼痛明显，有时换用其他类型的芳香化酶抑制剂症状就能改善。如果实在无法耐受，可在医生的指导下更换他莫昔芬治疗。

▮▶ 帕博西尼胶囊是什么？服用这种药物需要注意什么？

帕博西尼是一种阻断肿瘤细胞增殖的 CDK4/6 抑制剂，能够选择性抑制细胞周期蛋白依赖性激酶 4 和 6（CDK4/6），恢复细胞周期控制。这类药物与抗雌激素药物联合，用于激素受体阳性的晚期乳腺癌，可取得较好的疗效，而且越早期联合使用，乳腺癌获得控制的时间越长。

最常见的不良反应是白细胞减少、疲乏、贫血和腹泻，需要定期复查血常规，如果发现白细胞或者红细胞明显降低，需要听从医生的建议停药或者减量使用。

▶▶ 如何选择 CDK4/6 抑制剂？

目前国内上市或正在临床研究的 CDK4/6 抑制剂有帕博西尼、瑞博西尼以及 abemaciclib。这些药物联用氟维斯群或芳香化酶抑制剂（如来曲唑等）显示了不俗的临床疗效，但目前没有明确的两药疗效相比数据。不过从临床研究看，不同的药物有不同的不良反应，或者有相同的不良反应而轻重程度不一样，如 abemaciclib 对白细胞的抑制似乎较其他两种药轻微，腹泻方面则哌柏西利尚可耐受。不同的患者可选择不同的药物，必须在医生的指导下根据个人体质灵活选择。

▶▶ HER-2 的检测结果是强阳性，医生建议患者使用曲妥珠单抗治疗，这个治疗的原理是什么？

HER-2 是表皮生长因子受体 2 的简称。乳腺癌发病时，HER-2 起了重要作用，20%～30% 的乳腺癌患者存在 HER-2 基因的过度表达，即所谓的"HER-2 阳性"表现，这是评估乳腺癌恶性程度、术后复发及预后风险的一项重要指标。HER-2 过表达提示乳腺癌的肿瘤细胞恶性程度高，容易复发并易于发生远处转移，治疗比较困难，预后较差。出现这种情况也不必沮丧，如积极采用靶向药物治疗，有可能获得良好的疗效。

曲妥珠单抗选择性作用于乳腺癌细胞的 HER-2 表面蛋白，可抑制肿瘤细胞增殖，干扰癌细胞的生长，最终导致癌细胞死亡。这种靶向治疗具有高度的亲和力与靶向性，对正常细胞的损伤较小。只有经检测确认为 HER-2 阳性（免疫组化 +++ 或 FISH 检测报告 HER-2 基因扩增）

的乳腺癌才适合接受抗 HER-2 治疗。除曲妥珠单抗治疗外，其他抗 HER-2 的药物已相继问世，例如，拉帕替尼、帕妥珠单抗、来那替尼、吡咯替尼、T-DM1 等。

▶ 使用上述乳腺癌靶向治疗药物（曲妥珠单抗等）有哪些不良反应？老年人能够使用吗？

曲妥珠单抗等治疗乳腺癌靶向药物的不良反应较小，患者耐受性较好，老年人可以使用，但也要注意对不良反应的监测和处理：

（1）全身反应。第一次输注时，约40%的患者出现包括寒战和（或）发热的全身过敏反应，一般为轻度或中度，很少需要停用。输液速度要慢，及时进行抗过敏治疗，继续使用很少会出现过敏反应。可用解热镇痛药如对乙酰氨基酚或抗组胺药如苯海拉明治疗。其他症状和（或）体征包括恶心、呕吐、疼痛、寒战、头痛、眩晕、呼吸困难、低血压、皮疹和乏力，一般对症处理即可。

（2）心脏毒性。单独使用曲妥珠单抗的患者中，约5%出现中至重度心功能不全（NYHA 分级为Ⅲ、Ⅳ）。对于65岁以上既往心脏功能较差、左室射血分数偏低者尤其要注意。

（3）消化系统。厌食、便秘、腹泻、消化不良、胃肠胀气、呕吐和恶心，发生率较低。

（4）神经系统。焦虑、抑郁、眩晕、失眠、感觉异常、嗜睡，发生率较低。

▶ 乳腺癌术后使用靶向治疗药物（曲妥珠单抗等）需要多长时间？

试验证明，对 HER-2 阳性患者采取曲妥珠单抗联合化疗可以显著延长患者的无病生存期和总生存时间，降低复发转移风险。HER-2 阳性乳腺癌患者在常规放化疗基础上，如使用曲妥珠单抗，复发风险可下降39%～52%。曲妥珠单抗联合化疗，可使死亡风险降低33%。国内外专家推荐将曲妥珠单抗用于 HER-2 阳性乳腺癌患者的辅助治疗,疗程为 1 年。有资料表明,2 年的治疗并不能降低复发风险,而不良反应却很明确地加大了;有小部分临床研究支持短时间使用赫赛汀,也可以降低复发风险,但目前公认的术后辅助治疗时间是 1 年。注意,是术后辅助治疗。对于已经转移的患者,治疗需要根据实际情况来执行,不一定就是 1 年。

▶▶ 乳腺癌抗 HER-2 药物似乎很复杂,能简要介绍一下有什么不同吗?

乳腺癌抗 HER-2 药物主要包括三大类:抑制 HER-2 聚合的大分子单克隆抗体、小分子抗 HER-2 酪氨酸激酶抑制剂、抗体耦联类抗HER-2 药。患者只要大略了解一下就可以了,究竟选择哪种药物为好,还是要与经治医生沟通。

(1)抑制 HER-2 聚合的大分子单克隆抗体。通过与 HER-2 结合抑制 HER-2 与 HER-2 结合,或者抑制 HER-2 与其他 HER 受体结合,从而减缓了肿瘤的生长。目前上市的有曲妥珠单抗和帕托珠单抗,可用于早期 HER-2 阳性乳腺癌术后辅助性治疗和晚期 HER-2 乳腺癌。

(2)小分子抗 HER-2 酪氨酸激酶抑制剂。酪氨酸激酶能够刺激肿瘤细胞生长所需的信号,主要通过阻止刺激肿瘤细胞生长的信号抑制HER-2 阳性肿瘤细胞生长,与化疗药物或内分泌药物联合可达到杀伤肿瘤细胞的目的。主要有拉帕提尼、吡咯替尼和来那替尼,三者都可用于晚期乳腺癌,来那替尼还被批准用于早期乳腺癌术后高复发风险的加强治疗。图卡替尼对于治疗脑转移类型的患者有一定的优势。

(3)抗体耦联类抗 HER-2 药物。曲妥珠单抗与一种化疗药物耦联,兼具抗体的高特异性和化疗药物对肿瘤的高毒性,即通过曲妥珠单抗特异性与 HER-2 阳性肿瘤细胞相结合,将化疗药物带到肿瘤细胞,达到靶向杀伤肿瘤细胞的作用。主要有曲妥珠单抗与微管抑制剂耦联的TDM-1,用于晚期 HER-2 阳性乳腺癌的二线治疗。

目前,双靶向治疗,如曲妥珠单抗和帕妥珠单抗的联合在辅助以及晚期治疗方面都增强了疗效,所以,以后会有更多的用药联合方式,未来还会为这类乳腺癌患者提供更多选择。

▮▶ 恶性程度较高的老年"三阴性乳腺癌"患者能选择的治疗药物有哪些?

三阴性乳腺癌指的是雌激素受体(ER)、孕激素受体(PR)和表皮生长因子受体2(HER-2)的检测结果都是阴性。这确实是一种恶性程度较高的乳腺癌。

化疗是目前预防这一类型乳腺癌复发转移的主要治疗手段。但是近年来,随着科学的进展,临床也增加了几种针对性药物,主要有雄激素受体抑制剂,用于雄激素受体阳性(AR)的晚期乳腺癌;PARB酶抑制剂,用于BRCA突变阳性的晚期乳腺癌;免疫检查点抑制剂、PD-1单抗和PD-L1单抗,用于PD-L1阳性的晚期乳腺癌。而且,这方面的研究进展比较快。

▮▶ 三阴乳腺癌且PD-L1表达阳性患者该选择哪种PD-1/PD-L1药物?

三阴乳腺癌免疫治疗目前获批的只有阿替利珠单抗联合白蛋白紫杉醇,出于价格原因,也有很多人选择国产药物,但循证依据不充分。不过,从这些人身上也看到了一定的疗效,所以很多临床研究正在开展,期待更多价廉物美的药物上市来减轻患者的经济负担。

▮▶ 哪些老年乳腺癌术后要放疗?

(1)保乳术后应该放疗。但最近研究结果指出,患者肿瘤细胞分化好、受体阳性、复发风险低、65岁以上接受保乳手术后进行放疗的绝对益处很小,内分泌治疗就已足够。

(2)术后病理报告淋巴结有如下情况:有腋中群或腋上群淋巴结转

移;转移性淋巴结占检查的淋巴结总数一半以上,或有 4 个以上淋巴结转移;淋巴结转移数目在 1~3 个时根据病情选择放疗;如有乳内淋巴结转移,须照射锁骨上区。

(3)原发灶位于乳房中央或内侧。

▶▶ 乳腺癌放疗有哪些不良反应?如何处理?

乳腺癌放疗早期局部不良反应通常在治疗 2~3 周出现,局部皮肤发红及疼痛,可扩散到照射野外,常在 1~2 周缓解。随着放疗的进行,放疗区域皮肤会出现发红、干燥、刺痛、发痒,还会变得潮湿、起泡。因此,放疗部位应尽可能暴露在空气中,局部皮肤坚持使用复合维生素 B_{12} 制剂涂抹,穿宽松的全棉衣物,避免衣物摩擦刺激皮肤。放疗的另一个常见不良反应为白细胞下降,因此,在放疗过程中,每周需要复查血常规,如果过低,需要停止放疗,升白治疗。在放疗的最后阶段和治疗后一段时间,疲劳也是常见的不良反应,应注意多休息。保乳术患者放疗后,少数人的乳房可能变硬、变大、变小,或者皮肤变得敏感或麻木,乳腺癌放疗还可引起心肌损伤、放射性肺损伤等。随着放疗技术的进步,严重并发症已逐渐少见,且大部分放疗不良反应在放疗结束后可逐渐减轻。

▶▶ 乳腺癌手术、放化疗完成后,需要怎样预防复发和转移?

病情得到了控制,并不等于痊愈,乳腺癌需要长期观察并治疗,有些患者甚至 20 年后还会出现复发或远处转移。因此,患者有预防意识是非常正确的。治疗完成后 2 年左右属疾病复发转移的高峰时期,应每 4~6 个月复查一次;以后的 3~5 年内,可 6 个月复查一次;从第 6 年开始,每年复查一次就可以了。复查时应详细向医生叙述自己的不适症状,使医生根据症状和乳腺癌的转移规律有目的地检查。除医生查体外,还要抽血化验血常规、肝功能、肾功能、免疫指标、肿瘤标志物等;要根据需要做乳腺、腹部及盆腔 B 超等,必要时行 CT 或磁共振检查、全身骨扫描。复查时间只是指导原则,如果有不适症状或出现新肿瘤情况,必须及时就诊,不可机械地执行复查时间。

▮▶ 肿瘤标志物对发现乳腺癌复发转移有意义吗?

肿瘤标志物癌胚抗原、血清糖类抗原等作为较为敏感的辅助检查指标,检测方便,虽然对早期发现乳腺癌意义不大,但用于观察转移性乳腺癌的动态变化有一定价值。乳腺癌患者的肿瘤标志物如有异常升高,需要做补充影像学检查来确定肿瘤标志物的升高是否与复发转移有关。对于乳腺癌患者来说,CA153 特异性较强,如果手术前高,手术后马上降下来,过一段时间又慢慢升高到正常值以上,就要高度重视,如果普通 CT 无法发现,在经济允许的情况下,可以考虑 PET/CT 检查。

▮▶ 乳腺癌常见复发转移的部位在哪里? 老年乳腺癌复发转移病灶如何处理?

乳腺癌发生远处转移的常见部位,按发生率排序,主要有淋巴结、骨、肺、脑、肝脏、胸壁等。

对出现复发转移的老年乳腺癌患者,首先要评估其身体状况、原有的慢性疾病、乳腺癌病理学指标和复发转移的时间,可以根据具体情况选择化疗、内分泌治疗、放疗、靶向治疗、免疫治疗或者手术治疗。一般来说,如果患者属于激素敏感性乳腺癌,复发转移时间为术后 2 年后,复发转移部位不危及重要脏器,可以首选内分泌治疗。当然,还需要和医生充分沟通,制订合适的个体化方案。

▮▶ 听说老年乳腺癌患者即使复发转移, 仍然有可能带瘤生存较长时间,确实是这样吗?

的确如此。老年乳腺癌患者的总体预后较好,这是由于老年女性卵巢功能衰退,肿瘤生长缓慢,侵袭性较小,远处转移晚,激素相关性密切,内分泌治疗有效,对化疗敏感,即使出现复发转移,仍可通过药物和

(或)局部治疗获得长期生存的机会。当然,还需要根据多种因素综合评估。关键是要保持一个乐观的心态,进行积极科学的康复治疗。

▶▶ 老年男性朋友得了乳腺癌,治疗方法同女性患者一样吗?

前面讲到男性同样可能患乳腺癌,如果确诊为乳腺癌,治疗方式同女性乳腺癌基本是一致的,根据具体情况可以考虑化疗、内分泌治疗、靶向及免疫治疗。但男性不考虑绝经情况,所以内分泌治疗中去势就不用太操心了。从既往数据看,治疗效果同女性乳腺癌基本一致,但由于数据较少,很多结论不如女性明确。

▶▶ 乳腺癌患者的饮食要注意什么?

这是一个大家非常关心的问题,对于乳腺癌患者,如果雌激素受体(ER)阳性,在饮食时一定要注意不要摄取雌激素含量高的食物,如蜂王浆、动物内脏等,偶尔喝点儿豆浆还是可以接受的。另外,不能太过肥胖,因为脂肪可以产生雌激素,影响乳腺癌治疗;体重太轻的患者,可以多进食,恶病质时可口服倍恩分散片(孕激素);如果是雌激素受体阴性乳腺癌,一般不受影响。总的来说,保持健康的饮食即可。

▶▶ 哪些人需要做 BRCA 基因检测?

对于女性来说,无论是自己曾经患有乳腺癌,还是家族中有人患有乳腺癌、卵巢癌、输卵管癌或腹膜癌,又或者是祖辈携带 BRCA1 或 BR-CA2 基因突变,都应与医生沟通,由医生使用家族风险评估表进行评估。如果评估结果显示危险因素总分偏高,那么应考虑向专业的遗传咨询师进行咨询,根据咨询结果决定是否做基因检测。此外,要根据实际的经济情况,如经济情况无法承受基因检测的费用,或者无法承受 BR-CA 抑制剂(如奥拉帕利)的费用,应咨询有无免费的临床研究或慈善项目,争取获得免费检测或用药机会。有时信息来源广确实能使患者活得更久、更好。

▮▶ 乳腺癌患者想通过网络咨询学习该如何进行？

随着网络时代的来临，大家经常迫切地想从网上了解一些乳腺癌最新的研究进展，或了解一些关于乳腺的知识。那么，应该如何获取正确的咨询结果呢？首先，千万不要简单地从搜索引擎上搜索，因为跳出来的基本都是广告，如果确实想了解，百度文库的可信度较大，但时效性差。另外，常见的指南包括美国的 NCCN 指南、欧洲的 ESMO 指南以及 ABC 指南，还包括中国的 CSCO 专家共识等，这些都能提供最新的信息，不过大多要求用户具备一定的外语水平。此外，有些公众号如"肿瘤资讯"等都是很好的信息来源。

▮▶ 目前乳腺癌治疗有什么最新的进展？

乳腺癌的治疗技术日新月异，有许多新的治疗方法和手段，除了既往的药物，如化疗药物减轻不良反应的改良，内分泌治疗中的新药物、抗 HER-2 新耦联药物以外，目前的治疗前途还有根据基因如 BRCA、PIK3Ca 等研制的药物，还有一些是从蛋白层面研究出来的新药。新的药物带来新的希望，过去很多对治疗不敏感的患者，通过新的治疗机制往往能获得不错的治疗效果。不过，治疗要注意全程管理理念，并非越新的药物就越适合自己。必须征求医生的意见，结合自己的经济情况、身体情况通盘考虑。此外，局部治疗也应得到重视。

▮▶ 肾癌在老年人中多见吗？

肾脏过滤血液，把毒素以及人体内超标的元素排出体外，是人体的清洁工。在长期与毒素接触以及种种原因的作用下，肾脏，尤其是尿液流经的肾小管上皮细胞"由量变到质变（恶变）"也就不足为奇了。人们把来源于肾小管上皮细胞恶变的恶性肿瘤称为肾细胞癌，即肾癌，这是肾脏肿瘤的主要类型。老年人是肾癌的多发人群，男性肾癌的发病率大约是女性的 2 倍，在不同的城市和地区，发病率也不一样。近年来，肾癌的发病率呈明显上升趋势,原因尚不明确。

▮▶ 肾癌发病与哪些因素有关？哪些人是肾癌的高危人群？

肾癌原因不明。有资料显示,肾癌发病可能与吸烟、药物、某些职业以及病毒感染、放射线辐射等有关。少数肾癌与遗传相关。

（1）食品和药物。进食过多的乳制品、动物蛋白、脂肪,较少摄入水果、蔬菜是肾癌的危险因素。

（2）吸烟。吸烟者的肾癌发病率是不吸烟者的 2 倍,如吸烟 30 年以上,危险性更高。

（3）肥胖与高血压。肥胖者比体重正常者患肾癌的危险性要高出 2 倍。

（4）职业。接触金属的工人、印刷工人、煤炭工人、干洗业和石油化工产品工作者肾癌的发病率和死亡率高。

（5）放射。证据不多,但有此怀疑。

（6）染色体异常家族性肾癌病。这是一种少见的遗传性肾癌,可遗传给子女,往往合并胰腺、肝脏、颅脑、眼底等部位疾病,常为多发,双侧肾受累。

▮▶ 如何预防肾癌？

肾癌的预防措施还不是很明确, 大家应当尽量避免上面提到的肾癌诱因。首先应该戒烟,避免放射线侵害,慎用激素;从事石油、煤炭等行业的人员应加强防护。其次,养成良好的生活习惯,不食用霉变、腐烂、腌制食品,饮食清淡,进食鱼、鸡蛋等动物蛋白要适当;加强体育锻炼,尽量把体重保持在理想状态。

▮▶ 肾癌"三联征"是什么意思？

常说的肾癌"三联征"即血尿、腰痛和肿块。其实,只有 10% ~ 20% 的患者同时具有这 3 个症状,许多患者可能只有其中一项,且往往因没有特异性而被忽视。

出现血尿的原因是肾癌侵犯肾盂,这是肾癌最常见的临床表现。轻度血尿只有在显微镜下才能看见红细胞,血尿严重时可见尿液发红,甚至呈深茶色或者暗红色。但这种血尿未必持续出现,常呈间歇性。

由于肾脏所处的位置狭小,发生肿瘤后体积增大,包裹在肾脏周围的肾包膜受到压迫,压迫腰部肌肉或相应的神经及组织,导致腰部疼痛。

随着肿瘤的生长,可能会在腹部摸到包块,但由于肾脏的位置较隐蔽,肾癌在达到相当大的体积以前,肿块是很难被发现的。如果在腹部摸到肿块,往往已到了中晚期。

▶▶ 老年男性患者在确诊肾癌后发现乳房发育了,这是怎么回事?

肾癌会额外分泌一些激素或原有激素的分泌功能异常旺盛,从而出现相应的症状,如红细胞增多、血压升高、血钙升高,有时无明显原因出现全身潮热或皮肤发红、男性乳房发育等情况。此外,肾癌还会合并一些全身症状,如乏力、体重减轻、食欲缺乏、发热、体温忽高忽低,用消炎药后也不见好转,通常不伴有常见的感冒或者咳嗽、咳痰的症状。

▶▶ 中老年人定期进行双肾超声检查能早期发现肾癌吗?

早期诊断、早期治疗是决定肾癌的治疗效果及预后的关键。由于肾癌早期症状不明显,常常是肿瘤长得很大了才出现"三联征"。

值得庆幸的是,由于医疗保障体系的逐步完善和疾病防治知识的普及,我国近些年的肾癌患者,至少一半是在没有任何症状时,通过例行体检或者因为其他原因进行肾脏超声检查时发现的。因此,常规体检特别是 B 超检查,对早期发现肾癌具有非常重要的意义。肾癌为实性肿块,内部可能有出血坏死囊性变,如果超声显示不明确,或与其他肾脏病变鉴别不清,应考虑超声引导下穿刺。

B 超分辨率高,大于 0.5cm 的病灶就能够被发现,而且价格便宜,对身体无害,处于 40~60 岁肾癌高发年龄的中老年人,每年至少应当进行一次肾脏 B 超检查。

▶▶ **除尿检和 B 超外，还有哪些检查可以帮助诊断肾癌？**

（1）血液检查。可发现进行性贫血、血沉及血清钙水平的增高。

（2）CT 扫描。对肾癌定位的准确率可达 100%，并且能显示病变的范围及邻近器官有无受累，其准确性较高，与术中所见基本符合，是目前最可靠的诊断肾癌的影像学方法，通常通过 CT 检查基本可以做出临床诊断。

（3）病理诊断。确诊肾癌诊断的"金标准"还是病理。针刺活检在许多情况下是必要的，老年人也完全可以耐受，不必有顾虑。

▶▶ **早期肾癌的治疗方法有哪些？生物免疫治疗能够预防术后复发吗？**

早期肾癌的治疗主要是根治性手术。放化疗及免疫治疗等效果不理想也不确切。对于早期的患者，5 年生存率可达 90% 以上，大部分患者能治愈。目前流行的干扰素、白介素等生物治疗，都未能证实可以控制复发与转移。因此，对于术后的患者，最好的措施就是定期复查。

▶▶ **患者已年过八十，患糖尿病多年，肾癌已经出现骨转移，还能做手术吗？**

研究发现，进行手术的肾癌患者的生存时间要长于没做手术的患者。晚期有转移病灶的患者，如果能够耐受手术，仍应进行手术。术后还可使用靶向药物，如索拉非尼、舒尼替尼等，有效率可达 10% ~ 50%，生存期也可以延长 1 ~ 2 年。这些治疗措施同样适用于中老年患者。这位患者的情况稍微复杂一些，如糖尿病较轻，并发症较少，一般情况不错，骨转移也不算太重，手术还是可能受益的。当然，如不具备上述条件，则要与医生商量更适宜的治疗方式。

▮▶ 年老体弱或实在不能做手术的肾癌患者如何治疗？

年老体弱或有手术禁忌证的小肾癌(肿瘤直径不超过 4cm)患者可选用能量消融(射频消融、冷冻消融、高强度聚焦超声)治疗。可以进行肾动脉栓塞缓解血尿或以内科为主的综合姑息治疗，还可以进行免疫治疗或靶向治疗。

▮▶ 肾癌手术前需要做哪些检查？

首先,应评估全身基本状况以及手术耐受性。其次,需评估病变分期及选择手术方法,主要有肾脏 CT(或 MRI)平扫和增强扫描,肾盂、输尿管、肾蒂血管 MRI(或 CT)三维重建,核素肾图扫描,核素骨扫描,胸部 CT 平扫和增强扫描,头部 CT 或 MRI 扫描,正电子发射计算机断层扫描等。

▮▶ 老年人肾癌手术的安全性怎样？可能出现什么并发症？

肾癌手术相对比较安全,只要手术和麻醉医生认为可以手术,无论选择开放性或腹腔镜手术、根治性切除或保留部分肾脏的手术,都应当进行。但手术也可能出现一些意外情况和并发症,如麻醉意外、心脑血管意外、出血、感染、肾周脏器损伤、下肢或肺栓塞、肾衰竭、肝衰竭、尿漏、消化道应激性溃疡等,但这些都是低概率事件,不应因噎废食不选择手术。

▮▶ 肾癌手术后还需要做放化疗吗？

肾癌对放化疗不敏感。目前,对肾癌的术后放化疗仍然在探索中,不常规选用。

▐▌▶ 肾癌手术对人体有哪些影响？手术后能存活多长时间？

肾癌是一种预后比较好的恶性肿瘤，早期患者通过选用恰当的治疗方式可以治愈。术后存活时间与肿瘤分期有很大的关系。切除一侧肾脏后，对侧肾将进行代偿，其有效血流量及肌酐清除率均会较术前增加。如果术前对侧肾功能正常，则术后大多数患者的日常生活无明显影响，患者治愈后可以恢复正常体力，回归生病前的工作和生活状态。如果术前对侧肾功能减退，则术后有些患者可能出现肾功能不全，严重者可出现尿毒症，需要通过终身透析或肾移植维持生命。

▐▌▶ 切除一个肾后，平时生活中需要注意什么？

肾癌患者手术后在以下几方面应适当注意，对改善预后、提高生活质量有益。

（1）肾癌患者手术后的饮食调理应以食物多样性为主，以植物性和浅加工食物为主，限制动物脂肪、植物油及盐的摄入，尽量多吃几种蔬菜，多摄入一些富含维生素 A 和维生素 C 的水果，糖分的摄入要适量，少吃烧烤，不吃烧焦的食物。

（2）积极参加体育活动，保证体力和适宜的体重，避免肥胖。

（3）戒烟，最好不要饮酒。

（4）尽量避免使用肾毒性药物，如抗感染药品、抗生素等。

（5）维持血压正常，避免血糖、血脂、尿酸的升高。

▐▌▶ 肾癌的靶向药物治疗有哪些？

晚期肾癌应采用内科治疗为主的综合治疗。外科手术切除患侧肾脏可以起到明确肾癌的类型和减少肿瘤负荷的作用，可以提高免疫治疗（如干扰素 - α）或靶向治疗的有效率。

对于转移性肾癌的靶向药物治疗，常用的药物有索拉非尼、舒尼替尼、替西罗莫司、贝伐珠单抗联合 INF-α、依维莫司、帕唑帕尼、阿昔替尼等,这些靶向方案用于转移性肾癌患者的一线或二线治疗。

▶▶ 目前治疗晚期肾癌的主要靶向药物的用法用量是怎样的?

舒尼替尼:治疗晚期肾细胞癌的推荐剂量是 50mg,每日 1 次,口服,服药 4 周停 2 周,与食物同服或不同服均可。

索拉非尼:每次 0.4g(2×0.2g),每日 2 次,空腹或伴低脂、中脂饮食服用,口服,以一杯温开水吞服。

帕唑帕尼:800mg,口服,每日 1 次,不和食物同服(至少在进餐前 1 小时或进餐后 2 小时),基线中毒肝损伤,每次口服 200mg,每日 1 次;严重肝损伤者不建议使用。

阿昔替尼:推荐口服剂量为 5mg,每日 2 次,给药时间间隔约为 12 小时,可与食物同服或空腹服用,用一杯水送服。

依维莫司:10mg,每日 1 次,口服(不应压碎或咀嚼)。

替西罗莫司:注射剂,25mg,每周 1 次,静脉滴注 30~60 分钟。

▶▶ 老年人患肾盂癌多见吗? 有什么表现?

肾盂癌确实多发生于中、老年人,男性较女性多见。70%～90%的患者早期最常见症状为无痛性肉眼血尿,少数患者因肿瘤阻塞肾盂输尿管交界处后可引起腰部不适、隐痛及胀痛,偶可因凝血块或肿瘤脱落物引起肾绞痛,少部分患者有尿路刺激症状,排尿时有烧灼感。晚期患者可出现贫血及恶病质。

▶▶ 肾盂癌和肾癌都有尿血,如何区别? 需要做哪些检查进行诊断?

肾盂肿瘤血管较丰富,常出现小的血管破裂出血,由肾盂随着尿液经由输尿管进入膀胱出现血尿。尿液脱落细胞学检查可发现肾盂癌细胞,最为简便,但检出率不高。泌尿系 B 超检查、静脉肾盂造影和(或)逆行肾盂造影检查、CT 三维重建或磁共振尿路造影(MRU)、膀胱镜或输尿管肾盂镜检查、尿液 FISH 检查等,均可协助诊断,并能与肾癌相鉴别。

▐▶ 为什么肾盂癌手术前后都需要做膀胱镜检查,还要向膀胱内灌药治疗?老年人能耐受吗?

肾盂、输尿管和膀胱黏膜均由尿路上皮组成,相同的内环境使得肾盂癌患者容易在输尿管、膀胱同时或先后出现类似的病变,合并输尿管、膀胱癌,这可能与肿瘤种植有关。为此,肾盂癌患者术前和术后均要做膀胱镜检查。术前主要进行诊断,术后进行膀胱镜下的抗癌药物膀胱灌注,以预防继发膀胱癌。膀胱镜检查和治疗安全可靠,老年人大部分可以耐受。

▐▶ 肾盂癌一定要手术治疗吗?手术能够保留肾脏吗?

患侧肾、输尿管和膀胱的"袖状切除"是肾盂癌的"标准治疗",预后较好,存活时间长。凡是没有禁忌证的患者都应该进行手术切除。至于是否能保留肾脏,则要由病灶的分期、浸润的范围等情况决定。

对无法耐受以上手术治疗,独肾或对侧肾功能不全,双侧肿瘤或小的息肉样、低级的肿瘤,可采用经皮肾镜或输尿管镜电灼或激光切除治疗。术后须常规给予膀胱灌注化疗预防继发性膀胱癌。

▐▶ 老年人做肾盂癌手术有什么风险?

肾盂癌无论选择开放性或腹腔镜手术、根治性切除或保留肾脏的手术,在治疗中或治疗后均有可能出现一些外科手术有可能出现的意外情况和并发症。这些事件虽然较多见于老年人,但毕竟发生率较低,和患者治愈后恢复正常体力、回归患病前的工作和生活状态相比较,手术还是很值得做的。

▐▶ 肾盂癌手术后需要做放疗或化疗吗？

肾盂癌手术后除常规给予膀胱灌注化疗预防继发性膀胱癌外，还需要对中晚期等高危患者给予全身化疗和(或)放疗，以改善预后。局部复发病变或骨转移引起的疼痛可选用姑息性放疗止痛。

▐▶ 肾盂癌能治愈吗？手术后能存活多长时间？

肾盂癌是一种预后相对较好的恶性肿瘤，早期患者通过选用恰当的治疗方式可以治愈。术后存活时间与肿瘤的分级、分期密切相关。

▐▶ 肾盂癌常见的早期症状有哪些？

70%~90%的肾盂癌患者早期最常见症状为无痛肉眼血尿，少数患者因肿瘤阻塞肾盂输尿管交界处后可引起腰部不适、隐痛以及胀痛，偶可因凝血块或肿瘤脱落物引起肾绞痛，出现腰部包块者少见，少部分患者有尿路刺激征。晚期患者可出现贫血及恶病质等。总的来说，临床表现主要有以下 3 个方面：①早期出现肉眼血尿、肾绞痛以及肾积水；②静脉尿路造影的时候可能会显示肾盂不规则的充盈缺损、肾积水等情况；③如果做膀胱镜检查的话，可见到输尿管口喷血，另外，尿中也可能会检查到癌细胞。

▐▶ 早期肾盂癌的治疗方法有哪些？生物免疫治疗能够预防术后复发吗？

早期肾盂癌的治疗原则上行根治性切除术，但对于单发的分期、分级较低的肿瘤也可采用保留器官的手术。由于癌细胞的分化程度和基底的浸润范围差异较大，因此预后不同。放化疗及免疫治疗等效果不理想也不确切。目前流行的生物免疫治疗尚未证实可以预防术后复发。因此对于术后的患者，最好的措施就是定期复查。

1.根治性手术

手术切除为肾盂癌的主要治疗方法。无远处转移者,标准术式为常规做根治性手术,切除范围包括肾脏、肾脂肪囊、输尿管全段及膀胱袖套状切除。是否要做区域淋巴结清扫术,建议结合病情决定。

2.保留器官的手术

(1)经尿道输尿管肾盂镜或经皮肾镜电灼或切除术。输尿管镜治疗肾盂肿瘤适用于肿瘤分期分级较低、单发、表浅的肿瘤,有手术创伤小、患者恢复快等优点,但肿瘤复发率较高,需要长时间随诊,复发率为13.4%～50%,复发的肿瘤多为分级较低的乳头状肿瘤。经皮肾镜有较大的内镜操作空间,如果置留肾造瘘管可行化疗药物灌注治疗,适于较小、单发、低分级、表浅肾盂肿瘤,但经皮肾镜手术有出血、肿瘤外溢、种植的危险。如果留置肾造瘘管,应再次行肾镜检查以确保肿瘤完全切除。

(2)开放性肿瘤切除术。对低期、低级、局部表浅生长的一侧或双侧肾盂肿瘤采用保留器官的开放性手术,如局部单纯肿瘤切除术、肾盂切开电灼切除术;如果肿瘤未累及肾实质,可做部分肾切除术,但术后应密切随访,警惕肿瘤复发。

3.放化疗

放化疗可作为辅助治疗用于肾盂癌术后,一般认为对于分级高的肿瘤有一定的疗效。

▌▶ 肾盂癌转移快不快?

由于肾盂壁薄,周围有丰富的淋巴组织,所以它的转移概率是非常大的,肿瘤细胞容易向腹主动脉旁及颈部淋巴结转移。这种疾病的转移途径主要是淋巴转移和血行转移。血行转移的主要脏器是肺、肝及骨骼等。如果患上了肾盂癌,没有及时地发现和治疗,是很容易发生转移的。如果早期确诊,病情就有可能得到抑制,因此,早期及时诊治非常重要。

▐▶ 肾盂癌手术后需要做化疗吗？

肾盂癌手术后除常规给予膀胱灌注化疗预防继发性膀胱癌外，应根据术后病理检查确定是否需要化疗。T0、T1 期肿瘤不需要化疗。T2、T3、T4 期肿瘤术后需考虑辅助化疗，在手术的过程中，尽量以根治为准，姑息性手术以后是需要做化疗的。

▐▶ 肾盂癌能治愈吗？

肾盂癌是一种预后相对较好的恶性肿瘤，早期患者通过选用恰当的治疗方式可以治愈。早期患者可以通过手术的方法进行治疗。现在标准的手术方法是进行根治性切除，可有效地根治肿瘤，同时还会最大限度地预防肿瘤复发。术后存活时间与肿瘤的分级、分期密切相关。但是对于晚期肿瘤，肿瘤已经发生远处转移，通过手术的方法不能把恶性细胞、肿瘤细胞全部清除。这种情况在切除原发灶之后，再通过化疗等方式来综合治疗，才能达到比较好的效果。

▐▶ 输尿管癌在中老年人中常见吗？为什么会得输尿管癌？

输尿管是尿液由肾盂进入膀胱的通路。原发性输尿管癌较少见，男女之比为 2:1，发病年龄多在 50～70 岁。发病原因还不完全清楚，可能与肾盂癌相似，如染料皮革、橡胶、油漆等工业原料中的芳香伯胺类物质，色胺酸代谢紊乱、吸烟及长期服用非那西汀类药物，反复感染或长期结石刺激。

▐▶ 输尿管癌一定会尿血吗？为什么输尿管癌有时会剧烈绞痛？

原发性输尿管癌的临床表现缺乏特异性，尿血并非一定出现，其最为常见的首发症状是无痛、间断及反复发作的全程肉眼血尿，亦有仅表现为镜下血尿者。输尿管发现肿物伴血尿，特别是老年人应首先考虑输尿管癌,但还需要排除外输尿管息肉、结核等良性病变。肿瘤阻塞输尿管可引起患侧腰部钝痛,有的患者因肿瘤出血形成的血块造成输尿管急性梗阻则引发肾绞痛,由此引起警觉,进一步检查发现了输尿管癌。

▕▶ 输尿管癌都需要做哪些检查?

需要做的实验室检查主要有尿常规检查和尿液脱落细胞学检查。其他辅助检查有:泌尿系 B 超检查,静脉肾盂造影和(或)逆行肾盂造影检查,肾盂输尿管增强 CT 三维重建或磁共振尿路造影(MRU)。这些检查可以协助排除肾盂、膀胱病变,并有利于判断输尿管癌的分期,为选择科学合理的治疗方法提供帮助。肾盂输尿管癌同时伴发膀胱肿瘤者占 1/4 以上,因此有必要进行膀胱镜检查,可发现下段输尿管癌是否合并膀胱病变。

▕▶ 老年人患输尿管癌一定要做手术吗?还有其他好的治疗方法吗?

患侧肾、输尿管和膀胱袖状切除是治疗原发性输尿管癌的首选治疗方法,凡有条件者,包括老年患者,均应争取做这一手术。

对患者无法耐受手术治疗、独肾或对侧肾功能不全、双侧肿瘤或小的息肉样、低级的肿瘤,可以选用输尿管镜电灼或激光切除、输尿管部分切除吻合等保留肾脏治疗。术后需常规给予膀胱灌注化疗,以预防继发膀胱癌。

▕▶ 为什么输尿管癌要切除同侧肾和部分膀胱?

肾盂、输尿管、膀胱黏膜均覆有结构相似的尿路上皮,有同时多中心发生癌的倾向,为此大部分输尿管癌患者都需要切除同侧肾和部分膀胱。个别病灶很小、浸润组织较浅者,是否只做部分切除,要根据每位患者的不同情况而定,应该重视医生的意见。

▮▶ 输尿管癌手术有哪些风险？

输尿管癌无论选择开放性或腹腔镜手术、根治性切除或输尿管部分切除，在治疗中或治疗后，均有可能出现一些意外情况和并发症，术前要对此有所了解，与医生密切沟通配合。患者治愈后可以恢复正常体力，回归病前的工作和生活状态。

▮▶ 输尿管癌手术后还需要做哪些治疗？

输尿管癌术后需常规给予膀胱灌注化疗预防继发膀胱癌。对输尿管癌已经进入中晚期的高危患者需要选择应用全身化疗和（或）放射治疗，经验证明其对改善预后作用明显。如有局部复发病变或骨转移引起的疼痛，可选用姑息性放疗止痛。

▮▶ 哪些人容易患膀胱癌？

膀胱癌是泌尿系统中最常见的恶性肿瘤，在 50 岁以上中老年患者中多见，其中男性发病率比女性高 2 ~ 10 倍。膀胱癌的发病主要与外界环境有关，所以称为"环境肿瘤"。职业环境、感染、慢性炎症、结石、异物、盆腔放射线照射、细胞毒化疗药物等都是被怀疑的因素。

目前比较明确的致癌化学物质有 2- 萘胺、联苯胺、4- 氨基双联苯，相关的职业有染料、纺织、橡胶、油漆工人，卡车司机，化学和石油从业者，美发师，铝厂一线工作人员等。吸烟者尿中致癌物质色氨酸水平较高，也使膀胱癌的发生率大大增加。上述易患人群一旦有不适情况，特别是无痛血尿时，应及时就诊检查。

▮▶ 怎样早期发现膀胱癌？

应依次遵循如下口诀，即"排尿异常应警惕，肿瘤初筛尿分析，确诊要靠膀胱镜，全面评估靠影像"。

（1）排尿异常应警惕。主要症状是无痛性、间歇性肉眼血尿，能自行减轻或停止。有尿频、尿急和尿痛等泌尿系感染症状,对抗菌治疗无效。

（2）肿瘤初筛尿分析。尿常规发现红细胞,尿液脱落细胞显微镜检查见到可疑细胞,尿液 FISH 检查对诊断有益。

（3）确诊要靠膀胱镜。出现排尿异常信号,特别是无痛性肉眼血尿或反复发现镜下血尿,应该接受膀胱镜检查,同时取活组织做病理检查,这是术前唯一能够确诊膀胱癌的手段。

（4）全面评估靠影像。肾盏、肾盂、输尿管、膀胱、后尿道均为尿路上皮覆盖,而尿路上皮肿瘤可多发,因此,明确膀胱癌的患者,进行尿路造影或 CT 肾盂输尿管三维重建检查是必要的。另外,泌尿系超声和盆腔 CT 增强检查有助于估价膀胱癌的浸润范围和深度及有无周围淋巴结转移等。

▶▶ 膀胱癌的发病原因有哪些?

膀胱癌的发病原因很复杂,既有内在的遗传因素,又有外在的环境因素。两大主要致病危险因素是吸烟和职业接触芳香胺类化学物质。吸烟是目前最为肯定的膀胱癌致病危险因素,30% ~ 50%的膀胱癌由吸烟引起,吸烟可使膀胱癌的发病率增加 2 ~ 6 倍,随着吸烟时间的延长,膀胱癌的发病率也明显增高。另一重要的致病危险因素与一系列职业及职业接触有关。现已证实苯胺、二氨基联苯、2- 萘胺、1- 萘胺都是膀胱癌的致癌物,长期接触这类化学物质者患膀胱癌的概率增加,职业因素所致的膀胱癌患者约占膀胱癌患者总数的 25%。与膀胱癌相关的职业有铝制品、煤焦油、沥青、染料、橡胶、煤炭气化等行业的从业者。

▶▶ 膀胱癌早期有哪些症状?

90%以上的膀胱癌患者最初的临床表现是血尿,通常表现为无痛性、间歇性、肉眼全程血尿,有时也可为镜下血尿。血尿可能仅出现 1 次或持续 1 天至数天,可自行减轻或停止,有时患者服药后与血尿自止的巧合往往给患者"病愈"的错觉。有些患者可能在相隔若干时间后再次出现血尿。血尿的染色由浅红色至深褐色不等,常为暗红色。出血量与血尿持续时间的长短,与肿瘤的恶性程度、大小、范围和数目并不一定成正比。有些患者是在健康体检时由 B 超检查时发现膀胱内有肿瘤。有10%的膀胱癌患者可首先出现膀胱刺激症状,表现为尿频、尿急、尿痛和排尿困难,而患者无明显的肉眼血尿。这多由于肿瘤坏死、溃疡、膀胱内肿瘤较大、数目较多或膀胱肿瘤弥漫浸润膀胱壁,使膀胱容量减少或并发感染所引起。长在膀胱颈或靠近膀胱颈、膀胱三角区或肿瘤累及前列腺的肿瘤容易引起排尿困难,大块脱落的肿瘤坏死组织、血块等也可阻塞膀胱颈引起症状,当程度加重时可导致尿潴留的出现。输尿管口旁的肿瘤或肿瘤浸润阻塞输尿管口,可引起输尿管扩张和肾积水,出现腰部酸痛不适的症状,梗阻时间长、程度严重或双侧输尿管受累时会导致肾功能受损,出现肾功能不全的症状。

▌▶ 通过哪些检查可以确诊膀胱癌?

膀胱癌的诊断主要综合患者既往史、家族史,结合症状和体格检查做出初步判断,并进一步进行相关检查。检查方法包括尿常规检查、尿脱落细胞学、尿肿瘤标志物、腹部和盆腔 B 超等检查。根据上述检查结果决定是否行膀胱镜、静脉尿路造影、盆腔 CT 和(或)盆腔 MRI 等检查明确诊断。其中,膀胱镜检查是诊断膀胱癌的最主要方法。

▌▶ 除血尿外,还有什么症状应当考虑膀胱癌?

血尿是膀胱癌最常见的症状,尤其是间歇性全程无痛性血尿,可为肉眼血尿或镜下血尿,血尿的出现时间及出血量与肿瘤的恶性程度、分期、大小、数目、形态并不一致。引起血尿的原因甚多,如感染、结石、外伤、肿瘤、运动、药物、毒物、全身疾病、先天疾病等,患者要向医生详细介绍病史,以便逐一排除"假性血尿"。也有一些患者以下述表现为首发症状,如尿频、尿急、尿痛等膀胱刺激征和盆腔疼痛等,常与弥漫性原位癌或浸润性膀胱癌有关,而较早期的肿瘤无此类症状。其他症状还有输尿管梗阻所致的腰肋部疼痛、下肢水肿、盆腔包块和尿潴留。有的患者就诊时即为晚期,表现为体重减轻、肾功能不全、腹痛或骨痛等。

▐▶ 膀胱癌的治疗方法有哪些?如果老年人不能耐受手术,可以保守治疗吗?

需根据检查的结果,结合患者的年龄、身体状况制订具体的治疗方案,一般以手术为主,综合化疗、放疗、介入和生物治疗等多种手段。手术方式包括经尿道膀胱肿瘤电切(或激光切除)或膀胱部分切除术、根治性全膀胱切除。对应该根治性膀胱切除、但患者拒绝或不能耐受以上手术的老年患者,可以选用保留膀胱手术、化疗、放疗、介入和生物治疗相结合的综合治疗手段,也能取得较好的治疗效果。

▐▶ 膀胱癌可以用免疫治疗吗?

膀胱癌的治疗采用以手术为主、联合其他治疗方式的综合治疗。在临床上可将膀胱癌根据局部肿瘤浸润深度分为非肌层浸润性膀胱癌(NMIBC)和肌层浸润性膀胱癌(MIBC),依据分期、分级及全身情况采用个体化治疗方案。膀胱癌免疫治疗主要是通过使用一些免疫抑制剂类的药物进行治疗,能够起到一定的效果。一般来说,通过使用免疫抑制剂治疗之后可以激活人体内的 t 细胞,从而达到细胞免疫的作用,可以起到抗肿瘤的效果。免疫检查点抑制剂 PD-1、PD-L1 抑制剂在转移性膀胱癌或化疗失败的膀胱癌中展现出了良好的效果。

当然免疫治疗也只是用于辅助膀胱癌的治疗,目前在临床上针对膀胱癌最主要的治疗手段还是进行手术切除治疗,特别是在膀胱癌早期的时候,如果能够进行彻底的手术切除,效果还是比较好的。

▐▶ 哪些膀胱癌患者手术可以保留膀胱?

保留膀胱的主要是非肌层浸润性膀胱癌的这部分患者,手术之后很多人需要膀胱灌注治疗,这些患者在膀胱灌注治疗之前,要和医生进行仔细的沟通,包括有没有尿路刺激征、血尿的情况。术后还要定期行膀胱镜检查,这些对维持较高的生活质量非常重要。

膀胱癌是泌尿外科发病率最高的恶性肿瘤,具体的手术方式包括经尿道膀胱肿瘤电切术、膀胱部分切除术和根治性的膀胱切除术。对于身体条件不能耐受或不愿接受根治性膀胱切除术的浸润性膀胱癌患者,可考虑进行保留膀胱的手术,手术方式有两种:经尿道膀胱肿瘤切除术和膀胱部分切除术。施行保留膀胱手术的患者须经过细致的选择,对肿瘤的性质、浸润深度进行评估,正确选择保留膀胱的手术方式,并辅以术后放化疗,根据病情的变化及时调整治疗方案。

▌▶ 全膀胱切除后可以不用尿袋吗?

对肌层浸润性膀胱癌的患者来说,传统的手术治疗方法是将膀胱全部切除后,让患者永久携带尿袋,插导尿管,并在腹壁"造口",造成了种种不便。现今"回肠新膀胱手术再造"给患者带来新的希望,大部分患者可以在根治性全膀胱切除联合回肠新膀胱再造术后第 3 周拔除导尿管,使患者能从原尿道排尿,术后尿失禁、尿逆流和肾脏功能损害的发生率较低,各种尿流动力学测定与正常膀胱相近。这一手术已经逐渐推广,患者可与主管医生沟通,了解是否可行。

▌▶ 全膀胱切除回肠膀胱手术后要注意哪些问题?

全膀胱切除回肠膀胱手术后,患者的尿液从腹壁回肠造口流出,应注意:

(1)需永久安置集尿器。集尿器由底盘和尿袋两部分组成,一般底盘数天更换一次,尿袋 1~2 天更换一次;注意保护造瘘口周围的皮肤,每天清洗消毒,外涂氧化锌油膏等。

(2)发现尿液有絮状黏液时,每天须饮水 2~3L,并口服小苏打片使尿液碱化、变稀薄,以利于排尿通畅。

(3)预防泌尿系统逆行感染,如有突发性高热,须及时诊治。

（4）若尿道口出现血性分泌物，应警惕残留病变或发生尿道肿瘤的可能性，请及时就诊。

（5）膀胱癌手术后应戒烟。

（6）做提肛肌训练以锻炼会阴肌肉，拔导尿管后应每 2 小时排尿一次，先坐位排尿，放松盆底肌肉，增加腹部压力，再逐渐改为站立排尿，并延长排尿间隔至 3~4 小时，夜间须用闹钟提醒。

此外，术后的前 3 个月，每 1~2 周查一次肝、肾功能，做一次血气分析；遵医嘱进行尿脱落细胞检查、B 超、排泄性尿路造影、CT 检查等。

▶▶ 膀胱癌术后为什么要做膀胱镜检查和灌注治疗？还要注意哪些事情？

凡接受保留膀胱手术（膀胱部分切除或经尿道肿瘤电切术）的患者，为了预防肿瘤复发，每 3 个月要做一次膀胱镜检查，持续两年；两年内无复发者改为半年一次，连续两年，第 5 年开始每年检查一次。如果在随访期间又出现肉眼血尿，应随时提前检查，一旦发现复发，及早治疗。此外，大多数患者术后都要进行膀胱内药物灌注化疗。灌注前 12 小时禁止饮水，排空尿液后再进行膀胱内灌注化疗。灌注后须保留半小时到两小时，患者要均匀地仰、俯、左、右侧卧更换体位，每周 1 次，共 6~8 次，以后改为每两周到每月一次，持续 1~2 年。治疗期间应定期做尿和血的常规检查。

▶▶ 腺性膀胱炎与膀胱癌有何不同？

腺性膀胱炎为膀胱黏膜增生性病变，常常被看作癌前期病变，最常累及膀胱颈和三角区，亦可累及全膀胱黏膜或双侧输尿管末端而引起肾积水。一般认为与膀胱感染、结石和梗阻性病变有关。虽然腺性膀胱炎本身为良性增生性病变，但临床资料提示它与膀胱癌有一定的关系，因此越来越受到临床医生的重视，治疗原则与膀胱癌类似。

▐▶ 膀胱癌手术是否保留膀胱应该如何决定？

膀胱癌还没有浸润到肌层时，经尿道膀胱肿物切除术是治疗膀胱尿路上皮癌的主要手段。对于肌层浸润性膀胱尿路上皮癌，则应该首选根治性膀胱切除术，并同时根据疾病分级和分期决定是否进行淋巴结清扫，根据标本的切缘情况再决定是否进行尿道切除术。

▐▶ 膀胱癌手术后患者能存活多长时间？

这要依据患者的术后病理诊断来推测。非肌层浸润性膀胱癌属早期癌，经尿道前列腺切除术治疗后 5 年生存期在 90% 以上；肌层浸润性膀胱癌根治性膀胱切除术后的患者，若淋巴结阴性，总体 5 年生存率可达 68%，10 年生存率为 66%。而淋巴结阳性患者的 5 年和 10 年生存率只有 35%。肌层浸润性膀胱癌患者施行保留膀胱手术的 5 年生存率为 58%~69%。当然，这些统计数字仅供参考，涉及个人还要具体分析。

▐▶ 膀胱癌手术后还需要放疗或化疗吗？

非肌层浸润性膀胱癌术后仅需定期进行膀胱灌注化疗；对于肌层浸润性膀胱癌，化疗是根治性膀胱切除术之外重要的辅助治疗手段。膀胱癌术后转移患者应常规进行全身系统化疗。在某些情况下，肌层浸润性膀胱癌患者为了保留膀胱，不愿意接受根治性膀胱切除术，或患者的全身条件不能耐受根治性膀胱切除术，或根治性手术已不能彻底切除肿瘤以及肿瘤已不能切除时，可选用膀胱放疗或化疗联合放疗。究竟做不做化疗、如何做化疗，属重要治疗决策，患者要与医生充分沟通。

▐▶ 老年人为什么会得前列腺癌？

前列腺癌患者主要是老年男性，新诊断患者的中位年龄为 72 岁，高峰年龄为 75~79 岁。遗传是前列腺癌的重要危险因素之一。普遍认为,高动物脂肪饮食是一个重要的危险因素。其他危险因素包括维生素E、硒元素、纤维素、异黄酮的摄入不足等。

▶ 仅仅做肛门直肠指检即可初步诊断是否患了前列腺癌,指检准确吗?

前列腺位于盆腔底部,贴近直肠,在距肛门齿状线上方约4cm处,经肛门直肠指检隔着直肠前壁即可触摸到前列腺的大小、形态、质地和活动度,有经验的医生往往仅凭这一检查就能筛选出不少前列腺肿瘤患者,故直肠指检是检查前列腺疾病值得推广的、常用而可靠的一项基本检查。老年男性体检时应该将其列为常规。

▶ 肛门指检后考虑患有前列腺癌,应该做哪些检查进一步确诊?

肛门指检是筛选前列腺癌的一项基本检查,一旦肛门指检考虑前列腺癌,应进一步完善前列腺超声或磁共振,如有必要,还须行超声引导下前列腺癌穿刺活检术,进一步明确病理学诊断。

▶ 前列腺增生肥大会引起前列腺癌吗? 前列腺癌有什么症状?

前列腺增生肥大不是前列腺癌的癌前病变,增生与癌两者有本质上的区别,不应混淆。

早期前列腺癌通常没有症状,但肿瘤侵犯或阻塞尿道、膀胱颈时,则会发生下尿路梗阻或刺激症状,严重者可能出现急性尿潴留、血尿、尿失禁。骨转移时会引起骨骼疼痛、病理性骨折、贫血、脊髓压迫而导致下肢瘫痪等。肿瘤侵犯或阻塞尿道时,会发生类似于下尿路梗阻即排尿困难或刺激症状,严重者可能出现急性尿潴留、血尿。

▌▶ 如何尽早发现前列腺癌？为什么要抽血查 PSA？PSA 值高就是患了前列腺癌吗？

直肠指检联合 PSA 检查是目前公认的早期发现前列腺癌的最佳初筛方法。大多数前列腺癌患者通过前列腺系统性穿刺活检可以获得组织病理学诊断。不过，最初怀疑前列腺癌通常由前列腺直肠指检发现问题后，再经血清前列腺特异性抗原（PSA）检查确定是否进行前列腺活检。PSA 是反映前列腺状态的一个敏感指标，被视为一种有一定器官特异性的肿瘤标志物。它受多种因素影响，前列腺癌、前列腺增生症、急性前列腺炎、尿潴留等疾病以及前列腺按摩，直肠指检、膀胱镜检查、导尿、前列腺穿刺等检查操作均可以引起 PSA 值升高。对部分可疑病例还需经直肠超声、MRI 等检查。

▌▶ 为什么前列腺癌患者常常需要做全身骨显像？

前列腺癌远处转移最早、最常见的部位是骨骼，一旦前列腺癌诊断明确，则须进行全身骨显像检查（特别是 PSA>20ng/mL 的患者），有助于判断前列腺癌准确的临床分期，及时给予处理。

▌▶ 前列腺穿刺病理报告里的评分是什么意思？

前列腺癌 Gleason 评分是评价前列腺癌病理分级的指标，评分范围为 2~10 分，评分越高，提示前列腺癌分化越差，恶性度越高，预后也相对较差。Gleason 评分的计算方式是病理切片上肿瘤的主要生长方式和次要生长方式评分之和。前列腺癌 Gleason 评分对前列腺癌的治疗方式选择具有重要意义，评分较低说明恶性度较低。

▌▶ 得了前列腺癌必须做手术吗？不做手术能治疗前列腺癌吗？

不少老年前列腺癌患者，特别是高龄患者，病灶往往发展得十分缓慢,可选择观察等待治疗,不用做手术。因患者的个体情况很不一样,要重视专科医生在这方面的建议。

不做手术的适应证大体为:低危前列腺癌(PSA4~10ng/mL,临床分期较早)和基础疾病(如心脑血管疾病)严重、预期寿命短的患者;晚期前列腺癌患者治疗带来的并发症较重,不利于延长生命和提高生活质量。

▐▶ 局限性前列腺癌手术治疗的安全性和效果怎么样?

根治性前列腺切除术(简称根治术)是治疗局限性前列腺癌最有效的方法。目前有3种主要的手术方式,即传统的经会阴、经耻骨后和近年发展的腹腔镜前列腺癌根治术。具体哪种情况采用何种手术方式,还需要倾听医生的意见。根治术后可给予其他辅助治疗。

▐▶ 腹腔镜前列腺癌手术效果如何? 术后对身体有哪些影响?

腹腔镜前列腺癌根治术是近年发展起来的新技术,其疗效与开放性手术类似,优点是损伤小、术野及解剖结构清晰、术中和术后并发症少,目前围术期死亡率为0~2.1%。主要并发症有术中出血、直肠损伤、术后阴茎勃起功能障碍、尿失禁、膀胱尿道吻合口狭窄、尿道狭窄、继发出血等。统计证实,腹腔镜前列腺癌根治术的术后并发症肯定低于开放性手术。

▐▶ 内分泌治疗前列腺癌有哪些方法?

前列腺癌内分泌治疗的目的是抑制或控制前列腺癌细胞的生长,方法包括:去势,即切除睾丸或药物达到切除睾丸效果;最大限度地阻断雄激素;间歇内分泌治疗;根治性治疗前进行新辅助内分泌治疗;辅助内分泌治疗等。

▐▶ 什么叫去势治疗? 都有哪些方法?

去势治疗是指用手术或药物将体内雄激素部分或全部对抗掉,从而打断前列腺癌的生成与生长链,起到治疗前列腺癌的作用。前列腺癌的去势治疗包括:①手术去势。手术去势可以迅速且持续下降至极低水平。②药物去势。药物去势就是黄体生成素释放激素的类似物。目前上市的制品有亮丙瑞林、戈舍瑞林、曲普瑞林。③雌激素治疗。目前最常见的雌激素治疗是己烯雌酚。手术去势、药物去势或雌激素治疗患者肿瘤相关的无进展的生存率是基本相同的。

▮▶ 哪些前列腺癌患者适合放疗?

前列腺癌患者的放疗具有疗效好、适应证广、并发症少等优点,适用于各期患者。

早期老年前列腺癌患者首选根治性放疗,其局部控制率和10年无病生存率与前列腺癌根治术相似。而且,放疗后引发的性功能障碍发生率低于根治性手术患者。

局部晚期前列腺癌治疗原则以根治性放疗为主,同时辅助内分泌治疗等综合治疗。转移性前列腺癌以内分泌治疗为主,可进行姑息性放疗,以减轻症状、提高生活质量。

前列腺癌近距离照射治疗是继前列腺癌根治术及放疗以外的又一种有望根治局限性前列腺癌的方法,尤其适合不能耐受前列腺癌根治术的高龄前列腺癌患者。

▮▶ 前列腺癌放疗后身体有哪些不良反应?

放疗可能出现的不良反应包括:

(1)泌尿系统。尿道狭窄、膀胱瘘、出血性膀胱炎、血尿、尿失禁等。

(2)胃肠不良反应。暂时性肠炎和直肠炎引起的腹泻、腹部绞痛、直肠不适和直肠出血、小肠梗阻等,一般不太严重。需要手术治疗的严重并发症的发生率不足1%。

(3)急性皮肤不良反应。主要发生于会阴和臀部皮肤皱褶处的红斑、皮肤干燥和脱屑。

（4）其他少见不良反应。发生率均低于1%，如耻骨和软组织坏死，下肢、阴囊或阴茎水肿等。

▶ 治疗前列腺癌除了传统方法，还有哪些治疗手段？

目前，治疗前列腺癌的手段还包括前列腺癌的冷冻治疗、高能聚焦超声和组织内肿瘤射频消融等试验性局部治疗，这些方法对临床局限性前列腺癌的治疗效果还需要长期临床研究。

▶ 什么是前列腺癌的内分泌治疗？

绝大多数前列腺癌细胞的发生依赖于体内雄性激素，降低体内雄激素水平或抑制雄激素的作用，可以让前列腺癌细胞凋亡、肿瘤退缩。这种通过降低体内雄激素水平和抑制雄激素作用的治疗方法即内分泌治疗。由于体内雄性激素主要来自睾丸，少部分来自肾上腺。如下述两种方法结合，可以达到最大限度阻断雄激素的目的。

（1）抑制睾酮分泌。手术去势（睾丸切除）和药物去势（药物抑制睾丸分泌睾酮）。

（2）阻断雄激素和雄激素受体结合（主要针对肾上腺分泌的雄性激素）。

▶ 有哪些前列腺癌患者需要进行内分泌治疗？

符合下述条件的患者可以考虑进行内分泌治疗：

（1）转移前列腺癌，包括N1和M1期。

（2）局限早期前列腺癌或局部晚期前列腺癌，无法行根治性切除术或放疗。

（3）根治性前列腺切除术或根治性放疗前的新辅助内分泌治疗。

（4）配合放射治疗的辅助内分泌治疗。

（5）治愈性治疗后又发现局部复发，无法再行局部治疗。

（6）治愈性治疗后远处转移。

(7)雄激素非依赖期的雄激素持续抑制。

▐▶ 什么是"前列腺癌间歇内分泌治疗"？

在雄激素缺乏或水平很低的状态下，能够存活的前列腺癌细胞通过补充雄激素获得了继续生长的潜能，从而使肿瘤延续了进展到激素非依赖期的时间。"前列腺癌间歇内分泌治疗"就是指对这段病情间歇进行内分泌治疗。

▐▶ 前列腺癌的内分泌治疗会一直有效吗？

前列腺癌的内分泌治疗不会一直有效，患者对内分泌治疗依赖的时间长短不一，有效期平均是 14~30 个月。前列腺癌对内分泌治疗无效后，患者病情会出现进展，此时需要更换或加用其他治疗方式。

▐▶ 老年前列腺癌患者可以用免疫治疗吗？不良反应有哪些？

老年晚期前列腺癌患者在接受内分泌治疗进展后可考虑使用 PD-1 抗体等免疫治疗方法。临床试验证实 PD-1 抗体对部分前列腺癌患者主要是微卫星不稳定的患者有效，有效率约为 17%。目前临床试验正在研究免疫治疗联合化疗或靶向治疗的疗效。

免疫治疗的不良反应主要是免疫系统激活引起的自身免疫疾病，包括肺炎、肝炎、心肌炎、血小板减少等。

▐▶ 前列腺癌患者适合用靶向治疗吗？

前列腺癌患者最合适的治疗方案是内分泌治疗，但内分泌治疗不会一直有效，部分患者会产生耐药。耐药后的前列腺癌患者可考虑行基因检测，评估靶向治疗的可能。目前，前列腺癌靶向治疗的临床试验取得了一些成果，包括针对 BRCA 突变的奥拉帕利等。

▮▶ 哪些人易患睾丸癌？为什么会得睾丸癌？

睾丸肿瘤最常见于 15~35 岁的患者，老年人中少见，非洲和亚洲的发病率明显低于欧美国家。隐睾症被认为是发生睾丸肿瘤的危险因素，其发生肿瘤的机会是正常睾丸的 4~14 倍。

睾丸癌的发病原因目前尚不清楚，先天因素有隐睾或睾丸未降、家族遗传、睾丸女性化综合征、多乳症或雌激素分泌过量等；后天一般认为与损伤、感染、职业和环境因素、营养因素等有关。

▮▶ 睾丸肿大就可能是睾丸癌吗？睾丸癌一般是什么表现？

睾丸癌一般表现为患侧阴囊内无痛性肿块，也有 30%~40% 的患者出现阴囊钝痛或者下腹坠胀不适，10% 左右的患者出现远处转移的相关表现，如颈部肿块，咳嗽或呼吸困难等呼吸系统症状，食欲减退、恶心、呕吐和消化道出血等胃肠功能异常，腰背痛和骨痛，外周神经系统异常以及单侧或双侧的下肢水肿等。7% 的睾丸肿瘤患者还会出现男性女乳症，尤其是非精原细胞瘤。少数患者是以男性不育就诊或因外伤后随访检查意外发现。

▮▶ 睾丸癌需要做哪些检查才能确诊？

超声检查、胸部 X 线、腹部和盆腔 CT、MRI。血清肿瘤标志物主要包括甲胎蛋白（AFP）、人绒毛膜促性腺激素（HCG）和乳酸脱氢酶。胸部 X 线检查是最基本的放射学检查，也是睾丸肿瘤的常规检查之一，可以发现 1cm 以上的肺部转移灶。如果诊断不能明确，可在术中切取可疑部位睾丸组织进行冰冻活检。

▮▶ 睾丸癌患者的哪些肿瘤标志物会发生变化？

目前尚未发现睾丸癌特异的肿瘤标志物。但一些肿瘤标志物，如绒毛膜促性腺激素 β 亚单位、甲胎蛋白、乳酸脱氢酶、胎盘碱性磷酸酶等可协助睾丸癌早期诊断，评估疗效、预后及复发等。

▋▶ 得了睾丸癌一定要做手术吗？睾丸癌术后需要做放疗或化疗吗？

尽管睾丸癌细胞类型和治疗方案较复杂，但确定无疑的是：任何怀疑睾丸癌的患者均应进行经腹股沟途径的探查手术，将睾丸及其周围筋膜完整拉出，确诊后分离精索、切除睾丸。对于癌症转移患者，也可以在接受新辅助化疗且病情稳定后，进行上述根治性睾丸切除术。关于保留睾丸组织的手术要谨慎选择。

▋▶ 如何预防睾丸癌？

出生后隐睾或睾丸持续未降是成人后发生睾丸癌的最明确原因，因此，如存在隐睾或睾丸未降，建议及早进行睾丸引降术，消除诱因，做到早发现、早治疗。

▋▶ 睾丸癌会影响生育吗？

因睾丸肿瘤通常发生在单侧睾丸，在肿瘤还未发生转移的早期，治疗时可以保留生育能力。但肿瘤的存在会影响睾丸局部微环境及性腺功能，相关的手术、放化疗等都可能引起男性性腺功能减退、生育能力减退甚至不育。同时，确诊肿瘤心理因素也会影响到男性的性功能和生育能力。

▋▶ 睾丸癌能治愈吗？手术后患者能存活多长时间？

部分睾丸肿瘤患者有望治愈，但治愈率的提高依赖于正确的临床和病理分期、影像学的进展、血清肿瘤标志物检测的改善、手术方法的进步、化疗方案的正确选择以及放疗的进展。

▶▶ 为什么会得阴茎癌？

阴茎癌的病因目前仍不明确，多见于 40~60 岁有包茎或包皮过长者。人类乳头瘤病毒（HPV）感染与阴茎癌发病密切相关。除此之外，吸烟、外生殖器疣、阴茎皮疹、阴茎裂伤、性伴侣数量过多与阴茎癌的发病可能也有一定的关系。

▶▶ 阴茎癌一般是什么表现？阴茎头部长"疙瘩"就是得了阴茎癌吗？

阴茎癌可发生于阴茎的任何部位，但常见于阴茎头（48%）、包皮（21%）或两者均侵犯（9%），冠状沟（6%），阴茎体（少于 2%）。临床表现多为阴茎头部丘疹、溃疡、疣状物或菜花样肿块。继而糜烂、出血、有恶臭分泌物等。值得注意的是，包茎的存在经常延误阴茎癌的发现。隔包皮触诊时，可摸到"疙瘩"，有肿块及结节感。晚期患者原发灶及腹股沟淋巴结转移灶可出现溃疡、化脓、出血等，出现远处转移时可出现相应部位的症状及消瘦、贫血、恶病质等全身表现。

阴茎良性肿瘤不多见，如先天和后天的囊肿、皮肤痣、血管瘤、纤维瘤、脂肪瘤、神经瘤等，梅毒、软下疳以及结核病等亦可与阴茎癌病变相似，血清学和局部组织活检可以区别。

▶▶ 得了阴茎癌怎么办？

阴茎癌的及时发现、及时就医非常重要，许多患者就是因为缺乏对阴茎包块的警惕性而延误了就医。治疗前必须由医生做出准确的肿瘤分期及分级，明确肿瘤的浸润范围和所属淋巴结是否转移，然后选择适宜的治疗方法。

▌▶ 得了阴茎癌必须做手术吗？阴茎癌手术对身体有什么影响？

是否手术、做什么手术主要取决于病灶的分期和患者的全身情况，患者需与医生沟通，反映自己的愿望。原发灶局限的早期阴茎癌可选择保留阴茎的手术治疗。治疗的方法包括包皮环切术、局部病变切除、激光治疗、放疗等。

阴茎全切术对患者的性功能和心理有很大影响，阴茎部分切除术后则存在复发及转移的可能。

▌▶ 如何预防阴茎癌？

阴茎癌与包茎和包皮过长关系密切，包皮垢的长期刺激是主要病因。儿童时期进行包皮环切术可显著降低发病率，成人后再进行包皮环切术并不能降低阴茎癌的发病率。

▌▶ 阴茎癌能治愈吗？患者手术后能存活多长时间？

阴茎癌为低度恶性肿瘤，预后良好。其 3 年、5 年生存率与手术方式关系不大，腹股沟淋巴结有无转移是判断阴茎癌患者预后的最重要指标。

▌▶ 艾滋病会导致阴茎癌吗？

不会。阴茎癌的发生可能与 HPV、性伴侣过多、不良的卫生习惯、龟头长期慢性炎症等因素有关，艾滋病不会直接导致阴茎癌的发生，但是 HIV 感染经常合并 HPV 感染等因素，从而使阴茎癌的发生率上升。

▌▶ 为什么称阴茎癌为"夫妻癌"？

阴茎癌与人乳头状病毒（HPV）感染相关，而宫颈癌也与 HPV 感染密切相关。而且 HPV 感染可以通过性生活传染给夫妻的另一方,因此阴茎癌和宫颈癌称为"夫妻癌"。若夫妻一方诊断明确,另一方应及时进行抗病毒感染等专科治疗,并警惕癌症发生。

▮▶ 阴茎癌的靶向治疗进展如何?

研究发现,阴茎癌患者会过度表达 EGFR。因此,有临床试验研究了 EGFR 抑制剂西妥昔单抗的治疗效果,结果发现,西妥昔单抗联合顺铂的化疗有效率高达 25%,可明显增强化疗效果。所以,西妥昔单抗可能成为阴茎癌靶向治疗的关键药物。

▮▶ 阴茎癌术后还需要做放疗或化疗吗?

术后放疗对于有多个腹股沟淋巴结转移或囊膜破裂的患者,可降低局部肿瘤复发率;术前放疗适用于淋巴结较多或淋巴结固定的患者。对有多个腹股沟淋巴结转移、盆腔淋巴结阳性或淋巴结固定的患者,术后需进行辅助化疗。

▮▶ 老年女性易患哪种妇科肿瘤?

女性生殖系统肿瘤占妇女肿瘤的 1/5 左右,从暴露在体外的外阴部,至深藏在盆腔内的子宫和卵巢,都有可能长肿瘤。以子宫和卵巢的肿瘤多见,既有良性,也有恶性,有的比较常见,有些则较为罕见。

(1)子宫。分为子宫体和宫颈,发生于子宫体的肿瘤以良性的子宫肌瘤最为常见。其次是子宫体的恶性肿瘤。宫颈部分最常见的肿瘤是恶性的子宫颈癌。

(2)卵巢。卵巢很容易长肿瘤,类型多达数十种,大多数是良性肿瘤,有一部分是恶性的,即卵巢癌。

(3)输卵管。较少发生肿瘤,一旦发生,多属于恶性的输卵管癌。

(4)阴道。偶有恶性阴道癌发生。

(5)外阴。外阴肿瘤比较少见,但在老年妇女中可发生外阴癌。

▣▶ 为什么说老年女性绝经后出血是一个危险信号？如何进一步检查？

我国肿瘤防治办公室提出常见肿瘤的十大警告信号，其中一条是"月经期不正常的大出血，月经期外或绝经后的不规则出血，接触性出血"。民间将完全绝经后1年又有阴道出血的情况，即"倒开花"，一直视为危险信号。绝经多年的老年妇女出现阴道出血，肯定是一种异常情况，不论出血量多少、持续时间多长、发生次数多少，都需要予以重视。应首先考虑肿瘤的可能，最常出问题的部位是子宫或卵巢。

恶性子宫颈癌和子宫体癌引起的出血多数不规则；良性的子宫肌瘤引起的出血则是有的规则、有的不规则；某些功能性卵巢肿瘤也可引起阴道异常出血。需要除外的非肿瘤疾患还有阴道炎、创伤、含激素的药物引起的出血等。无论哪种情况，都应及时就医。

▣▶ 老年妇女阴道分泌物（白带）增加是不是肿瘤的表现？

如果阴道分泌物（白带）在外观和气味上没有异常，只是量较平时稍微多一些，可能和妇科的炎症有关，未必是肿瘤。但如白带有较明显的异常，如呈水样、血性或米汤样，伴有恶臭，则常为肿瘤坏死、破溃及感染所致。这些阴道异常分泌物很可能主要来自子宫颈、子宫体和输卵管的恶性肿瘤及某些黏膜下肌瘤，应该引起警惕，尽快就医。

▣▶ 妇科肿瘤一定会有腹部疼痛吗？

和所有肿瘤一样，疼痛不一定是早期肿瘤出现的症状，也不是妇科肿瘤的常见症状。有些子宫肌瘤可以有经期腹痛；卵巢肿瘤发生扭转或破裂，会出现剧烈疼痛。子宫或卵巢的恶性肿瘤多数在早期没有疼痛，如发生持续的腰痛、腹痛，往往是神经受压迫的结果，表明肿瘤可能已经到了比较晚的阶段。

▐▶ 阴道脱落细胞检查异常就可以诊断癌症吗？

阴道脱落细胞检查包括阴道涂片和宫颈刮片两种检查，是诊断妇科肿瘤最为简便的方法，也是比较初步的筛查手段，已列为我国成年女性的常规体检。

阴道涂片的细胞可能来自输卵管、子宫腔、宫颈管及阴道本身。宫颈刮片是应用特殊制作的刮板或取样器刮取宫颈表面和宫颈管内的细胞，所得到的细胞比较新鲜，涂抹在玻璃片上进行染色后即可做显微镜检查；但如果脱落的细胞已经陈旧，从形态上难以辨认，就会给诊断带来困难。

病理学家可根据获取的细胞形态、细胞核大小等分辨正常细胞与恶性肿瘤细胞。与活体组织检查相比，毕竟单个细胞提供的信息量不如组织块，有些细胞的不典型改变还要依靠别的诊断手段才能下结论。

▐▶ 患者年轻时切除了子宫肌瘤，现已绝经多年，近几个月在下腹部又摸到一个小肿块，是不是肌瘤恶变？

肿块是妇科肿瘤的一个特点，可出现在生殖器官的任何部位，可以是良性，也有少数是恶性。

外阴肿物患者可以自己摸到，医生通过窥器检查还可以发现阴道、宫颈等部位的肿瘤，盆腔检查可查到子宫或卵巢的肿瘤。如果肿瘤较大而且患者比较瘦，患者可以自己从腹部摸到。偏于下腹一侧、活动而质软的肿块，卵巢囊肿的可能性较大。子宫肌瘤肿块的特点是肿块居下腹中部，不太活动，质地较硬，进入老年期后多数有所缩小，而恶变的机会很少。所以，患者发现下腹部又出现新的肿块，这是一种较为复杂的情况，应该到医院进一步检查。

▐▶ 妇科活体组织检查如何进行？老年妇女也可以做活检吗？

女性生殖器官或暴露在身体表面，或有腔道与外界相通，这一解剖特点为活体组织检查提供了有利条件。活体组织检查法就是用活检钳取一小块组织进行检查。所取的组织经过切片染色后，不仅能观察到单个细胞的特点，还可看到细胞之间的联系及排列方式，比脱落细胞诊断更为可靠。当外阴、阴道、宫颈及宫腔在外观上有可疑或症状上怀疑有恶性肿瘤时，取活体组织进行检查常常可明确诊断。

老年女性由于没有生育期女性经期的限制，进行活检更为方便。

▥▶ X 线检查适用于哪些妇科肿瘤？

X 线检查适用于某些妇科肿瘤，如：卵巢成熟畸胎瘤，瘤体内有牙齿或骨片；卵巢上皮性癌，瘤体内可见沙粒体或钙化，通过 X 线检查，能显示出牙齿、骨片或钙化影，从而有助于诊断。还有一些特殊的 X 线检查，如子宫碘油造影或胃肠造影，能显示子宫腔的形态、肠腔形态及其与生殖器的关系，给诊断或者鉴别诊断提供帮助。

▥▶ 内镜检查适用于哪些妇科肿瘤？老年妇女可以做这种检查吗？

用于妇科肿瘤诊断的内镜主要有腹腔镜与宫腔镜：

（1）腹腔镜外径仅约 1 cm，只需在腹壁上做一约 1 cm 长的小切口，即可将镜头伸入腹腔，通过冷光源的照射，能清楚地观察到盆腹腔内各器官。对盆腔内包块不能肯定是妇科肿瘤，或者不能明确肿瘤发生的确切部位以及肿瘤转移所涉及的范围时，腹腔镜检查常可以明确诊断。

（2）宫腔镜可以经子宫颈伸入宫腔内部观察宫腔内结构，特别对子宫黏膜下肌瘤及子宫内膜病变的诊断很有价值。

妇科内镜检查不受年龄限制，老年女性完全可以进行这种检查。

▥▶ 超声检查可以查出早期卵巢癌吗？

卵巢癌多发生于中老年女性，特别是绝经期前后的女性。定期妇科检查是对癌前期病变或早期癌进行及时诊断的重要措施。绝大部分卵巢癌一经诊断即为临床晚期,故提高早期诊断率才是提高卵巢癌 5 年生存率的关键。B 超能直观地显示出卵巢肿瘤的解剖部位、大小形状、内部囊实性结构以及与邻近器官的关系, 提高了卵巢肿瘤术前诊断的准确率,是及时发现卵巢肿瘤的重要检查手段。有经验的超声科医生已经可以发现极早期的卵巢癌。定期进行超声普查可以检出相当一部分早期卵巢癌,还能检出良性肿瘤及交界性肿瘤,对卵巢癌有重要的预防作用。

▍▶ 超声检查可以查出哪些子宫肿瘤?

对子宫肿瘤的超声诊断是超声诊断的强项。子宫肌瘤、子宫肌腺瘤、子宫内膜增生及癌前病变、子宫内膜癌、葡萄胎等均可通过超声检查得到很有价值的提示。

▍▶ 哪些妇科肿瘤可进行手术切除?

手术治疗是妇科肿瘤的重要治疗手段。良性妇科肿瘤如子宫肌瘤或卵巢囊肿,手术切除即可治愈。早期恶性肿瘤手术可以切除干净,治愈率很高,预后比较好。

中晚期恶性肿瘤只靠手术很难将肿瘤完全切净, 需要辅以其他治疗。子宫、卵巢和输卵管是部位邻近、功能相互关联的器官,当其中一个器官发生恶性肿瘤时,常会很快影响到另一个器官,有时要同时将累及的其他器官切除,如手术治疗子宫体癌时常同时将卵巢切除,治疗卵巢癌时也常将子宫切除。另外, 由于大多数妇科恶性肿瘤易发生淋巴转移,在切除肿瘤的同时,一般会进行区域性淋巴结清扫,以减少复发的机会。

▍▶ 哪些妇科肿瘤需要化疗?

在妇科肿瘤领域,通过化疗可以根治恶性滋养细胞肿瘤(俗称葡萄胎),效果很好。卵巢癌虽然仍以手术治疗为主,但化疗对中晚期术后消灭残存癌细胞也有重要作用,可尽量防止肿瘤复发。

▉▶ 哪些妇科肿瘤需要放疗？

现有的放疗包括 X 射线、γ 射线、电子、中子、质子及重粒子等，都可用于妇科肿瘤。特别是宫颈癌及阴道癌，一般都以放疗为主。某些妇科恶性肿瘤（如卵巢癌、外阴癌等），在适当的条件下进行术前、术后放疗，能够减少患者肿瘤细胞的负荷，并能尽量减少因手术操作而发生的癌细胞扩散，还能消灭手术未能完全切净的残存癌细胞。

▉▶ 哪些妇科肿瘤需要进行免疫治疗？

理论上讲，免疫治疗是一种理想的治疗方法，但在妇科肿瘤的治疗中仍处于摸索阶段，目前还没有一种妇科肿瘤可以靠免疫治疗法取得明显的疗效。它需要与手术和化疗联合使用，消灭经其他治疗残留下来的肿瘤细胞，对晚期肿瘤患者单纯进行免疫治疗往往疗效不佳。

▉▶ 70 多岁的女性还有必要参加宫颈癌筛查吗？

子宫颈癌居女性生殖器官恶性肿瘤的首位，其高发年龄在 30 ~ 50 岁，但是 50 岁以上的宫颈癌患者也屡见不鲜，这是需要女性终身防治的恶性疾病。所以，即使年事已高，也不应放松对宫颈癌的警惕。近年来，一种新型的宫颈防癌普查技术——薄层液基细胞学（TCT）的应用逐渐取代了传统的巴氏涂片法，能更全面、更确切地评估宫颈细胞学形态，对宫颈癌前期病变及早期癌的诊断效果更好。

由于高危型人乳头瘤病毒（HPV）感染与子宫颈癌之间有明确的因果关系，今后的趋势是使用人乳头瘤病毒 DNA 检查来作为宫颈癌的筛查措施，其价值比 TCT 更高。

▉▶ 对宫颈癌检查在时间上有什么要求？

关于宫颈癌筛查的时间间隔，由于不同国家和地区的情况不同，各地存在一些差异。我国女性开始筛查的时间大体是在性生活开始后 3

年左右,终止时间是 70 岁以后,在 10 年内有 3 次以上细胞学检查连续正常。筛查的时间间隔还与使用的检查方法有关。传统巴氏细胞学涂片检查可每年做一次;TCT 每两年做一次,30 岁后连续 3 次正常者,可 2～3 年做一次。人乳头瘤病毒 DNA(HPV-DNA)的检测价值更高,未来将会在我国逐渐推广。既然情况如此复杂,作为患者您还是以医生的建议为准。如果在间隔期间出现一些妇科症状,就要及时就医,不要拘泥于原来的"规定"。

▐▶ 妇科的接触性出血是怎么回事?

接触性出血是指在性生活后或妇科阴道检查后的阴道出血现象,也就是宫颈被触及以后发生的出血。性交后出血原因较多,常在严重阴道炎、宫颈糜烂、宫颈息肉、宫颈子宫内膜异位症及宫颈癌时发生,出血量一般不多,有时仅是白带中伴少许血丝。

早期宫颈癌大多没有特异症状,最早出现的就是性交后出血。一些老年女性,发现了接触性出血问题不以为然,等到出现恶臭白带或者大出血后才到医院就医,错失了对肿瘤的早期诊断和及时治疗的机会。所以当出现接触性出血时,应尽快去医院就诊,进行宫颈的细胞学检查,必要时进行阴道镜检查以明确诊断。

▐▶ 为什么说宫颈癌是可预防、可治愈的疾病?

从宫颈的癌前病变发展为宫颈癌,大约需要 10 年的时间,患者只要有一定的防癌知识,就会有充分的时间发现它的蛛丝马迹,及早治疗。因此,宫颈癌是一种可预防、可治愈的疾病,关键是要防患于未然,如果早期发现、及时进行医学干预,宫颈癌的治愈率可超过 90%。

宫颈癌常用的治疗方法有放疗、手术、放疗合并手术、中药辅助治疗等。其治愈率与分期、有无转移、病理类型及治疗方法有关。目前对晚期宫颈癌的治疗仍不理想,因此,早期发现和早期治疗是治愈宫颈癌的关键。

每位成年女性都应该学习一些妇科健康知识，注意局部卫生和性卫生，减少性传播疾病的风险，坚持定期体检，从而有效减少宫颈癌的发生。

Ⅲ▶ 宫颈癌是由宫颈糜烂发展来的吗？

宫颈糜烂是一个比较含混的称谓，有的人认为它是病，需要治疗；有的人则认为它根本不是病，不需要治疗。其实，不妨把宫颈糜烂分为3种情况：第一种宫颈糜烂可视为宫颈柱状上皮移位，仅是宫颈上皮对体内雌激素水平的反应，是一种生理表现，可以不去理会。第二种是由一些物理、化学因素或普通感染引起的宫颈改变，患者可以有症状也可能没有症状。上述前两种所谓的宫颈糜烂一般不会直接发展成宫颈癌。第三种宫颈糜烂是由人乳头瘤病毒（HPV）感染引起的程度不同的宫颈病变，有可能发展成癌前病变，甚至已经发生宫颈癌，最应该予以重视。仅凭肉眼检查无法区分这3种宫颈糜烂，对癌前病变和早期癌也很难区别。如有白带多、分泌物异味、接触性出血等症状，就非常值得警惕，需要做病理检查排除癌症，并进行干预治疗。

Ⅲ▶ 子宫颈的鳞状上皮细胞癌和腺癌有什么不同？哪个分期的子宫颈癌最严重？

子宫颈癌是指在宫颈下端宫颈口附近发生的恶性肿瘤，由癌前期病变逐渐发展而来。早期宫颈癌的宫颈外观没有明显异常，靠子宫颈细胞学检查进行诊断。子宫颈癌以鳞状上皮细胞癌为主占90%，腺癌仅占10%左右，两者外观上并无特殊区别，但在选择治疗方案时有参考意义。

目前采用的是由轻到重的4期子宫颈癌分期法。Ⅰ期：癌组织向深部组织浸润，但局限于子宫颈。Ⅱ期：癌组织超越子宫颈范围，向上侵犯宫体，向两侧侵入宫旁，向下侵犯阴道，但未累及阴道下1/3。Ⅲ期：癌组织侵犯宫旁，达骨盆壁，或向下侵犯阴道下1/3。Ⅳ期：癌组织已侵犯直肠或膀胱，或蔓延到外阴部，或盆腔内广泛浸润，或有广泛转移。

▐▶ 老年女性出现哪些症状应高度警惕子宫颈癌？

子宫颈癌主要有以下症状：

（1）早期宫颈癌还没有向周围其他组织蔓延，往往没有症状。

（2）绝经后出血或性交后少量出血；晚期出血量增多，甚至因大血管被侵袭而引起大出血。

（3）如肿瘤逐渐增大或坏死、感染，可有白带增多、排出较多混有血液的恶臭白带。

（4）肿瘤侵犯膀胱时，可引起尿频、尿痛或血尿，甚至引起尿闭及尿毒症。若肿瘤侵犯直肠，常有里急后重、便血或排便困难，可形成直肠阴道瘘，甚至阴道排出粪便。

（5）肿瘤浸润到宫颈旁组织和骨盆壁时，会出现严重的持续性的腰骶部及下肢疼痛，应与老年妇女原来可能存在的腰腿痛相区别。

▐▶ 患者年轻时患子宫肌瘤，现已绝经多年，最近检出子宫肌瘤有所缩小，需要如何处理？

子宫肌瘤是长在子宫上的一种良性肿瘤，多发生于 30~50 岁女性（当然也有更年轻的），又称为子宫纤维瘤、子宫纤维肌瘤或子宫平滑肌瘤，简称子宫肌瘤。有资料显示，35 岁以上的女性中，每 4~5 个人中就有一人患有子宫肌瘤，只不过有的症状不明显，没有被诊断出来而已。青春期前的女孩，由于体内雌激素水平不高，很少发生子宫肌瘤。女性绝经以后，雌激素显著减少，原先的子宫肌瘤会停止生长甚至萎缩。另外，切除卵巢以后，子宫肌瘤也会缩小。因此绝经后子宫肌瘤还会逐渐减小，可先密切观察，不急于手术切除。

▐▶ 子宫肌瘤有遗传性吗？

很多疾病都有遗传性或者遗传易感性，子宫肌瘤也不例外。在同卵双生的孪生姐妹中，一人发现患有子宫肌瘤时，另一人患子宫肌瘤的比例很高。母亲患子宫肌瘤者,其女儿患子宫肌瘤的概率明显增高。因此可以说子宫肌瘤有一定的遗传倾向。

▐▶ 子宫肌瘤有哪些症状?

一般而言,子宫肌瘤可以出现以下常见症状,但具体到每位患者,只是表现为其中的一种或数种症状。

(1)阴道出血。最常见,老年女性如有阴道出血,不要自认为是近期太劳累或者是"闹更年期"而不去理会。

(2)盆腔包块。很多时候是在偶然的情况下（如洗澡或性生活)或妇科检查时发现的。有些中老年女性会认为是发福,肌瘤长到很大时才发现。

(3)压迫症状。肌瘤向前可压迫膀胱,引起尿频、尿急,甚至排不出尿(尿潴留)。肌瘤可向后压迫直肠引起腹泻或便秘,发生在子宫两侧的阔韧带中的肌瘤可压迫输尿管、髂内外静脉和神经,发生输尿管梗阻、肾盂积水、下肢水肿或疼痛。

(4)不育。

(5)腹痛。子宫肌瘤一般很少引起腹痛。如肌瘤过大,压迫盆腔的神经,或肌瘤因急性缺血而发生红色变性,或带蒂的浆膜下子宫肌瘤发生扭转时,会引起剧烈腹痛。

(6)白带增多。

(7)循环系统症状。长期出血造成继发性贫血,严重者可导致贫血性心脏病。

▐▶ 子宫肌瘤如何选择手术治疗,是"切除子宫"还是"剔除肌瘤"?

这个问题的答案一直在变化之中。以前认为,对于 40 岁以上无生育要求及 45 岁以上的女性,子宫肌瘤必须手术切除,一般都是切除子宫而不是剔除肌瘤。但近年来更趋于保留子宫，甚至认为只要患者要求,无论患者年龄大小、有无生育要求,只要不是恶性,手术技术上可行,不至于因剔除过多肌瘤发生大出血甚至休克,都可以尝试剔除肌瘤而不切除子宫。子宫切除与保留各有利弊,应从患者的病情出发,结合当地的医疗条件综合考虑。

▶▶ 切除子宫后女性特征会改变吗?

对于患有良性病变的年轻女性,在切除子宫时医生会考虑尽量保留卵巢。无论是保留一侧或双侧卵巢,子宫切除术对卵巢功能的影响都很有限,术后女性除不再来月经之外,体内的内分泌活动没有显著改变,卵巢会像手术前一样行使职能,因此不会出现丧失女性特征的情况。

如果病情严重,在切除子宫的同时必须切除卵巢,由于雌激素的缺乏,会出现如潮热、出汗、烦躁、心悸等现象,进而出现乳房萎缩及阴道干涩等更年期症状,可在妇科内分泌医生的指导下通过补充最低有效剂量的外源性雌激素来有效改善症状,并预防骨质疏松症等疾病的发生。

▶▶ 什么是子宫内膜癌?有什么症状?如何治疗?

子宫内膜癌又称为子宫体癌,是指发生在子宫内膜的一组上皮性恶性肿瘤,以子宫内膜腺癌最常见,有逐年上升的趋势。子宫内膜癌虽然可以在任何年龄发病,但它基本上是一种老年女性多见的肿瘤,平均发病年龄为55岁左右。

绝大多数子宫内膜癌患者早期即出现症状,如阴道不规则出血、阴道异常排液、下腹疼痛、子宫增大等,一般都能在早期确诊。常用的治疗方法有手术治疗、放疗、手术联合放疗、化疗以及孕激素治疗。子宫内膜癌在妇科恶性肿瘤中治疗效果比较好,5年生存率一般都在80%左右。

▶▶ 为什么多囊卵巢综合征终身未育的患者须警惕患卵巢癌?

多囊卵巢综合征患者因不排卵,年轻时子宫内膜一直处于高水平、持续的雌激素作用之下,缺乏孕激素的对抗调节和周期性的内膜剥脱,子宫内膜增生增厚,到老年有可能发生恶变。因此,医生叮嘱患者警惕卵巢癌是完全有必要的。

▶ 所谓"肥胖-高血压-糖尿病三联征"的老年女性患子宫内膜癌的危险性较高,其中有何道理?

"肥胖 - 高血压 - 糖尿病三联征"是老年女性常见的一种状况。肥胖、高血压、糖尿病与垂体功能失调互为因果,既影响雌激素分泌,又可造成糖代谢异常,体内脂肪是雌激素的储存释放"仓库",可使雌激素持续释放,长期刺激子宫内膜诱发子宫内膜癌。所以,存在"肥胖 - 高血压 - 糖尿病三联征"的老年妇女,患子宫内膜癌的风险是体重、血压、尿糖正常者的 2 ~ 9 倍。

▶ 还有哪些危险因素可能诱发子宫内膜癌?

子宫内膜癌的发生与雌激素(无论是内源性抑或外源性雌激素)的持续作用有直接联系,除了前面提到的以外,还有如下因素值得注意:

(1)外源性雌激素。很多研究证明,长期应用外源性雌激素可使子宫内膜癌的危险增加 4~15 倍,与用药剂量、时间长短、是否合并应用孕激素以及患者本身的特点有关。

(2)绝经晚或未孕。52 岁以后绝经的女性发生子宫内膜癌的危险增高 2 ~ 5 倍,绝经期出现阴道出血的女性发生内膜癌的危险增高 4 倍。未孕女性缺乏孕激素的对抗与调节,容易引起子宫内膜的增生和恶变。

(3)卵巢肿瘤。卵巢的颗粒细胞瘤和卵泡膜细胞瘤能够产生较多的雌激素,这些雌激素可长期刺激子宫内膜,使其增生甚至发生癌变。

(4)其他。如乳腺癌长期进行内分泌治疗。

▶ 卵巢增大就是长肿瘤了吗?

卵巢肿瘤多达 60 多种,可简化为肿瘤性和非肿瘤性两大类:

（1）非肿瘤性。常见于育龄女性，有可能自行缩小或消失。包括生理性卵巢肿大，如排卵前或黄体期；某些疾病引起的卵巢肿大，如卵巢滤泡囊肿、黄体囊肿、多囊卵巢综合征等卵巢单纯囊性包块。一般直径小于 5cm，可以观察 3 个月（或 3 个月经周期），若复查仍不见缩小甚至反而增大，则应考虑为异常。

（2）肿瘤性。老年女性卵巢增大，首先考虑各种病理类型的肿瘤，有良性、恶性及交界性 3 类，发展速度和表现依其性质而定。如果检查发现卵巢有实性的肿块，不论有多大，都应考虑病理性肿瘤的可能。

▶▶ 卵巢肿瘤有什么症状？

卵巢肿瘤比较隐匿，不长到一定大小或产生症状，本人很难察觉，常常发现时即为晚期。

随着肿瘤长大会牵扯周围腹膜、压迫其他脏器，或形成长蒂，随体位改变（比如突然站起）、肠管蠕动等在盆腔内移动，导致患者下腹不适或腹痛。但除非发生急性卵巢肿瘤扭转或肿瘤破裂，这种不适或疼痛多呈慢性，在可忍受的范围内，也容易忽略。肿瘤可以压迫膀胱，使人尿意频繁；或是压迫直肠，导致便秘。也有少数患者就诊时已是肿瘤及腹腔积液充满整个腹腔，以致出现恶病质。但是，这种情况随着人们健康意识的提高，现今已较少见到。

▶▶ 卵巢肿瘤的诊断方法有哪些？

（1）主观症状。自我检查。

（2）妇科体检。妇科查体不能取代妇科体检。尽管双合诊和三合诊的确令被检查者有些不适，但应尽量在检查医生的指导下配合。如果嫌麻烦而省略盆腔检查，可能会遗漏重要的临床信息，有时会导致误诊。

（3）超声检查。超声检查已经成为盆腔包块的常规辅助检查，其优点是无创、准确、可反复进行。但对小于 1~2cm 的肿瘤有可能漏诊。

（4）其他影像学检查。腹部 X 线检查能发现一些卵巢成熟畸胎瘤，

CT 和磁共振(MRI)检查可以发现盆腔包块。

（5）腹腔镜检查。通过腹腔镜可看到盆腹腔内肿瘤的大体情况,甚至优于开腹手术,对卵巢肿瘤的早期诊断有重要价值,还可了解其浸润范围及程度并进行初步分期。

（6）细胞学检查。患者有大量腹腔积液,怀疑恶性卵巢肿瘤时,可进行腹腔穿刺,对腹腔积液进行细胞学检查;或在做腹腔镜或剖腹探查时留取腹腔积液或腹腔冲洗液,但准确性比病理诊断低。

▮▶ 和卵巢癌相关的肿瘤标志物有哪些?

和体内其他肿瘤一样,卵巢肿瘤也能制造和释放抗原、激素及酶等多种产物,可通过免疫学、生化等方法测出。与卵巢肿瘤相关的常用标志物有:①癌胚抗原125(CA125)。CA125 对于卵巢上皮性肿瘤的诊断和术后随诊有一定价值。②甲胎蛋白(AFP)。AFP 是卵巢内胚窦瘤最好的肿瘤标志物, 未成熟畸胎瘤有时也可升高。③绒毛膜促性腺激素 β 亚单位(β -HCG)。β -HCG 是滋养细胞肿瘤特异性很高的标志物。④雌激素。卵巢颗粒细胞瘤及泡膜细胞瘤(卵巢间质来源肿瘤)都可产生高水平的雌激素,并引起相应症状,如绝经后出现阴道出血、子宫内膜增厚。⑤乳酸脱氢酶。在卵巢恶性肿瘤患者尤其是无性细胞瘤(生殖细胞的一种)的血清及腹腔积液中乳酸脱氢酶明显升高, 而良性者含量较低,故对辅助诊断有一定意义。

▮▶ 已经绝经的女性还会得卵巢癌吗?

卵巢可以因为年龄过大而失去功能, 却不会因为年龄过大而不长肿瘤。实际上,随着年龄的增长,卵巢发生肿瘤的机会也相应增加了。女性应终身保持对妇科恶性肿瘤的警惕性。

▮▶ 女性的卵巢被切除后会发生男性化变化吗?

卵巢是女性的性腺,能合成和分泌性激素。女性内外生殖器的发育,不需要雌激素的作用,只要没有雄激素,不论有没有卵巢和雌激素,它们都自动向女性分化,切了卵巢也不会长出睾丸,声音也不会变粗或出现喉结,仅仅是不来月经、不能生育而已。切除卵巢的真正问题不在于变性,而是人为地早绝经,可能一时使人难以适应,因而产生一些更年期症状,所以对年龄较轻的女性应在手术后补充一点儿雌激素。当然,如果只切除了一侧卵巢,那么一切担心就都是多余的了。

▮▶ 宫颈癌的发生与哪些因素相关?

目前研究表明,宫颈癌的发生可能与 HPV 感染、其他病毒感染(如人类免疫缺陷病毒、人巨细胞病毒、生殖器单纯疱疹病毒)、吸烟、激素、多个性伴侣、性生活过早(小于 16 岁)、免疫抑制等因素有关。

▮▶ 如果宫颈被高危型 HPV 感染了如何治疗?

无特效药物治疗。可通过提高机体免疫力清除被感染的病毒。在医生指导下定期复查 HPV。此外,宫颈 HPV 感染时,必须检查 TCT,如 TCT 是良性病变,可等 3～6 个月后复查。

▮▶ 宫颈癌筛查的项目有哪些?

HPV、液基薄层细胞学检查(thin-prep cytology test,TCT)。

▮▶ 如果宫颈 HPV 无感染,而 TCT 提示有病变怎么办?

宫颈 HPV 无感染时,TCT 提示低度或倾向高度病变时,必须行阴道镜检查 + 宫颈活组织检查。

▮▶ 如果宫颈 HPV 无感染、TCT 提示中度炎症或是重度炎症怎么办?

此时可考虑行宫颈药物或物理治疗。

▌▶ 宫颈 HPV 感染如何预防？

①不过早开始性生活及生育，不多生育；②防止多个性伴侣，屏障避孕法有一定的保护作用；③积极治疗生殖道疾病，增强局部抵抗力。

▌▶ 宫颈高危型 HPV 有哪些？

高危型 HPV 有 HPV16、HPV18、HPV31、HPV33、HPV35、HPV45、HPV51、HPV52、HPV56、HPV58、HPV61 型，其主要引起 CIN2、CIN3、宫颈浸润性鳞癌和腺癌。其中 HPV16、HPV18 型是宫颈感染最常见的类型。55%的宫颈腺癌中均可检出 HPV18 型。

▌▶ 去医院检查乳腺，为什么多以 B 超为主，钼靶为什么应用越来越少？

钼靶与超声的原理不同，评估乳腺疾病的方式也不同，检查的结果存在交集，各有优缺点及适应人群。中国年轻女性乳腺体积较小且致密，对于致密腺体的乳腺，与钼靶检查相比，B 超检查更具有优势，而且 B 超检查无辐射之忧。以普查为目的，可先行无创无射线的超声检查，对于 35 岁以上腺体萎缩的女性，钼靶与 B 超检查的联用可提高以微钙化为主的早期的癌——原位癌的确诊率。乳腺 MRI 对于微小病灶或转移灶的分辨具有较高的敏感性，目前在临床中也应用广泛。

▌▶ 乳腺癌行乳腺切除后患者产生了自卑感，如何缓解？

年轻乳腺癌患者术后身体形象发生改变，容易产生负面情绪及病耻感，此时，家庭的关爱、朋友的支持及他人的尊重至关重要。应给予患者更多的关怀、帮助、理解、支持和尊重等，帮助其建立积极的心态，以减轻其病耻感和减少负面情绪。

▌▶ **子宫内膜癌发病的高危因素有哪些?**

子宫内膜癌发病的高危因素有:肥胖,不孕,绝经延迟,有长期应用雌激素、他莫昔芬或雌激素增高疾病史,有乳腺癌、子宫内膜癌家族史。

▌▶ **哪些患者须行诊刮取子宫内膜送病理检查以排除子宫内膜恶性肿瘤?**

中老年女性出现月经量多或经期延长、月经紊乱等症状时,应行诊刮取子宫内膜送病理检查,以排除子宫内膜恶性肿瘤。

▌▶ **卵巢囊肿会恶变吗?**

有恶变的可能,可以定期检查 B 超及抽血化验 CA125、糖链抗原199(carbohydrate antigen 199,CA199)、癌胚抗原(carcinoembryonic anti-gen,CEA)及甲胎蛋白(alpha-fetoprotein,AFP)等肿瘤标志物来判断有无恶变的可能。

▌▶ **既然已高度怀疑卵巢肿瘤,为什么还要进行胃肠镜检查?**

临床上卵巢肿瘤除了卵巢本身病变,个别的还可能是转移性肿瘤,以胃肠道肿瘤种植转移多见,故临床常行胃肠镜检查以排除胃肠道肿瘤的来源疾病,有助于鉴别诊断。

▌▶ **卵巢癌已行手术治疗,肿瘤病灶已切除为何还要化疗?**

由于卵巢恶性肿瘤早期病变多无症状,不易发现,一旦出现症状往往已是晚期,且预后差,放卵巢癌分期术后常辅以 3~8 个周期的化疗。

▌▶ **卵巢癌会遗传吗?**

卵巢癌的家族史是卵巢癌发病最重要的危险因素。没有卵巢癌家族史的女性终身患病危险为 1%;若有 1 名一级亲属(父母、子女、姐妹)患病,危险增至 5%;有 2 名一级亲属患病,危险为 7%。

从遗传流行病学的角度将卵巢癌分为 3 类:

(1)散发性卵巢癌。大多数卵巢癌属于这种情况,指卵巢癌家族中二代血亲(包括姐妹、子女及其双方祖母)中,没有发现卵巢癌或与其相关的其他肿瘤。

(2)家族性卵巢癌。指家族中有两个或两个以上一代或二代血亲中有共患卵巢癌的成员。

(3)遗传性卵巢癌。很少见。发生在染色体显性遗传的聚集性卵巢癌家族,又称为遗传性卵巢癌综合征。

▮▷ 淋巴瘤是一种什么病?

淋巴瘤是一组原发于淋巴组织的恶性肿瘤,因为淋巴组织几乎分布于身体的任何部位,淋巴瘤病灶也可以发生于身体的任何部位。主要分为霍奇金淋巴瘤及非霍奇金淋巴瘤两种类型,这两种类型又包括不同的亚型,其恶性程度不一。

临床初发病时多以无痛性、进行性淋巴结肿大为主要表现,亦可伴有肝大、脾大,也可出现身体相应部位的占位性病变,晚期可出现衰竭和恶病质。淋巴瘤的存活期与疾病类型及临床分期有关,如治疗得当,多数淋巴瘤患者会获得较长的生存时间及较高的生活质量,部分淋巴瘤可以治愈。

▮▷ 淋巴瘤有什么表现?

淋巴瘤的临床表现多种多样,常可分为两大类。

(1)局部表现。最常见的是颈部或其他局部无痛性、进行性、增大的肿物,多为肿大的淋巴结,这些肿物可压迫周围组织,引起种种不适症状,成为患者就医的原因,如纵隔淋巴结肿大压迫支气管引起呼吸困难、鼻腔淋巴瘤形成的肿物阻塞鼻窦引起鼻腔感染,以及肝大、脾大造成腹胀等。

(2)全身表现。主要有乏力、消瘦、发热、盗汗、皮肤瘙痒、贫血等。但是不同的淋巴瘤类型及不同阶段的淋巴瘤可有不同的临床表现组合。

▌▶ 老年淋巴瘤患者是否可以存活较长时间?

不同亚型的淋巴瘤的预后差异很大,有的治疗效果显著,病情长期稳定,可平静度过晚年;有的发展较快,对治疗的反应较差,患者生存期短。随着医学科学的不断进步,接受适宜治疗的淋巴瘤患者的预后越来越好。患者存活时间一般由 3 方面因素决定:

(1)淋巴瘤的类型与分期。一般来说,B 细胞淋巴瘤的预后较好,而 T 细胞淋巴瘤预后较差;早期淋巴瘤预后较好,晚期淋巴瘤预后较差;惰性淋巴瘤生存期较长,侵袭性淋巴瘤生存期相对较短。

(2)治疗必须规范,患者应找专科医生诊疗。

(3)存在的并发症。如患者合并心、肝、肺、肾功能不全,对化疗的耐受性差,就会影响化疗方案的实施,从而影响疗效。

▌▶ 淋巴瘤会传染吗?

可以肯定地说,淋巴瘤不是传染病,没有传染性,与淋巴瘤患者的日常接触不会增加淋巴瘤患病的风险。但是与淋巴瘤发生有关的致病微生物,如 EB 病毒、幽门螺旋杆菌等,在人群中具有一定的传染性。

▌▶ 淋巴瘤会遗传吗?

遗传性疾病指的是父母将自己的遗传物质通过受精卵传给子代,亲代携带的致病基因传给子代,使子代产生疾病。有隔代遗传的,也有代代遗传的。淋巴瘤是后天获得性疾病,所以淋巴瘤不会像遗传病那样由亲代遗传给子代。

▐▶ 老年人的淋巴瘤有什么特点？

与年轻人相比，老年淋巴瘤确实有一些特点：

（1）发病率较高。总体来说，淋巴瘤是老年性疾病，老年人患淋巴瘤的概率要比年轻人高。

（2）早期症状不典型。比如乏力、低热、食欲减退、消瘦、骨痛等，常被误认为是衰老的表现，也常被误认为是慢性胃炎、糖尿病、骨关节退行性变等常见病，未能及时就医而延误病情。

（3）治疗矛盾多。老年人常存在较多慢性基础病及其并发症，脏器功能减退，治疗淋巴瘤时常常"左右为难"，需要权衡利弊，全面分析，慎重选择治疗方案。

（4）治疗目标不同。对年轻人的淋巴瘤常常采取积极的治疗方案、甚至造血干细胞移植等较强烈措施，力争治愈，达到长期生存的目的。而对老年患者，则需根据实际情况适当治疗，以控制病情、带瘤生存、提高生活质量为目的。

▐▶ 得了淋巴瘤需要做哪些检查？

淋巴瘤患者在不同阶段检查的侧重点有所不同。

（1）基本检查。涉及各重要器官的功能，如心电图，超声心动图，肝、肾功能检查等，判断患者有无基础疾病，以及对治疗的耐受能力。

（2）初期检查。首先，需要做淋巴结或肿物活检手术，明确是不是淋巴瘤、是哪一种类型的淋巴瘤。其次，要做骨髓检查及影像学检查，如 B超、高分辨率 CT、MRI、PET-CT 等，这些检查能帮助判断临床分期，以利于治疗选择和预后判断。

（3）治疗过程中的检查。要检查化疗对重要器官的损伤情况，包括血常规，尿常规，肝、肾功能等。如有感染，还需要做相关的检查。每 2～3 次化疗后需要对淋巴瘤病灶进行影像学检查，评价治疗的效果。如果效果好，继续治疗；如效果不佳，须及时更换治疗方案。

(4)随访期检查。治疗完成后须定期做一些判断淋巴瘤有无进展、复发方面的检查,如B超、CT、抽血化验乳酸脱氢酶、I₂-微球蛋白等;还须做相关检查评价有无重要器官远期损害。

▶▶ 确诊淋巴瘤后需要马上治疗吗?

有些淋巴瘤是可以"等等看"的疾病,如早期滤泡细胞淋巴瘤、早期慢性淋巴细胞白血病、小淋巴细胞淋巴瘤等,这些早期淋巴瘤暂时可以不做治疗,只需密切观察,等到疾病明显进展时再开始治疗,这种策略称为"等待观察"。这类暂时可以不做治疗的淋巴瘤有两个显著特点:①惰性淋巴瘤,在可预见的较长一段时间内病情稳定,不会对机体造成严重的影响;②目前的治疗措施仍不能完全治愈这些淋巴瘤,如果早期积极治疗,不但不能明确延长患者的生存时间,还可能因治疗的不良反应而明显降低患者的生活质量,可以说得不偿失。因此,对上述几种早期惰性淋巴瘤,现阶段在确诊后不必立即进行治疗,但须密切观察,一旦病情变化,须及时处理。

▶▶ 淋巴瘤能治愈吗?

随着医学科学的进步,经规范治疗,不少淋巴瘤患者已经能够长期生存,一些淋巴瘤已经可以治愈,如霍奇金淋巴瘤、弥漫大B细胞淋巴瘤、间变性大细胞淋巴瘤等,经过积极的治疗,大部分患者可以达到治愈的标准。

还有一些B细胞惰性淋巴瘤和T细胞起源的淋巴瘤,在目前的医疗基础条件下,虽经积极治疗,绝大部分生存期较前明显延长,但距彻底治愈还有一段距离。总的来说,与其他恶性肿瘤相比,淋巴瘤的治愈率还是比较高的。

▶▶ 老年淋巴瘤患者能接受分子靶向药物治疗吗?

当然可以,大多分子靶向药物不属于传统的化疗药物,不良反应较细胞毒药物小,疗效显著,更适合老年患者。如治疗成熟 B 细胞淋巴瘤的利妥昔单抗、伊布替尼等,还有 PD-1/PD-L1 单抗等,都取得了良好的效果。其中,CD20 单克隆抗体(美罗华,利妥昔单抗)是治疗 B 细胞淋巴瘤的重要分子靶向药物,常与化疗方案联合使用,高龄患者如不能耐受联合化疗,也可单独应用。

老年患者使用 CD20 单克隆抗体进行靶向治疗时要注意以下事项:

(1)仔细了解以往有无药物/食物过敏史及过敏疾病史,因为 CD20 的本质是蛋白质,少数敏感体质患者有过敏情况发生。

(2)即使没有明显的过敏史,在用药之前也要常规给予预防过敏的药物。

(3)用药时,输液的起始速度应特别慢,观察半小时至一小时后,如无过敏反应,再适当加快输液速度。

(4)用药过程中需要监测血压、心率、心律、呼吸的变化以及皮肤有无瘙痒、皮疹等。

(5)输液时间比较长,最好有家属陪护,协助患者进食及排便、排尿等。

▶ 老年淋巴瘤患者应用糖皮质激素需要注意什么?

糖皮质激素是治疗淋巴瘤的一种主要药物, 常用的有醋酸泼尼松和地塞米松。老年患者应用激素需注意以下事项:向医生提供详细的病史,如,高血压、糖尿病等病情及治疗情况,年轻时是否患过结核病,是否有乙型肝炎或丙型肝炎病毒感染等;配合医生调整饮食,如,电解质紊乱时需要限制或增加钠盐或钾盐的摄入; 病情及体力允许的情况下适当进行户外活动,补充钙剂,预防骨质疏松等;按医嘱要求监测血压、血糖、血脂等;积极预防各种感染。

住院患者一般都有医生、护士提供直接的指导监测,出院患者须严格按要求定期到门诊复诊检查,不得随意增减药物剂量。

▶▶ 合并心脏病的老年淋巴瘤患者化疗时需要注意什么?

老年人心脏病的患病率较高,常见的有高血压引起的心脏病、冠状动脉粥样硬化性心脏病、各种心律失常等。

有些治疗淋巴瘤的药物对心脏有累积性毒性作用,如蒽环类药物。合并心脏病的老年淋巴瘤患者接受化疗时需要特别注意:化疗时监测出入量,保持体液平衡,稳定心脏负荷;定期检查心电图、超声心动图等判断心脏功能和结构状态;患者如果有胸闷、心慌、胸部疼痛等症状,应该及时告知医生;长期服用治疗心脏病药物的患者不要擅自停药。

▶▶ 老年淋巴瘤患者需要接受放疗吗?

放疗是治疗淋巴瘤的重要手段,根据病情可以单独使用,也可以与化疗配合使用。一般来说,放疗适用于早期、病灶局限的患者,也可用于有局部大块肿瘤的患者。例如Ⅰ/Ⅱ期霍奇金淋巴瘤、Ⅰ/Ⅱ期鼻腔NK/T细胞淋巴瘤等,如果局部的淋巴瘤肿块较大,产生压迫症状,也可以采用局部放疗。是否需要放疗要由血液科医生和放疗科医生会诊后做出决定。

▶▶ 淋巴瘤可以手术治疗吗?

淋巴瘤不能单纯靠手术来治疗。手术仅限于淋巴瘤诊断时的活检及胃肠道淋巴瘤导致胃肠穿孔、大出血或肠梗阻时,进行急诊姑息手术。

▶▶ 淋巴瘤治疗结束后如何定期复查?

淋巴瘤患者预定的治疗方案完成后,仍需定期到医院进行随访观察,一般在结束治疗后的第一年内每季度检查一次,第二年每半年检查一次,第三年以后每年至少检查一次。如果期间发现病情有变化应及时就诊,明确有无复发进展。检查的内容包括常规体格检查、抽血检查、影像学检查(如 B 超、CT、MRI 等)。检查目的有两个:①判断淋巴瘤有无复发进展;②判断有无放化疗引起的远期并发症,如心肺功能不全,肝、肾损伤等。

▷ 淋巴瘤能够预防吗?

淋巴瘤的预防主要是针对病因来考虑的,目前淋巴瘤的病因仍不是很清楚,但是也发现一些因素与淋巴瘤有关系。淋巴瘤的主要预防措施有:

(1)积极预防和治疗与淋巴瘤相关的感染性疾病,如 EB 病毒感染、丙型肝炎病毒感染、艾滋病病毒感染、人类嗜 T 细胞病毒(HTLV)感染、幽门螺旋杆菌感染等。

(2)积极预防和治疗一些自身免疫性疾病,如干燥综合征,因为自身免疫性疾病患者发生淋巴瘤的概率明显升高。

(3)远离污染环境、避免接触致癌物、远离辐射环境、坚持锻炼、养成健康的生活习惯等。

▷ 老年人容易得哪种白血病?

急性白血病分为急性髓系列白血病和急性淋巴细胞白血病, 急性淋巴细胞白血病主要见于年轻人,而急性髓系白血病主要见于老年人,患者的中位年龄在 60 ~ 65 岁。慢性淋巴细胞白血病是一种老年病,几乎只见于老年人。

▷ 老年白血病患者能做骨髓移植吗?

骨髓移植就是造血干细胞移植,是根治急性白血病的重要方法。好比完全拆除一座旧厂房,盖起一座崭新的厂房。它的原理是,用超大剂量的化疗药物尽可能多地杀死患者体内的白血病细胞,并摧毁患者旧的免疫和造血系统,再把配型合适的健康人的骨髓和(或)外周血造血干细胞移植到患者体内,使其在患者体内成活,生成新的造血细胞和免疫细胞,恢复患者的造血系统和免疫系统。目前骨髓移植总体成功率在60%~70%。成功的关键因素是:患者主要脏器功能正常,能接受超大剂量化疗;合适的健康供者;移植后的排斥反应等。老年患者的身体状况常难以耐受超大剂量的化疗,难以承受移植后的排斥反应,移植成功率远远低于年轻患者。因此,对55岁以上的患者一般不推荐接受常规方法进行的骨髓移植。有些医生也在探索适合老年白血病患者的"降低预处理剂量"的移植或"微移植",但目前还没有得到普遍推广。

▌▶ 老年急性髓系白血病如何治疗?

急性髓系白血病主要见于老年人,患者中位发病年龄为60~65岁,这个年龄的患者大多有糖尿病、高血压、动脉硬化、主要器官功能减退等合并症,难以接受标准剂量的联合化疗或者造血干细胞移植。老年急性髓系白血病患者如果不是高龄、没有严重基础疾病、重要脏器功能良好,可以尝试标准化疗;如果是高龄、有合并症及器官功能减退,可考虑比较温和的治疗,目前结合发病机制主要采用去甲基化药物±小剂量化疗,如单用阿扎胞苷、地西他滨+CAG方案化疗等。

▌▶ 多发性骨髓瘤是怎么回事?

多发性骨髓瘤是来源于浆细胞的恶性肿瘤,主要发生在50岁以上的中老年人,表现为多处骨骼疼痛、贫血、肾功能不全、容易形成血栓等。骨髓瘤患者骨髓中出现恶变的浆细胞(即骨髓瘤细胞),做骨髓穿刺能发现骨髓中存在形态特殊的骨髓瘤细胞,"多发"指的是在X线片上可以见到多个部位有骨髓瘤造成的骨质破坏病灶。常伴有广泛骨质疏松、局部骨质破坏、病理性骨折等。多发性骨髓瘤患者在诊断之前常有较长时间的单克隆免疫球蛋白增多、冒烟型骨髓瘤的病史,疾病晚期部分患者会进展为浆细胞白血病。多发性骨髓瘤的治疗近几年取得了很大的进展,由细胞毒性药物化疗进展到靶向药物和免疫药物治疗,常用的主要药物有硼替佐米、来那度胺、CD38 单抗等，较年轻的患者药物治疗后还可考虑行自体造血干细胞移植，以延长生存期，但是目前该病还不能彻底治愈。

▎▶ 听说血液肿瘤还会发生"转化"，这是怎么回事？

有些血液肿瘤患者前几年被诊断为一种疾病，过了几年又诊断为另一种疾病，患者甚至怀疑以前有误诊，这种情况在血液肿瘤疾病中并不少见。典型的例子有：慢性髓系白血病转变成急性白血病，包括急性髓系白血病、急性淋巴细胞白血病等；惰性淋巴瘤会转化为侵袭性淋巴瘤，包括滤泡淋巴瘤转化为弥漫大 B 细胞淋巴瘤，慢性淋巴细胞白血病 / 小淋巴细胞淋巴瘤转化成弥漫大 B 细胞淋巴瘤；骨髓增生异常综合征转化为急性髓系白血病；意义未明的单克隆免疫球蛋白血症转化为冒烟型骨髓瘤，再转化为多发性骨髓瘤；单克隆 B 淋巴细胞增多症转化为慢性淋巴细胞白血病；原发性血小板增多症、真性红细胞增多症、骨髓纤维化转化为急性白血病等。

这些疾病的转化其实就是一个病理过程的不同发展阶段，本质是先后出现了不同的基因异常，导致疾病逐渐进展，出现不同的临床表现。转化的过程有长有短，有的数月、数年内发生转化，有的数十年也不转化，其中的奥秘仍在研究中。但是疾病的转化提示疾病进展，预后不佳。

▎▶ 骨髓增生异常综合征是怎么回事？

骨髓增生异常综合征是一类异质性很大的血液系统恶性肿瘤，虽然命名为"综合征"，但是，是血液系统恶性肿瘤，多见于老年人，年龄越大，患病概率越高，主要是由于造血干细胞基因异常，发生了病态造血，出现中性粒细胞减少、贫血、血小板减少。此病常起病隐匿，可表现为乏力、面色苍白、容易感染、不同程度的出血等，需要做全面的骨髓检查，甚至多次检查才能确诊。根据血液和骨髓检查可分为不同的类型，各个类型预后不同，比如 5q– 综合征预后相对较好，而原始细胞增多者预后较差。最终患者会发生骨髓衰竭,需要依赖输血,或者进展为急性髓系白血病。治疗主要有支持治疗,如促红细胞生成素、促血小板生成素、抗感染治疗等;还可根据病情给予免疫调节剂,如沙利度胺、来那度胺等;去甲基化治疗,如地西他滨、阿扎胞苷等,向白血病转化者可给予联合化疗。该病总体预后差,药物无法彻底治愈。造血干细胞移植是目前唯一的根治方法。

▐▶ 骨髓增殖性肿瘤是怎么回事?

骨髓增殖性肿瘤是一类骨髓造血细胞基因异常后发生慢性过度增殖的疾病,是一类血液系统恶性肿瘤,主要见于中老年人,主要包括慢性髓系白血病、慢性中性粒细胞白血病、真性红细胞增多症、原发性骨髓纤维化、原发性血小板增多症、慢性嗜酸性粒细胞白血病和不能分型的慢性骨髓增殖性肿瘤。这类疾病起病隐匿、进展缓慢,常有乏力、脾大、腹胀的表现,真性红细胞增多症患者常有面色紫红,原发性骨髓纤维化患者常有贫血,部分原发性血小板增多症患者有血栓形成病史。大多数患者在体检或诊治其他疾病时发现血常规异常而就诊血液科,进一步做全面骨髓检查和全身检查后确诊。慢性髓系白血病常用酪氨酸激酶抑制剂(TKI)治疗,效果好、预后好;其他类型常用羟基脲、干扰素等治疗;原发性骨髓纤维化或其他类型并发骨髓纤维化时,常用芦可替尼治疗;部分真性红细胞增多症和原发性血细胞增多症患者可临时接受治疗性血细胞去除术治疗,可降低红细胞数和血小板数,迅速降低血栓形成的风险。骨髓增殖性肿瘤患者大多进展缓慢、生存期长,部分患者并发骨髓纤维化或进展为白血病则预后较差,可尝试造血干细胞移植。

▐▶ 我们常说的头颈部恶性肿瘤包括哪些?

颈部及以上的部位所发生的肿瘤统称为头颈部肿瘤,大致可分3类:颈部肿瘤、耳鼻喉科肿瘤,以及口腔颌面部肿瘤。常见的头颈部恶性肿瘤包括鼻咽癌、口腔癌、口咽癌、喉癌、下咽癌、甲状腺癌、鼻腔鼻窦癌、涎腺肿瘤等。

▶ 鼻咽癌是怎么引起的？

引起鼻咽癌的因素有很多,比较确定的有3类:①遗传因素。鼻咽癌发病与族群有关,具有家族聚集性的特点,比如广东、福建、广西等南方地区高发。②病毒感染。研究已经证实 EB 病毒与鼻咽癌的发生密切相关。还有一些冠状病毒也可能与鼻咽癌发生相关。③环境因素。从动物实验来看,环境中有些重金属,比如镍可以促进亚硝胺诱发鼻咽癌。此外,不健康的生活方式也可诱发鼻咽癌的发生,如吸烟、食用腌制食品等。

▶ 鼻咽癌最常见的症状是什么？什么情况下需要去医院检查？

鼻咽癌常见症状包括鼻出血或涕中带血、鼻塞、颈部淋巴结肿大、头痛、耳鸣、面部皮肤麻木。其中最常见的症状是涕中带血及颈部淋巴结肿大。如果短期内反复或持续出现上述症状,建议尽快去医院耳鼻喉科就诊。

▶ 老年人更容易得鼻咽癌吗？男女比例有差异吗？

鼻咽癌多侵害中老年人,30岁后发病率急剧上升,45~55岁是发病高峰,60岁以后发病率开始逐渐下降。鼻咽癌有性别差异,男性较多,男女比例约为2:1。

▶ 老年人患鼻咽癌有没有地区差异？

有。鼻咽癌有明显的种族差异,好发于黄种人,白种人较少见。我国鼻咽癌的发病率居世界首位,南方地区特别是广东和广西,鼻咽癌的发病率尤其高。动物实验表明,镍能促进亚硝胺的生成进而诱发鼻咽癌。我国南方喜食咸鱼及腌制食物, 也是导致这一地区鼻咽癌高发的原因之,发病率与食咸鱼的年龄、食用的期限、食用数量及烹调方法都有关系。

▐▶ 老年人患鼻咽癌后选择哪种治疗效果最好？身体可以耐受吗？

老年患者患鼻咽癌的病理类型以非角化鳞癌居多，对放疗有较高的敏感性，效果也比较令人满意，治愈率可达70%以上。因此，目前比较常用的是同步放化疗，即在放疗的同时给予小剂量顺铂（化疗药物）化疗，增加肿瘤细胞对放射线的敏感性。

由于同期放化疗患者的急性口腔黏膜反应、胃肠道反应以及骨髓抑制等急性不良反应明显增多，在采用标准的顺铂同期化疗方案时，强烈的不良反应甚至可能导致放疗中断，而疗程中断无疑会导致疗效下降。因此对年老体弱的患者选择同期放化疗时一定要慎重，即使不得不做，也应该寻找高效低毒的化疗方案。老年人必须考虑自身的身体状况，及时向医生报告治疗中的感受，量力而行，力争顺利完成治疗计划。

▐▶ 老年鼻咽癌患者和年轻鼻咽癌患者哪个治疗效果好一些？

老年鼻咽癌患者的治疗效果一般比年轻患者差。造成这一差异的主要原因在于：

（1）老年患者各系统功能逐渐退化，对感知的不适常常不能及时觉察，并发症状较多，误诊率较高，因此老年鼻咽癌患者发现肿瘤时往往分期较晚，影响治疗效果。

（2）老年患者在治疗过程中常常因为对放化疗的耐受性差而出现各种与治疗相关的并发症，加之营养状况不好、体重下降等因素，使得治疗不足、治疗中断等情况时有发生，影响了治疗效果。

（3）鼻咽癌治疗失败的主要原因是远处转移和局部复发，老年人更容易出现远处转移。所以说，年龄是鼻咽癌患者独立预后的不良因素，即年龄越大，治疗效果越差。

▌▶ 老年人患鼻咽癌后可以治好吗？如果不能治好的话，可以活多久？

早期鼻咽癌是可以治愈的，晚期鼻咽癌患者治愈的可能性较小。不同分期的鼻咽癌患者生存期长短也不同。据统计，早期患者 5 年生存率高达 90% 以上，即便是中晚期患者，经以精准放疗为主的综合治疗，仍有 60%~80% 的患者可以获得 5 年以上的生存期。因此，鼻咽癌患者还是要做到早发现、早诊断、早治疗。

▌▶ 老年人得了鼻咽癌能手术切除吗？

手术切除不是治疗鼻咽癌的理想方法。手术之所以在对付鼻咽癌的过程中难以施展，是因为鼻咽癌的发生位置隐蔽，是一个类似于小火柴盒的长方体腔道。腔道的后壁为颈椎，顶壁为颅底，还有舌下、舌咽、迷走、副神经及重要的动静脉出入颅腔，两侧壁有大动脉、静脉和淋巴组织。在这样一个由大血管、脑神经包绕的狭小空间，是难以进行肿瘤根治性手术的。此外，鼻咽癌在晚期往往会发生转移，扩散到肝、肺、脑等器官。此时，手术治疗显得无所适从。如果是早期鼻咽癌患者，而且原发病灶又比较小、易于切除，可考虑手术治疗。

▌▶ 鼻咽癌患者放疗的并发症有哪些？如何处理？

鼻咽癌放疗并发症较多，主要包括三大类：

（1）放疗后退症。包括颞颌关节功能障碍、软组织萎缩纤维化、放射性龋齿、放射性颌刺骨骨髓炎和放射性脑脊髓病等，目前尚无逆转的妥善方法，仅可对症处理。

（2）局部反应。腮腺肿胀，唾液分泌减少，同时口腔黏膜分泌增加，黏膜充血、红肿，进干食困难。还可能出现皮肤、黏膜、唾液腺的反应。皮肤反应表现为干性皮炎甚或湿性皮炎，可局部使用冰片滑石粉或羊毛脂为基质的消炎软膏。黏膜反应表现为鼻咽和口咽黏膜充血、水肿、渗出及分泌物积存等,可局部使用含漱剂及润滑消炎剂。

(3)全身反应。包括乏力、头晕、胃纳减退、恶心、呕吐、口中无味或变味、失眠或嗜睡等。个别患者可以发生血象改变,尤其是白细胞减少现象。虽然程度不同,但经对症治疗,一般都能克服,完成放疗。必要时可服用维生素 B_1、维生素 B_6、维生素 C、甲氧氯普胺等。如白细胞数下降明显时应暂停放疗。

▮▶ 在鼻咽癌放疗前,医生让患者拔掉两个龋齿的残根,有这个必要吗?

头颈部肿瘤的放疗野不可避免地包括牙齿、齿龈、颌骨、唾液腺。放疗后,由于唾液腺受损,分泌的唾液量减少,口腔酸度增加,会便于细菌的繁殖;放疗还可直接损伤齿槽骨及其供血血管,导致放射性龋齿,使患者的牙齿疏松,易于碎裂、变黑,最后可自根冠交界处断裂,形成满口尖利参差不齐的黑色残根,严重影响患者的进食。戴金属牙套的患者如不摘除,在放疗中照射相邻的颊黏膜、舌、牙龈,易患溃疡且不易愈合。

因此,放疗前必须处理好患者的牙齿,处理事项包括拔除龋齿和残根、摘除金属牙套,如果有较严重的齿龈炎,还要积极对症处理。在放疗中和放疗后保持良好的口腔习惯,用含氟牙膏可在牙齿表面形成保护层以保护牙冠。

▮▶ 老年鼻咽癌患者接受放疗时,放疗剂量能否小一些?

肿瘤放疗的剂量主要取决于肿瘤细胞的类型和分化程度,与年龄关系不大。

从理论上讲,因为老年患者常常因为发现较晚、肿瘤较大,对放射线不敏感的乏氧细胞比例较高,肿瘤细胞生长相对较慢,所以剂量应该大一些才好。但在实际工作中,因为老年患者并发症较多,急性反应如口腔黏膜反应、消化道反应等,往往较年轻患者重,所以实际放疗剂量给予相对较低,这对治疗效果是有影响的。

▶▶ 患者鼻咽癌放疗后一年多了仍然口干,这种情况还会持续多长时间?

唾液主要是由腮腺分泌,也由颌下腺、舌下腺分泌,可以保持口腔湿润,帮助食物消化。鼻咽癌放疗时,上述腺体尤其是腮腺在照射范围内。唾液腺对放射线比较敏感,放疗后唾液腺会完全萎缩,使唾液变得少且黏稠,患者常会感到口干。这是许多专家都在研究的一个治疗难题,例如,用适形调强技术减轻唾液腺射线的受量,减轻唾液腺的萎缩程度,从而使口干减轻。但目前还没有好的方法使唾液分泌功能恢复,只能靠经常喝水来缓解。

▶▶ 老年鼻咽癌患者放疗后肿瘤没有完全消失怎么办?

因为个体差异,有的鼻咽癌患者放疗足量(常常达到了 70 戈瑞)后,影像学检查或鼻咽镜检查提示仍有病变存在。此时,要考虑两种情况:①肿瘤细胞已经被射线杀死,由于老年人代谢缓慢残留物质自体吸收还要一定时间。②肿瘤真的还有残留,就需要继续外照射推量或后装治疗加量;对于颈部淋巴结残存者,如果仅为单个或有限的几个淋巴结转移,不用继续加量放疗,可在 3 个月后寻求手术治疗;如果是多枚淋巴结转移,应适当增加放疗剂量。通过鼻咽部残留的病灶活检可以明确鉴别是否有肿瘤残存。

▶▶ 老年鼻咽癌患者放疗结束后应注意些什么?

老年鼻咽癌患者放疗结束后应注意以下几个方面:第一,要学会进行自我心理疏导,自我调节心理状态,学习一些卫生健康护理知识,学会安排病后的生活,保持豁达开朗的心境。第二,要养成良好的生活习惯,如戒烟、戒酒,少吃辛辣食物,早睡早起,生活有规律等。第三,由于放疗后唾液腺功能受到抑制,腺体分泌减少,口腔的自洁作用消失,常有口干、咽部干痛、口腔溃疡等症状。为减轻这些症状,可常备一个饮水瓶,经常湿润一下口腔。可常用金银花、麦冬泡水喝,使口腔黏膜湿润,每天饮水量应保持在2000mL以上。第四,可用淡盐水漱口保持口腔清洁,每日4~5次,同时,用鼓颊和吸吮交替动作漱口1~2分钟,以清除松动的牙垢。如果出现溃疡,可局部喷涂西瓜霜喷剂或双料喉风散喷剂。第五,要经常做张口练习,预防张口受限;如果张口不到一横指,晚上睡觉时都需要保持张口状态,可咬一个软木塞睡觉。

▮▮▶ 老年鼻咽癌放疗后复发怎么办?

部分鼻咽癌患者经过及时、合理的根治性放疗或规范化的综合治疗,仍会有鼻咽部或颈部淋巴结复发;复发率为10%~35%。复发一般在放疗后2年以内比较多见,老年鼻咽癌患者也是如此。鼻咽癌首程放疗后经病理证实的复发,可以考虑再次放疗,但复发距第一疗程的放疗时间间隔越短,疗效越差,正常组织损伤也越大。不过,可以尝试手术切除复发病灶,但难度较大。

▮▮▶ 老年晚期鼻咽癌患者可以考虑靶向治疗和免疫治疗吗?

以基因检测为基础的靶向治疗在多种肿瘤治疗中取得了极好的疗效。关于鼻咽癌,有临床实验证实,EGFR抑制剂(尼妥珠单抗、西妥昔单抗)可增强放化疗的抗肿瘤疗效,且不良反应小。因此,老年人可优先考虑使用靶向治疗。

近年来,以PD-1/PD-L1抗体为主的免疫治疗已渗透到多种肿瘤治疗中。多项临床试验已证实免疫治疗联合化疗可增强治疗效果。考虑到免疫治疗毒性小且可与化疗互补,因此,老年晚期鼻咽癌患者也可优先考虑免疫治疗联合化疗的方案。

▮▮▶ 什么是甲状腺?它有什么用处?

甲状腺是人体最大的内分泌腺体,它位于颈部甲状软骨下方,即我们通常所说的"喉结"下方约 2 cm 的气管两旁。因为整个腺体呈蝴蝶状、形似盾甲而得名。甲状腺的主要功能就是分泌甲状腺激素,并通过甲状腺激素来调节人体的生长发育、代谢水平。

▮▶ 老年人更容易得甲状腺癌吗?

甲状腺癌是最常见的内分泌系统的恶性肿瘤, 是居于第二位的头颈部恶性肿瘤,约占全身恶性肿瘤的 1%。近年来,全球范围内甲状腺癌的发病率增长迅速,据统计,我国甲状腺癌以每年 20% 的速度增长,平均每 1 万人就有 1 例甲状腺癌患者。就性别而言,女性甲状腺癌的发病率要比男性高 2~3 倍;从年龄来看,甲状腺癌的发病范围极广,10 岁以下的儿童到百岁老人都有可能患甲状腺癌,与年龄大小无明显关系。

▮▶ 甲状腺癌恶性程度高吗? 治疗效果如何?

甲状腺癌是治愈率最高的恶性肿瘤之一。大多数甲状腺癌的恶性程度低、发展慢、预后好,经过及时、规范的治疗,几乎 90% 的患者都可以治愈或长期带瘤生存。

甲状腺癌的生存期与病理类型密切相关,分化型的乳头状癌和滤泡样癌,恶性程度较低,如果及时规范治疗,绝大部分患者有望治愈。未分化甲状腺癌的恶性程度高,发展快、预后差。髓样癌的恶性程度介于上述两种类型之间,如果诊治及时、手术彻底,10 年生存率可达 80% 以上。反之,预后不佳。

▮▶ 甲状腺癌是怎么引起的呢?

甲状腺癌的直接诱发原因尚未确定,其发生可能与下列因素有关:

(1)碘过量或碘不足。摄碘过量或不足均可能诱发甲状腺癌。普通患者千万不要想当然地自行决定补碘或减碘。

(2)放射性损伤。很多临床病例表明,甲状腺的发生可能与放射线的作用有关。婴幼期曾因胸腺肿大或淋巴结样增殖而接受上纵隔或颈部放射治疗的儿童尤其易发生甲状腺癌，但成人接受颈部放疗后发生甲状腺癌则不多见。

（3）其他甲状腺病变。慢性甲状腺炎、结节性甲状腺肿或某些毒性甲状腺肿都有发生癌变的可能。

（4）遗传因素。5%~10%的甲状腺髓样癌有明显的家族史。

▌▶ 早期甲状腺癌有些什么症状？

多数甲状腺癌患者早期无明显症状，常以颈部无痛性肿块或结节就诊。随着肿瘤的增大，可能压迫或侵犯邻近器官或组织，导致患者出现呼吸困难、吞咽困难、声音嘶哑、面容潮红、心动过速等不适。

甲状腺癌晚期可出现远处转移，如转移至肺可出现咯血、呼吸困难等症状，若转移至骨则出现骨痛、骨质破坏等症状。

▌▶ 甲状腺结节与甲状腺癌是什么关系？甲状腺彩超检查报告上面写的"热、温、凉、冷结节"是什么意思？

甲状腺结节是通过自检、临床大夫触诊或者经超声、CT 等检查发现的甲状腺异常的团块样组织。结节根据形成的原因不同分为炎症、良性肿瘤、恶性肿瘤等。甲状腺癌是一种特殊的甲状腺结节，由于它是由基因突变的、脱离机体免疫监控的、具有侵袭性生长特点的恶性肿瘤，因此是对人体危害最大的一种疾病。20%左右的甲状腺结节是因为甲状腺癌引起的，但有了甲状腺结节并不意味着一定得了甲状腺癌。

热结节、温结节、凉结节、冷结节是根据用 ^{131}I 做甲状腺扫描时的成像结果来区分的，它表明了结节对 ^{131}I 摄取能力的差别。热结节是指结节部位的放射性显影高于周围的甲状腺组织，温结节表示结节部位放射性显影与周围组织相同，凉结节即结节显影低于周围组织显影，冷结节则表示结节部位基本无显影。一般而言，热结节和温结节多为良性，凉结节和冷结节则有一定的比例为恶性。

▮▶ 甲状腺癌的患者生化指标会有什么异常表现吗？

甲状腺癌是甲状腺部分组织发生了生物学性状的改变，剩下的组织还能维持正常的生理功能，因此，甲状腺癌患者的甲功检查往往可以是正常的。另一方面，甲状腺属于内分泌器官，甲状腺癌可以表现出内分泌肿瘤的一些特性，比如与雌激素、降钙素、癌胚抗原（CEA）、肿瘤特异性生长因子（TGSF）和甲状腺球蛋白（Tg）等有一定的关系。这些指标的异常可以提示肿瘤的存在，但不能据此做出诊断。

▮▶ 老年甲状腺癌有哪些治疗方法？术后应注意什么？

甲状腺癌治疗包括手术治疗、放化疗及靶向治疗等。老年甲状腺癌患者若身体可耐受手术，应首选外科手术，术后须行内分泌治疗，或加用 ^{131}I 核素治疗。

术后注意事项包括：①忌烟酒及刺激性食物；②避免过度劳累，保持充足的睡眠；③适当锻炼增强抵抗力，防止因感冒引起咽部充血、不适；④遵医嘱按时服药，定期复查；⑤颈淋巴结清扫术后的患者，在切口愈合后开始肩关节和颈部功能锻炼，防止瘢痕收缩，术后 2~3 月内应避免颈部的剧烈活动；⑥自检：学会自行颈部检查的方法，如发现肿块、结节，及时复查；⑦自查：服药期间若出现心慌、怕热等不适时，应及时就医。

▮▶ 什么是甲状腺癌的放射性核素治疗？

放射性核素治疗就是利用碘的放射性同位素 ^{131}I 对甲状腺肿瘤组织进行杀伤的一种治疗方法。^{131}I 与碘具有相同的化学性质，能在人体的甲状腺组织内聚集，而不被其他组织摄取。分化型甲状腺癌细胞一般都保留了正常甲状腺细胞摄取和利用碘离子的特性，这类肿瘤的转移病灶也具有摄取 ^{131}I 的功能。利用 ^{131}I 的放射性特点以及分化型甲状腺癌摄取碘离子的特性，甲状腺癌患者口服 ^{131}I 后，残余的甲状腺组织和转

移灶就能高度摄取 ^{131}I ，进而通过 ^{131}I 发出的射线，有效地清除病变的残余甲状腺组织和杀灭远处转移的肿瘤细胞。

并非所有的甲状腺癌都适用 ^{131}I 治疗，因为只有分化型的甲状腺癌才具备摄取 ^{131}I 的功能，而未分化型甲状腺癌组织不能摄取 ^{131}I ，故不能采用这种疗法。

▮▶ 甲状腺癌术后需要长期吃药吗？

由于手术导致大部分或全部甲状腺切除，甲状腺素分泌减少，所以一般需要终身服用甲状腺素替代治疗。部分患者可能需要服用超过替代治疗的甲状腺素剂量。另外，手术后若出现甲状旁腺功能降低，还需要补钙。

▮▶ 为什么正在接受 ^{131}I 治疗甲状腺癌的患者须远离儿童和孕妇？

^{131}I 能够发射 β 和 γ 两种射线，其中 γ 射线的穿透力强，对患者自己、其他患者、医护人员和与之接近的正常人群都可能造成辐射危害。因此在进行 ^{131}I 治疗时，必须对患者采取屏蔽隔离措施。在接受碘放疗时，患者的早期排泄物也有较强的放射性，为避免污染环境，也须专门处理。因此，^{131}I 治疗的早期阶段需要在辐射隔离的条件下进行。

▮▶ 甲状腺癌与加碘盐的关系是什么？甲状腺癌术后是否可以吃海鲜？

目前尚无明确的科学证据表明食盐加碘或者碘摄入过量与甲状腺肿瘤的发生有直接关系。有研究显示，碘的长期过高或过低摄入均可导致脑垂体过度分泌促甲状腺激素，而这会导致甲状腺滤泡上皮细胞显著增生，引起甲状腺肿，最后突变成甲状腺癌。在平原地区，正常饮食情况下并不缺乏碘，因此可以适度使用一些低碘盐或者无碘盐。如果喜欢吃海鲜的话，术后还可以继续食用，因为现在的研究还不能证实海鲜与甲状腺癌发病有直接的关系。

▸▸ 长在口腔内的肿瘤就叫口腔癌吗？老年人得口腔癌的可能性有多大？

口腔癌确实是指发生于口腔的恶性肿瘤，包括唇癌、牙龈癌、舌癌、软硬腭癌、颌骨癌、口底癌、口咽癌、颊黏膜部位的肿瘤。以舌癌最常见，其次为颊黏膜癌。口腔癌占头颈部恶性肿瘤的 4.7%~20.3%，是头颈部较常见的恶性肿瘤之一。老年男性容易得口腔癌，70 岁是发病高峰。

口腔在人体的表面，按理说应比内脏癌更容易被发现。然而，老年人能够早期发现口腔癌者不多，目前口腔癌在早期（Ⅰ期）被发现的还不到 1/5。据统计，Ⅰ期前来就诊的口腔癌患者只占 17.5%，其余大多数是中期至晚期的患者，其中，晚期患者占 14.6%。这说明必须普及相关知识，提高人们对病变的警惕及识别能力。

▸▸ 口腔癌是怎么引起的？

口腔癌发病的主要诱因有以下 5 种：

（1）维生素 A 缺乏。维生素 A 有维持上皮正常结构和功能的作用，缺乏后可引起口腔黏膜上皮增厚、角化过度，与口腔癌的发生有关。

（2）口腔卫生差。口腔卫生差为细菌或真菌在口腔内滋生、繁殖创造了条件，从而有利于亚硝胺及其前体的形成。口腔炎使一些细胞处于增生状态，对致癌物更敏感，可能促进口腔癌的发生。

（3）嗜好烟酒。口腔癌患者大多有长期吸烟、饮酒史。酒精可能作为致癌物的溶剂，促进致癌物进入口腔黏膜。

（4）异物长期刺激。如老年人牙齿部分脱落后的残根、尖锐的牙尖等。

（5）口腔黏膜疾病。如黏膜白斑或红斑等癌前病变。另外，口腔癌还与年龄、劣质义齿等因素有关。

▐▶ **老年人患口腔癌有什么症状？**

老年口腔癌的症状主要有以下几个方面：

（1）有肿块、结节出现。

（2）有白色、平滑式鳞状斑块出现。

（3）有红色斑块、溃疡、炎症区等症状，且较长时间不能痊愈者。

（4）口腔中无明显原因的反复出血。

（5）口腔中无明显原因的麻木、灼热或干燥感。

（6）说话或吞咽时发生困难或不正常。

▐▶ **吃槟榔真的会诱发口腔癌吗？**

答案是肯定的。槟榔中的多种活性成分和代谢产物有细胞毒性、遗传毒性甚至直接致癌性。长期咀嚼槟榔可引起口腔黏膜下纤维化，这是一种癌前病变，其经过长期的慢性病理过程可恶变为口腔癌。国际癌症研究机构已经将槟榔列为Ⅰ类致癌物，与烟草同级别，证实了吃槟榔是口腔癌的重要诱因。

▐▶ **老年人得了口腔癌怎么治疗？治疗效果好不好？**

口腔癌主要采用以根治性手术切除为主的综合治疗原则，其他治疗方法包括放化疗、免疫治疗、靶向治疗等。早期的口腔癌如果没有颈部淋巴结转移，单独使用手术或放疗均有不错的治疗效果。中晚期的口腔癌较适合使用外科手术合并术后放疗。中晚期患者如果对放疗或化疗不敏感，可尝试靶向治疗或免疫治疗。老年患者须根据身体状态等因素综合考虑选择合适的治疗方法。

▐▶ **老年人怎样预防口腔癌？**

老年人预防口腔癌可从以下几方面着手：

（1）避免不必要的长时间光照，防止引发唇癌。

（2）避免吸烟与喝酒。

（3）戴义齿的患者发现义齿下组织有疼痛、发炎，要及时就医。

（4）平衡饮食，粗细搭配，合理营养。不喝、吃过烫的水与食物，避免刺激口腔组织。

（5）拔掉牙齿的残根、残冠（不能修复的牙），佩戴良好的义齿，不刺激组织。

（6）养成良好的口腔卫生习惯。经常刷牙，及时治疗残根、残冠，去除不良刺激。

老年人患舌癌能活多久？

舌癌能活多久及舌癌的预后，主要取决于患者对舌癌发现的早晚，如舌癌早发现、早治疗，通过舌癌的扩大切除术及颈部淋巴结的区域性清扫术，术后患者的寿命基本不受影响，5年生存率高达90%以上。女性患者的预后较男性要好。如果舌癌发现较晚，且舌癌发生淋巴结转移或远处转移等，此种情况属于舌癌的中晚期，治疗相对困难且相对复杂，通常患者的寿命在5年之内。

舌癌是怎么引起的？应如何预防？

引起舌癌的病因至今尚未完全认识，多数认为其发生与环境因素有关，如热、慢性损伤，紫外线、X线及其他放射性物质都可成为致癌因素，如舌及颊黏膜癌可发生于受损牙残根、锐利的牙尖、不良修复体等长期、经常刺激的部位。另外，神经精神因素、内分泌因素、机体的免疫状态，以及遗传因素等都被发现与舌癌的发生有关。

舌癌预防应注意以下几点：①戒除吸烟、饮酒、咀嚼槟榔等不良习惯，加强锻炼，注重营养；②注意口腔卫生，每天早晚刷牙，饭后漱口，需要每年1~2次口腔检查；③应及时处理龋齿及牙尖，修补残冠、残根。

▋▶ 舌癌有什么症状？

（1）肿瘤多发生于舌缘，其次为舌尖、舌背及舌腹等处，可有局部白斑。

（2）常为溃疡型或浸润型，生长快，疼痛明显，浸润性强。

（3）可有舌运动受限、进食及吞咽困难。

（4）早期常发生颈淋巴结转移。

▋▶ 老年人舌癌和年轻人舌癌有什么不一样？

与年轻舌癌患者相比，老年人并存病比例较高，多发原位癌也时有出现，要注意其他部位是否有病灶遗漏。一般表现为溃疡及浸润同时存在，伴有自发性疼痛和程度不同的舌运动障碍。

▋▶ 老年人发现了舌癌怎么治疗？治疗效果如何？

舌癌治疗的方法主要是手术切除加周围淋巴结清扫，切除率比较高。根据手术的病理情况，可以选择做术后的辅助放疗和化疗。舌癌特别是较早发现的舌癌，整体预后较好。老年舌癌患者在做手术、放疗或化疗的同时，要积极治疗并存疾病，加强功能锻炼和营养支持治疗。

▋▶ 什么是扁桃体癌？老年人的扁桃体癌发病率高吗？

扁桃体癌指起源于口咽两侧壁扁桃体窝内的恶性肿瘤，占全身肿瘤的0.5%。好发于40岁以上男性，发病高峰年龄为40~60岁，男女比例为2~3:1。

▋▶ 老年人怎样才能做到尽早发现扁桃体癌？

扁桃体癌首发症状是咽喉部异物感及咽喉部疼痛，严重者可向耳部放散。但这一首发症状常常被误诊为咽喉炎，等发展到吞咽困难、呼吸困难、咽部出血时,肿瘤常常已经到了晚期。扁桃体癌也可表现为一侧扁桃体明显肿大,呈结节状或菜花状,或表面有溃疡、坏死、假膜形成。早期常有颈淋巴结转移,出现同侧或双侧颈淋巴肿大、质硬、固定。

对于老年人来说,尤其是长期有烟酒嗜好者,如果感觉咽部持续不适,有异物感,或持续轻微的咽痛,经过消炎治疗仍没有缓解,或症状还在进行性加重,要及时前往医院就诊。

▮▶ 年轻时把扁桃体切掉是否就不会发生扁桃体癌了?

年轻时如果手术切除了扁桃体,一般情况下不会有癌变。但扁桃体切除手术常出现切除不干净的情况。多数是因为增生严重,导致扁桃体与周边的组织界限不清晰,加上手术操作的空间窄小,使扁桃体残留较多,也会发生扁桃体癌。因为扁桃体本身就是淋巴组织的一个部分,是免疫系统的一员。扁桃体出现的恶变通常都是从其他地方的癌变转移而来的,比如淋巴瘤或口咽部肿瘤等。

▮▶ 扁桃体癌和扁桃体炎怎么区分?

扁桃体癌一侧扁桃体明显肿大,呈结节状或菜花状,或表面有溃疡、坏死、假膜。肿瘤发展快,常侵犯周围组织,出现吞咽、呼吸障碍。而扁桃体炎一般是双侧同时出现,表现为扁桃体红肿、表面光滑。口服消炎药物后扁桃体炎可减轻,但扁桃体癌则不会。

▮▶ 扁桃体经常发炎的老人容易患扁桃体癌吗?

长期局部炎症刺激是引发扁桃体癌的罪魁祸首,这些不良刺激会诱使扁桃体黏膜上皮细胞发生恶变。长期大量吸烟、饮酒可使黏膜上皮水肿、充血、上皮细胞萎缩变性,是癌变的基础。此外,扁桃体黏膜角化症、白斑以及由各种原因所致的局部瘢痕等也可能诱发癌变。所以经常扁桃体发炎的老年人确实应该警惕扁桃体癌的发生。

▮▶ 老年人得了扁桃体癌怎么治疗比较合适？

早期扁桃体鳞癌治疗，无论是单纯根治性放射治疗还是单纯手术治疗，都能取得较好的效果，5年生存率为75%～90%。

中晚期扁桃体鳞癌治疗，倾向于以放疗为主的综合治疗方法，可在保证治愈率的前提下更好地保持患者的生活质量。

扁桃体腺癌、腺样囊性癌对放疗不敏感，宜优先手术，术后补充放疗。

▮▶ 老年人扁桃体癌的治疗效果怎么样？可以治愈吗？

早期扁桃体癌治疗后，5年生存率可达80%以上，中晚期单纯放疗的5年生存率为32%～83%。治疗失败的主要原因是局部分期较晚，未能控制、复发及远处转移。预后取决于原发灶大小、颈部淋巴结转移情况，以及局部治疗成功与否，局部足量放疗可以提高生存率。对于老年人来说，充分评估个体情况后，顺利手术、顺利完成根治性放疗是治疗成功的关键。

▮▶ 老年人的哪些疾病有可能演变成喉癌？

喉癌多发生于原有喉黏膜癌前病变的基础之上，老年喉癌的癌前病变主要包括喉角化病、慢性肥厚型喉炎和喉乳头状瘤等。

（1）喉角化病。包括喉白斑病、厚皮病、过度角化等，原因为慢性刺激下喉黏膜层的上皮增生，形成白色斑块，黏膜变厚。

（2）慢性肥厚型喉炎。黏膜因一般性病菌感染或用声不当而引起慢性炎症，可累及黏膜下层及喉内肌，主要症状为声嘶，喉镜下可见喉黏膜广泛增厚，结节状或息肉样。

（3）喉乳头状瘤。是喉部最常见的良性肿瘤，由复层扁平上皮增生形成，由人乳头瘤病毒（HPV）感染所致。成人型的喉乳头瘤（尤其是老年人)易发生恶变。

▮▶ 老年人容易得喉癌吗？有哪些高危因素？

喉癌在头颈部肿瘤中排第三位,占全身肿瘤的 1%~5%。从年龄上看,40 岁以上人群更容易得喉癌;从性别上看,男性明显多于女性,比例为 8~10:1;从地域分布看,东北 / 华北地区发病率较高。因此,老年男性是喉癌的高发人群。

喉癌的高危人群包括:①职业接触致癌物的职业人员,包括石棉、镍等;②长期生活在空气高污染地区的人群;③感染人乳头状病毒的人群;④有长期刺激喉部的不良嗜好,包括吸烟、饮酒的人群。

▮▶ 老年人患喉癌有什么征兆吗？

(1)声音嘶哑。喉癌作为咽喉部位的恶性肿瘤,在发病过程中比较常见的表现就是声音嘶哑。在喉癌发病过程中,局部恶性肿瘤会导致喉返神经受到压迫,喉返神经功能受损时声音嘶哑情况会比较明显。

(2)淋巴结肿大。如果有颈部淋巴结肿大表现,不排除是喉癌发出的信号。在喉癌发病过程中肿瘤体积慢慢增大,会对人的免疫功能造成影响,加上部分癌细胞会出现颈部淋巴结转移现象,因此,患者可以发现颈部淋巴结肿大明显。

(3)喉有异物感。喉癌的发生会对人体健康造成威胁,部分人在早期症状不明显,随着肿瘤继续发展,比较常见的表现就是咽喉产生异物感。

(4)呼吸困难。在喉癌发病过程中患者局部肿瘤体积慢慢增大,如果已经发展到了晚期,比较常见的现象就是呼吸困难,这种现象存在之后,在警惕心肺功能降低之外,还要了解是否和喉癌有关。

▶▶ 老年喉癌有哪些治疗方式？治疗上与年轻患者有没有区别？

喉癌一般采用以手术为主的综合治疗方式，其他治疗包括放化疗、免疫治疗、中医治疗等。

老年人和年轻人相比较，更要考虑老年人的身体状况及其耐受情况。喉癌的生存率在老年患者和年轻患者之间的差别不大，很多老年患者和家属担心老人的耐受力，对治疗存在迟疑，延误了病情，应多与医生沟通，做出正确的治疗方案。

▶▶ 老年喉癌手术后为什么效果有好有坏？

影响喉癌手术效果的因素有原发部位、淋巴结转移、病灶的分期等。如发生在声门的肿瘤，术后 5 年生存率可达 76.4%，发生在声门上的肿瘤 5 年生存率为 51.4%，声门下的肿瘤为 17.2%。而在老年喉癌中对预后有显著影响的是淋巴结有无转移。此外，治疗效果还与老年患者综合体质、有无并发症、术后恢复是否顺利有关。

▶▶ 老年喉癌患者对手术有很多顾虑，只做放疗行吗？

由于老年喉癌患者常伴有多种基础疾病，手术操作会引起许多并发症，如咽瘘、气管造瘘口狭窄、颈动脉破裂、伤口感染、瘘孔复发癌等。因此，患者对是否需要手术有所顾虑是可以理解的，建议和医生充分沟通，讲出自己的顾虑和诉求，最后由医生进行评估，共同决定。

单纯放疗对早期声带癌有明显的治疗作用，且可保护喉的功能，效果类似于手术。对早期声带癌采用内镜下手术治疗或单纯放疗，两种方法的治愈率相似，但就保全器官功能而言，单纯放疗优于内镜下手术治疗。因此，部分早期或较早期的老年喉癌患者不做手术、只做放疗也是可以的。但是对于有些喉癌，如声门下癌，发现时多数是晚期，单纯放疗效果较差，还是适合以手术为主的综合治疗。

▌▶ 老年喉癌患者放疗有无风险？有什么不良反应？

老年喉癌患者由于身体功能减退，放疗的不良反应可能较重，主要存在以下反应：

（1）急性反应。声嘶、咽下疼痛、照射野色素沉着等，声门上区癌由于照射野较大还可能会出现口干、味觉改变等症状，影响患者的进食和睡眠，一般放疗结束后可逐步缓解。

（2）晚期反应相关的常见并发症。包括喉水肿、喉软骨炎及喉软骨坏死，并发症的发生与肿瘤范围、照射野大小及照射剂量相关。可给予超声雾化，必要时消炎或激素治疗。喉水肿多在放疗后 3 个月内消退，严重时可导致呼吸困难，吞咽不畅，对超过半年仍未消退者要排除肿瘤可能。一旦出现喉软骨坏死须手术切除。

▌▶ 喉癌可以治愈吗？生存期有多久？

喉癌虽属于恶性肿瘤，但是如果处于早期、没有转移的话，手术切除是有治愈可能性的。然而，对于大部分的喉癌来说，还是无法治愈的。如果积极的治疗，处于早期的喉癌生存期也是比较长的，5 年生存率在90%以上，如果处于中晚期，生存时间在几个月到一两年。

▌▶ 老年人喉癌术后是不是不能讲话了？手术后要注意些什么？

喉癌患者全喉切除后失去了发音器官，明显影响患者术后的生活质量。随着手术理念及技术的进步，目前喉癌手术已经更多地关注患者功能的保留，根据肿瘤部位及病理选择相应的术式，尽可能保留发声功能。如果行部分喉切除术，发音功能多会变得嘶哑，但仍能讲话，呼吸一般无须改道，生活大致如常；如果行全喉切除术，需要在颈前下方正中气管造瘘。呼吸改道造成生活不便，但是经过锻炼，患者仍可通过电子喉进行语言沟通。

由于呼吸孔吸入的空气会直接进入肺部，老年患者必须尽量避免处于严寒和炎热的环境，也不可吸入废气、烟雾和尘埃。全喉切除后不再会用鼻子打喷嚏。此外，嗅觉有时也会受影响，不过在几个月后会恢复部分嗅觉。建议尽量避免吃过于辛辣的食物。不要过度疲劳，加强体育锻炼，多在阳光下运动。

▶▶ 鼻腔癌和鼻咽癌有什么区别？

第一，两者的发病部位不同，鼻腔癌好发于中鼻甲、中鼻道、下鼻甲，极少数发生在鼻中隔，而鼻咽癌好发于鼻咽部、鼻腔的后端。第二，两者的发病率不同，原发的鼻腔癌是非常少见的，大多数由继发于鼻窦、外鼻、眼眶，以及鼻咽部的肿瘤侵犯鼻腔所致。而鼻咽癌的发病率相较于鼻腔癌是比较高的。第三，在治疗方面，鼻咽癌在早期以放疗为主，而鼻腔癌的治疗就复杂得多，由于它的病理类型较多，且早期不易发现，所以它多采用手术、放化疗、生物治疗等综合治疗措施。第四，两者的预后也不同，由于鼻腔癌起初症状不明显，较难早期发现和诊断，故多数患者的预后不佳。而鼻咽癌由于早期就发生颈淋巴结转移，早期的诊断及治疗极大地提高了鼻咽癌的预后。

▶▶ 老年患者有"咽喉不适感、轻微吞咽痛"，医生怀疑是"下咽癌"，这是什么病？有什么症状？还应做什么检查？

下咽位于咽喉的下部，接近食管的上端，癌变后常难以准确判断原发部位。早期常无症状，易被忽视，晚期则主要表现为吞咽困难、声音嘶哑、咽喉疼痛，疼痛常反射到耳部，颈部淋巴结转移占 80% 左右，很多患者往往因此而就诊。

下咽癌初期咽部常有异物感，进食后有食物残留感，常需反复"清理"咽喉（如咳嗽、喝水）；80% 患者有咽部疼痛，且常向一侧耳部放射，患者可指出咽痛的部位；50% 以上患者就诊时声音嘶哑，为肿瘤侵犯喉内肌引起声带固定所致；约 1/3 患者因颈部淋巴结肿大就诊。咽部分泌物有时带血,早晨更为明显。肿瘤较大或癌侵犯食管时出现吞咽不顺或进食梗阻,可伴有进食呛咳,还可出现呼吸困难。

老年人怀疑自己患下咽癌时,可以先摸一摸有无颈部包块,活动一下喉部,看有没有喉摩擦音(左右推动甲状软骨时与颈椎间的摩擦感);然后到耳鼻喉科,通过间接喉镜或纤维喉镜观察下咽情况并活检,最终确诊还需要病理活检。

老年下咽癌患者手术治疗能否保留说话功能?

手术是下咽癌治疗的有效手段。大部分医生认为,只有少部分下咽癌患者需要全喉切除,功能保全性手术已经成为目前下咽癌手术的新趋势。老年患者由于体质差、身体各项功能减退,对手术的耐受能力减低,增加了手术的复杂性和危险性。统计表明,老年下咽癌患者喉功能保留组和喉功能不保留组的近期和远期生存率均无显著差异,两组患者均没有出现因术后并发症而死亡的患者。

分子靶向治疗对头颈部肿瘤治疗有效吗?

分子靶向治疗是近些年比较热门的一个话题。遗憾的是,用于头颈部肿瘤的单一靶向药物的治疗效果均不太理想。近期研究发现,针对EGFR基因的分子靶向药联合放化疗能够显著延长头颈部晚期肿瘤患者的生存时间,如西妥昔单抗或尼妥珠单抗等。分子靶向药物不良反应较小,更适合不能耐受化疗的老年患者。

免疫治疗适合用于老年头颈部肿瘤患者吗?

肿瘤的免疫治疗旨在激活人体免疫系统,依靠自身免疫功能杀灭癌细胞和肿瘤组织。近年来,PD-1/PD-L1抗体治疗在多种实体瘤治疗中取得了令人振奋的成果。针对头颈部鳞癌,也有大量临床试验证实PD-1抗体治疗有效。目前,PD-1抗体纳武利尤单抗已被多项指南推荐用于晚期头颈部鳞癌复发的标准方案,且不用检测PD-L1的表达。

▶▶ 恶性黑色素瘤是一种什么肿瘤？会造成死亡吗？

恶性黑色素瘤是由异常黑色素细胞过度增生引发的一种肿瘤,大多数黑色素瘤见于白种人。我国恶性黑色素瘤发病率低,但是近10年间,皮肤黑色素瘤新发患者平均每年增长10%左右,应引起重视。恶性黑色素瘤有明显的转移倾向, 病死率高。我国老年人对此病认知度较差,即使发现皮肤有异样也不够重视,往往贻误了早期诊断的机会,晚期黑色素瘤患者的5年生存率只有16%左右, 成为我国病死率最高的恶性肿瘤之一。应该加强对此病的宣传,使大众具备有关常识,尽量早期发现,力争治愈。

▶▶ 黑色素瘤和我们平常所说的"黑痣"怎样区分？

正常的痣很小,为皮肤上平整或圆拱形的黑点或凸起;发育异常的痣较大,外观有异。早期黑色素瘤为不规则的、炎性或水平生长的扁平痣。如果痣的颜色发生改变,特别是在色素斑点中的一些深颜色,或原来稳定的痣突然变大,或出现新发的直径 > 5mm 的色素斑,建议请专科医生确认。

专家们总结了一个 ABCDE 原则,主要内容如下:

A:非对称。色素斑的一半与另一半看起来不对称。

B:边缘不规则:边缘不整或有切迹、锯齿等,不像正常痣那样具有光滑的圆形或椭圆形的轮廓。

C:颜色改变。正常痣通常为单色,而黑色素瘤具有褐、棕、棕黑、蓝、粉、黑甚至白色等多种不同颜色。

D:直径。色素斑直径 >5mm 或色素斑明显长大时要注意。黑色素瘤通常比普通痣大,任何直径 > 1cm 的色素斑都要活检,由病理科医生评估恶变的程度。

E:隆起。一些早期的黑色素瘤,整个瘤体会有轻微的隆起。任何一处色素沉着病变如果有迅速抬起或表面不平,应当立即做检查。

以上的这些原则是对刚发现的色素痣进行初步的判断，更加可靠的评判主要靠动态的观察，如果身上的色素痣短时间内由对称的变成了不对称、边缘规则的变得不规则、颜色均匀的变得不均匀、迅速增大或隆起，那么恶变的可能会很大，需要尽快就医。如果这颗痣自出现时就不对称，大小等状态一直没有变化，那么就是良性的痣。

▐▶ 听说皮肤白皙的人最容易患黑色素瘤，是真的吗？

皮肤白皙的人确实容易得黑色素瘤，但也不尽然。有的人在四肢的肢端有"雀斑样痣"，还有的人容易长雀斑，他们患黑色素瘤的风险较普通人高两倍，与肤色并没有关系，和人种有一定的关系，白种人比有色人种的发病率高。

现在已经找出了某些黑色素瘤的高危因素，这些因素可单独或共同存在，主要包括对光容易过敏的所谓"光敏型皮肤"、长雀斑的皮肤、长时间暴露于阳光、身体有大量的普通痣或发育异常的痣，经常承受物理刺激的痣（如足底受力部位的痣、经常刮破的痣），个人或家庭成员中有任一种普通类型的皮肤癌（鳞状细胞和基底细胞癌）病史，以及个人史或家族史中有黑色素瘤病史。可能每一种危险因素其本身的危险性并不大，但如果同时具有多个危险因素，其危险性就会大大增加。

▐▶ 恶性黑色素瘤是怎么发生的？

黑色素瘤发生的基本病因是黑色素细胞发生 DNA 损伤。在遗传背景基础上，长期紫外线照射、反复摩擦、外伤刺激等导致黑色素细胞的 DNA 发生断裂、易位、突变或异常甲基化等，黑色素细胞出现增殖失控和分化异常，最后发展为恶性肿瘤细胞。

其诱发因素包括：①长期日光暴晒或日晒伤史；②长期紫外线暴露史：如不正确使用晒黑灯、晒黑床及其他紫外线产品；③长期局部慢性损伤或刺激：如位于肢端的色素痣长期受行走摩擦或外伤及炎症刺激；④其他因素：部分家族性遗传性皮肤病，如着色性干皮病，患者皮肤对日光极为敏感,更易发生黑色素瘤。

▎▶ 身上的痣有可能发展成恶性黑色素瘤吗?怎样及时发现它们发生了恶变?

虽然黑色素瘤多来源于痣,但无论是"发育异常痣"还是普通痣,发展为黑色素瘤的概率都较低,不必杯弓蛇影。但痣毕竟是黑色素瘤的潜在来源,如果有几个"发育异常痣"或多个普通痣,就意味着这一生中某个时期患黑色素瘤的危险性是别人的2~10倍,必须给予关注。痣异常变化主要有:个头儿突然长大、颜色突然加深、破溃出血不愈等。

定期的皮肤检查对发现可治愈的早期黑色素瘤至关重要,如有黑色素瘤家族史或发育异常的痣,应每月自查1次,并记载日期。可请一位熟悉黑色素瘤的医生或皮肤学专家帮助自己规律地检查皮肤。检查频率依危险因素分级而定。对于高危患病者,推荐每年检查4次。规律自查的患者死于黑色素瘤的概率减少44%。如果危险因素较低,自查频率可减至每半年或每年一次。背部、头皮等不容易自查到的部位最好找人帮助检查。

▎▶ 哪些部位的痣容易发展成为黑色素瘤?

(1)手脚、口鼻处的痣。黑色素瘤经常发生在肢端以及黏膜处,如果在手指、脚底以及指甲等部位出现了黑痣,要多加留意。

(2)皮肤受到损伤后出现的黑痣。损伤、晒伤等情况,本身就对皮肤带来伤害,可能会刺激细胞发生恶变,进而变成黑色素瘤。此外,如果"祛痣"不规范,比如乱用药水、激光、冷冻等操作不规范,黑痣受到了刺激,发生癌变的概率会大大增加。

(3)经常日晒的部位的黑痣。紫外线是诱发黑色素瘤的原因之一,如果是经常暴晒的部位,要小心有"奇怪"的黑痣出现。

▐▶ 恶性黑色素瘤的常见症状有哪些？

恶性黑色素瘤临床表现主要为迅速长大的黑色素结节或色素斑。起初可见原来的正常皮肤发生黑色素沉着，或者色素痣发生色素增多，黑色加深或周边某一侧颜色变浅并向外扩散，继之病变损害不断扩大，硬度增加，伴有痒痛的感觉。黑色素瘤的病损有的呈隆起、斑块及结节状，有的呈蘑菇状或菜花状。向皮下组织生长时，可以触摸到皮下结节或肿块，向四周扩散时则出现星状黑斑或小结节。病情发展后，可以逐渐扩散到周围淋巴结以及全身各个重要脏器。

▐▶ 老年斑和黑色素瘤有什么区别？

（1）发病原因。老年斑是由于到了一定的年龄，分解能力减弱，从而产生了一些老年性的色素沉积，而黑色素瘤是由于表面细胞发生了恶变，产生色素，沉积到患者的皮肤表面细胞。大多数黑色素瘤都是恶性肿瘤，多发生在中老年人。

（2）临床分型。老年斑可以分为老年性雀斑、老年性点状白斑、老年疣 3 种类型，而黑色素瘤临床分型可以分为表浅型、雀斑、结节型和肢端色斑样黑色素瘤型这 4 种类型。这两种疾病的临床分型各有不同，病情的严重程度也是不同的。

（3）治疗方法。对于治疗老年斑，主要采取的方式是预防，可以少晒太阳，采用涂抹防晒霜进行防晒。而对于黑色素瘤的治疗，一般采用手术治疗，也可以采用非手术治疗的方法，比如放疗和化疗。

▐▶ 恶性黑色素瘤的 TNM 分期都有什么含义？

TNM 分期是国际通用的恶性黑色素瘤的分期方法，表示的是疾病发展的程度。

"T"指原发病灶的厚度，T1 /T2 /T3 的分界值分别为 1.0mm、2.0mm 和

4.0mm。其中,溃疡是影响预后的重要因素,指黑色素瘤表皮的完整性被破坏,由病理组织学检查评价。

"N"指区域转移,特别是区域淋巴结转移的数目,也包括淋巴管转移,定义为原发病灶周围呈现转移的"卫星灶"和(或)原发灶及区域淋巴结之间的"移行灶"。

"M"是指出现了远处器官的转移,如肺、肝、肾、骨、脑等脏器出现了病灶。

▶▶ 黑色素瘤"临床Ⅱ期"是什么意思?

肿瘤 TNM 分期主要是对手术切除的病理标本基础上的分期,临床医生还要在此基础上,综合分析全面情况进行临床分期。具体内容如下。

Ⅰ期:肿瘤局限,厚度≤2mm,无周围皮肤、淋巴结的浸润或远处转移。生存率主要与肿瘤的厚度(和其他一些特点)相关,且跨度很大。如ⅠA期5年生存率为95%(肿瘤≤1mm,无溃烂,Clark 分级 1 级)。

Ⅱ期:原发病灶厚度 >2mm,无转移。5 年生存率为 40%~80%。

Ⅲ期:肿瘤开始浸润周围皮肤及区域淋巴结(比如肿瘤长在前臂,它可能就会侵犯腋窝淋巴结)。5 年生存率除取决于侵犯淋巴结数目外,还要看是微观侵犯还是肉眼侵犯(前者指显微镜下观察到侵犯,后者指淋巴结肿大到可以触及)。对于只有 1 个镜下转移淋巴结的患者,5 年生存率为 70%,但对于有 3 个以上明显淋巴结转移的患者,生存率明显降低。

Ⅳ期:肿瘤细胞已经超出了区域淋巴结(如,远处的皮肤、淋巴结和身体其他器官),5 年生存率低于 20%。

▶▶ 恶性黑色素瘤的治疗方法有哪些?适用于老年患者的治疗有哪些?

对于早期恶性黑色素瘤,如分期为Ⅰ期、Ⅱ期,手术切除是最主要的治疗方法。由于大多是体表的手术,即使是高龄老人,一般也能耐受,不应迟疑延误病情。标准的手术范围是根据原发灶肿瘤的厚度切除原发病灶,并常规向周围扩展,切除病灶外围 1～2cm 的组织。已经出现淋巴结转移的患者,则需要进行区域淋巴结清扫。术后接受辅助治疗也是很有必要的。

已经确知出现远处转移的患者,除非为孤立易于切除的转移灶,手术治疗已经没有意义,应该考虑全身抗肿瘤治疗,目前常用的治疗方式主要有化疗、免疫治疗和针对某些基因突变的靶向药物治疗。对老年晚期恶性黑色素瘤患者,全身药物治疗宜量力而行。无论是用药品种还是剂量,都应谨慎,医患双方要常沟通。

▌▶ 免疫治疗对黑色素瘤有效吗?是否适合用于老年患者?

黑色素瘤一直是免疫治疗的研究模型,也就是说,黑色素瘤患者对免疫治疗的疗效较其他肿瘤患者要好。因此 PD-1/PD-L1 抗体治疗已经成为黑色素瘤治疗的一线方案。近年来,联合免疫治疗或免疫联合靶向治疗的研究也取得了令人鼓舞的成果,将来会大大提高黑色素瘤患者的生存时间。免疫治疗的不良反应明显小于全身化疗,因此非常适合用于老年患者。

▌▶ 老年人如何预防黑色素瘤?

黑色素瘤多数起源于表皮,外观有色素沉着,能被肉眼发现。但长在背部等不易被老人自己看到的部位时,则需要借助亲友的帮助。日光是使黑色素细胞发展为黑色素瘤的罪魁祸首,老人要正确防晒,例如,找阴凉地方,穿防晒衣物,多使用广谱防晒霜,参考紫外线指数预报,避开光线最足的时刻外出,避免被太阳灼伤。儿童时期的日光灼伤会增加成年后患黑色素瘤的风险,也要让孩子们免受日光灼伤。

(1)无论老幼,外出时间应避开阳光最足的 3 个小时。

(2)在阳光最强时外出要戴宽边帽子,穿防护衣物,最好是编织紧密的衣物。不要在阳光下"打赤膊"。

（3）阴天也要防晒。大多数紫外线可以穿过云层。海边的遮阳伞及其他遮阳设计仅能提供部分保护作用，因为沙子可以反射大量紫外线。

（4）外出前45分钟就要涂上厚厚的防晒霜，并确保涂抹到耳朵、颈部，直到发际。在潮湿的天气、游泳前或可能大量出汗前，即使防晒霜是防水的，也要频繁使用。不要将防晒霜涂抹在潮湿的皮肤上，特别是游泳之后要使皮肤彻底干燥后再使用，因为防晒霜不能浸润吸收至皮肤。

此外，对于高危部位的色素痣，要动态观察，一旦出现肉眼可见的变化，应及时就诊，由专科医生帮助进行下一步的诊治。出现视力下降、鼻出血、吞咽困难、阴道出血等症状时也要及时就医，进一步做专科检查，警惕眼部及黏膜黑色素瘤的发生。

▍▶ 老年人容易得脑肿瘤吗？

中枢神经系统肿瘤分为颅内肿瘤和椎管内肿瘤，我们通常所说的脑肿瘤指的是颅内肿瘤。总的来说，随着年龄的增长，患恶性肿瘤的概率逐渐增高，这种现象也见于脑肿瘤患者。20岁以下人群中脑肿瘤的发病率约为2/10万，60~79岁年龄段的人群中脑肿瘤的发病率则上升到15~19/10万。但与其他恶性肿瘤相比，脑肿瘤仍然相对少见。

▍▶ 老年人经常有头痛症状，会不会是得了脑瘤？

老年人的头痛症状比较普遍，病因有很多，如高血压病、脑血栓、三叉神经痛、偏头痛等，脑瘤只是其中一种，而且发病率相对于其他良性疾病来说是非常低的，所以对于头痛不必紧张。但如果头痛反复发作或持续存在，尤其是合并恶心、呕吐及癫痫等症状时，还是建议行头颅CT或磁共振（MRI）检查，以排除脑瘤等器质性病变。

▍▶ 如果怀疑得了脑瘤，需要做哪些检查？

脑肿瘤的诊断主要依靠头颅CT、磁共振（MRI）检查，尤其是MRI检查比CT更加精确。PET-CT检查能够提供肿瘤恶性程度的信息，有助于鉴别病变的良恶性，并能判断影像学改变是肿瘤复发还是放疗后的坏死组织，在脑瘤的诊断和随访过程中也是一种重要的检查手段。但是，常规 PET-CT 对脑肿瘤并不敏感（不如增强 MRI），而且需用特殊的同位素，价格昂贵。

▮▶ 脑肿瘤患者可能会有哪些症状？与老年人常常发作的脑血管意外怎么区别？

大脑是人体最复杂的器官，我们的语言、活动、情绪变化等都由大脑控制，因此如果大脑内长了肿瘤，就可能出现逐渐加重的神经系统症状，与肿瘤所在的具体位置有关。如额叶肿瘤可引起个性改变、社会适应能力下降、性格退缩、冷漠、自责；颞叶肿瘤会导致偏盲，在左半球优势的患者中可引起失语；顶叶肿瘤可引起对侧运动和感觉功能异常等。

大脑位于颅骨内，颅骨内的空间有限，如果长了肿瘤，颅内的压力可能会增高，引起头痛、恶心、呕吐等症状。若没有及时治疗，会逐渐出现嗜睡等意识障碍，发展为反应迟钝，进而昏迷、死亡。大多数脑肿瘤症状的出现都是渐进过程，而老年人常见的脑出血、脑梗死、脑痉挛等多数为突发，脑部的影像诊断能提供非常明确的鉴别诊断证据。

▮▶ 脑瘤有哪些治疗方法？

手术对大多数脑肿瘤来说是最重要的治疗方法，有些脑肿瘤术后还要常规行放化疗。对原发的生殖细胞肿瘤可以单纯给予放疗；对垂体腺瘤要先给予药物治疗，如果无效则可手术或放疗。总之，对不同的肿瘤类型、不同的患者年龄及体力状况，要采取不同的治疗方法。化疗需要选用能够透过血脑屏障的药物，目前还没有研制出人们期待的疗效非常显著的"特效"化疗药物。

▮▶ 脑瘤的治疗效果怎么样？

脑瘤的治疗效果与脑瘤的组织学类型，患者的年龄、一般状况、精神状态等有关。例如,低度恶性胶质细胞瘤经过单纯手术切除肿瘤后,10年生存率约为80%,而高度恶性胶质细胞瘤的中位生存期则短得多,只有几个月到几年。脑膜瘤经过手术切除疗效显著,20年生存率约为80%,即使是部分切除,经过术后放疗的10年生存率也可以达到80%。因此,得了脑瘤一定要首先了解肿瘤细胞的性质,对预后和治疗手段有一个大概的了解,积极配合医生,进行科学明智的治疗,争取获得最好的疗效。

▶▶ 老年人背部皮下长了一个"肉块",是不是得了"肉瘤"?

肉瘤是来源于胚胎中胚层细胞恶性肿瘤的统称,多数原发于肌肉、骨骼、脂肪和纤维组织,本书第二章对此有详述。有些老年人无意中摸到自己的胸背部或者四肢皮下有一个"肉块",便担心是不是得了"肉瘤"。其实,人们皮下的肿块大多数是良性瘤,如脂肪瘤、纤维瘤等,恶性肿瘤很少见。极个别的肿块如迅速增大、固定、引起疼痛等,应该及时到医院就诊,排除软组织肉瘤的可能。

▶▶ 老年人容易得骨肉瘤吗?

骨肉瘤就是人们俗称的"骨癌",好发于青少年,在老年人中是非常少见的,因此对老年人骨肉瘤普遍重视不够,而且老年人骨肉瘤一般发展比较缓慢,常被误诊为其他骨关节病或者退行性变。因此,如果出现骨关节疼痛,还是要到医院就诊,让医生从临床症状、影像学检查、病理检查3个方面对疾病进行诊断,首先排除那些严重的疾病,再对普通的慢性骨病进行治疗。

▶▶ 骨肉瘤有什么症状?怀疑得了骨肉瘤需要做什么检查?

骨肉瘤的主要症状就是疼痛,夜间明显,影响睡眠。随着疼痛加剧,局部出现肿胀,就诊时可以看到肿块。怀疑骨肉瘤时需要对疼痛部位进行X线检查,医生如果看到骨皮质破坏,就会建议进一步行CT或者MRI

检查。骨肉瘤很容易转移到肺,因此,胸部 CT 检查必不可少。全身骨扫描也是需要检查的项目,因为有些骨肉瘤会出现跳跃性转移。血液检查方面,碱性磷酸酶在多数病例中都有升高。CT 引导下病灶的穿刺活检可以帮助明确病理诊断。

▐▶ 骨肉瘤怎么治疗?

目前,大约90%的患者可以选择保留肢体的肿瘤切除手术。手术分为 3 个步骤:切除肿瘤、骨骼重建、肌肉和软组织覆盖。辅助化疗在骨肉瘤治疗中占有重要地位。单独手术治疗的 5 年生存率只有 20%,而联合化疗可以把这一数值提高到 75%。目前大多数医院都开展了新辅助化疗(术前化疗),这样做的好处有很多,例如,术前化疗可以消灭肉眼看不到的微小转移灶;通过术前化疗使肿瘤变小,更容易被切除。切除肿瘤后还可以从肿瘤组织的坏死程度来判断肿瘤对化疗的敏感性,进而决定术后化疗的方案。骨肉瘤对放疗一般不敏感,但如果肿瘤无法切除或者虽然做了手术但没有切除干净,这时可以采用姑息性的放疗,患者也可能从中获益。

▐▶ 哪些人容易得软组织肉瘤?

生活中的一些因素会增加软组织肉瘤的发生风险,这些因素称为风险因素。具有这些因素的人,发生软组织肉瘤的风险会更高,但是,具有一个或多个风险因素,并不意味着个体一定会得癌症。因为其他肿瘤接受过放疗的人,发生软组织肉瘤的风险更高,通常情况下,从接受放疗到软组织肉瘤的发生,时间间隔为 10 年左右。家庭癌症综合征的人出生时从父母处继承了某些突变基因, 发生某些癌症的风险会明显升高。淋巴系统受损的人,其淋巴系统受到放疗等原因损伤导致水肿,会增加患淋巴肉瘤等的风险。长期接触化学物质如氯乙烯、砷、二噁英,以及含有苯氧乙酸的除草剂等的人有可能增加软组织肉瘤的风险。

▥▶ 软组织肉瘤会遗传给下一代吗？

目前尚未完全清楚软组织肉瘤的病因。不过,癌症的发生均与基因异常相关,这类基因叫作致癌基因。部分致癌基因发生在生殖细胞上,会遗传给下一代。大部分致癌基因是由于后天环境导致的突变,这类突变不会遗传。软组织肉瘤的发生也与致癌基因突变相关,目前发现的大多数突变是不会遗传的。

▥▶ 软组织肉瘤目前有什么治疗方法？

软组织肉瘤发病率低,但由于恶性程度高、预后差,一直以来都是临床治疗的难点。目前国内对于晚期软组织肉瘤(aSTS)的治疗,指南推荐的一线方案为蒽环类药物和异环磷酰胺为主的化疗；但对晚期或不可切除软组织肿瘤,可以选择二线靶向治疗。目前可用于二线靶向治疗的指南推荐药物有安罗替尼、培唑帕尼和瑞戈非尼安。其中,安罗替尼是针对腺泡状软组织肉瘤的一线治疗方案,安罗替尼是一种新型小分子多靶点酪氨酸激酶抑制剂,具有抗血管生成和抑制肿瘤生长的作用,具有较好的疗效。

▥▶ 用安罗替尼治疗有什么样的不良反应？

最重要的不良反应有出血、高血压、心肌缺血、蛋白尿、手足综合征、胃肠道反应、牙龈口腔肿痛、高脂血症、甲状腺功能异常。针对不良反应可通过对症治疗、暂停用药和(或)调整剂量等方式处理。根据不良反应的程度,根据医生指导调整剂量:①第一次调整剂量:10mg,每日1次,连服2周,停药1周;②第二次调整剂量:8mg,每日1次,连服2周,停药1周。如8mg剂量仍无法耐受,则应永久停药。

▥▶ 软组织肉瘤该怎么预防？

目前,除了尽量避免接触有害化学物质,没有其他有效的方法能预防软组织肉瘤癌。该病因未明,与发病相关的风险因素大多是无法改变的。

▌▶ 软组织肉瘤患者日常生活该注意什么？

规律饮食、加强营养;戒烟、限酒;避免异物及化学物质的长期刺激;发现身体有肿块或不舒服,应立即就医,不可自行服药或涂抹药物;诊疗期间,听从医生的安排,积极配合;诊疗后定期复查,有条件进行定期体检。

▌▶ 胸腺瘤发病率高吗？什么年龄比较常见？

胸腺瘤的年发病率约为 0.13/10 万人,好发年龄为 40 岁左右。儿童和青少年中胸腺瘤极其少见,但一旦发生,绝大多数是恶性。

▌▶ 胸腺瘤分良性和恶性吗？

因为所有胸腺瘤都有潜在的恶性倾向，所以目前不太提倡使用良性或恶性胸腺瘤的概念。国际上将胸腺瘤分为 6 种病理类型:A、AB、B_1、B_2、B_3 和 C 型。它们的恶性程度是递增的,C 型即为胸腺癌。一般胸腺瘤的 5 年生存率接近 80%,而胸腺癌为 40%。

▌▶ 胸腺瘤有哪些症状？

1/3 的胸腺瘤患者没有症状，是通过拍胸部 X 线片或 CT 偶尔发现患病的;1/3 的患者出现肿瘤增大引起的局部压迫症状,如咳嗽、呼吸困难、吞咽困难、胸痛等;还有 1/3 的患者会出现重症肌无力、红细胞性再生障碍性贫血、白细胞或血小板减少症等副肿瘤综合征。重症肌无力是胸腺瘤患者最常见的副肿瘤疾病，有些患者在手术切除胸腺之后仍会出现肌无力，需要进行药物治疗,目前还难以解释这一现象。

▐▶ 胸腺瘤怎么治疗？

从治疗的角度来说，胸腺瘤分为可以手术切除的胸腺瘤和不能手术切除的胸腺瘤。

手术是胸腺瘤最重要的治疗手段，随着技术的进步，现在不但 Ⅰ、Ⅱ期的病变可以切除，一些进展期的病变也能通过手术切除。对于早期病变，单纯手术就可以了。但是对于侵袭性肿瘤，尤其是病理分类为 B₂、B₃ 和 C 型的肿瘤，术后放疗可以减少疾病复发。

对于不能手术切除的胸腺瘤，放疗联合以顺铂为基础的化疗具有明显的疗效，很多患者都能长期生存。

▐▶ 什么是胸膜间皮瘤？

间皮是指分布在胸膜、腹膜、心包膜内表面的单层扁平上皮。起源于胸膜内表面上皮的肿瘤就是胸膜间皮瘤，它可以表现为良性或恶性进程。虽然恶性胸膜间皮瘤和肺癌一样都发生在胸腔，但它却是一种少见的疾病，发病的平均年龄约为 60 岁。它的预后比较差，确诊后如不积极治疗，平均生存期在 1 年左右。

▐▶ 胸膜间皮瘤是怎么引起的？

恶性胸膜间皮瘤的发病机制目前尚不明确，但能明确的病因是接触石棉。男性恶性胸膜间皮瘤病例中，超过 80% 的患者有石棉接触史。此外，恶性胸膜间皮瘤的发生还可能与接触其他自然或人造纤维、接触放射线、遗传等因素相关。

▐▶ 胸膜间皮瘤有什么症状？

胸膜间皮瘤的症状没有特异性，患者往往有活动后呼吸困难、胸痛等症状，有些患者在胸壁可以摸到肿块。约 1/3 的患者出现发热、乏力和体重减轻。依据这些症状虽然不足以诊断疾病,但凡是出现这种症状的老年人应该有所警觉,及时就诊,在医生的指导下做进一步检查以明确病因。

▐▶ 怀疑患胸膜间皮瘤时需要做哪些检查?

诊断胸膜间皮瘤有 3 种重要的影像学检查手段,即增强 CT、MRI 和 PET-CT。增强 CT 可以显示分叶状增厚的胸膜,MRI 能够确定间皮瘤有无侵犯胸壁,而 PET-CT 能够发现患者隐匿的转移灶。

胸膜间皮瘤引起的胸腔积液常常会导致喘憋等症状,因此,通过穿刺抽液可以减轻症状,不过,胸腔积液的细胞学检查结果常常为阴性,需要做 CT 引导下的胸膜穿刺活检或者胸腔镜活检获得病理诊断。

▐▶ 胸膜间皮瘤如何治疗?

恶性胸膜间皮瘤没有标准的治疗模式,主要原因是病例数较少、根据影像学资料很难精确分期、评估疗效困难等。但和其他肿瘤一样,多数医生建议将手术、放化疗合理联合应用,以增强治疗的效果。培美曲塞联合顺铂治疗是晚期患者的一线标准化疗方案,可以显著延长患者的生存期。

▐▶ 老年人容易得皮肤癌吗? 怎么尽早发现皮肤癌?

黄种人皮肤癌的总体发病率不高,大约只有白种人的 1%,老年人的皮肤癌比青年人多见。皮肤癌有很多不同类型,最常见的是基底细胞癌和鳞癌。

皮肤癌常发生在暴露于阳光的部位,如头颈部、前臂和手部。基底细胞癌表现为生长缓慢、边界清楚的丘疹,表面呈珍珠样光泽,大的病变中心可有溃疡。鳞癌表现为过度角化、出血性鳞屑斑等,具体的诊断需要依靠活检从病理上进行鉴别。老年人的皮肤如发现上述变化,一定不要大意,应及时就医。皮肤癌的早期治愈率很高,只要有防癌意识,早发现、早诊断,就会取得很好的疗效。

▶ 皮肤癌早期有哪些症状?

(1)局部肤色改变。由于地域人种的差异,我们本身的皮肤颜色也是有深有浅的。但不管怎样,如果皮肤局部发生了颜色变化,呈现红色、蓝色以及棕色的时候,或者是已经存在的痣的颜色发生了改变,这可能就是皮肤癌的早期症状表现。

(2)皮肤上出现湿疹样的变化。如果皮肤出现类似于湿疹的隆起区域,疹点颜色发红或者有出血的现象发生。但无论怎样,用治疗湿疹的药膏也难以治愈,那就要去做化验,看看是否是皮肤癌的病变。

(3)皮肤溃疡。由于皮肤癌的发展速度是相当快的,所以疣状物也会迅速形成大量的溃疡。如果身上出现经治不愈、时好时坏或有少量出血的皮肤溃疡,或者多见于面、耳、手背和前臂的日光性角化病出现了流血、溃烂或不对称性突起等症状,需要去医院化验,排除癌变可能。

(4)皮肤上出现新痣。皮肤上的痣也是值得注意的地方。对于先天痣来说,如果直径大于 2cm,有较大的概率为黑色素瘤病变,需要时常注意它的形状、颜色有没有改变,并且最好去做切片检查。部分人后天长出的新痣如果直径增大 0.6cm,或者出现色斑出血的情况,都可能是皮肤癌的早期症状表现。

▶ 皮肤癌容易转移吗?

大多数皮肤癌不容易转移,因此也比较容易治疗。基底细胞癌在生长周期的前 5~10 年没有侵袭性,淋巴结转移非常少见。鳞癌比基底细胞癌侵袭性强,容易局部复发和淋巴结转移,但远处转移很少见。只有一种罕见的梅克尔(Merkel)细胞癌容易出现远处转移。

▌▶ 得了皮肤癌怎么治疗？

皮肤癌通过手术切除的治愈率很高，手术切除是治疗皮肤癌的首选方法。手术切除一般只要保证足够的切缘就可以了，但复发病灶、浸润性病灶以及沿神经侵犯的病灶通常需要行扩大切除术，有的还需要进行淋巴结切除。

放疗用于治疗皮肤癌已有超过 100 年的历史，对早期病变的治愈率很高。以下情况下放疗比手术更有优势：年老体弱者无法耐受手术；若病变位于下眼睑、鼻、眼等部位，则手术容易导致外观畸形；病灶处于进展期则无法手术，但需要缓解疼痛、出血、感染等。对于局部广泛侵犯的皮肤癌，手术后联合放疗是最好的选择。

目前的化疗、生物治疗、分子靶向治疗等在晚期皮肤癌治疗中的作用有限。因此对于晚期患者，可考虑参加新药的临床试验，运用最新的研究成果进行治疗。

▌▶ 患者腰痛，检查发现"腰椎占位性改变"，活检病理结果是"转移性癌"，但全面检查后仍然找不到原发灶，这怎么办？

这是一种更多见于老年人的原发灶不明的转移癌。这种情况还可发生在颈部淋巴结转移癌，肺、肝、脑等部位的转移癌，发生率占所有肿瘤的 3% 左右。发病年龄平均 60 岁，年龄越大，发病率越高。有一部分原发肿瘤会随着病情进展而显示出来，但很多情况下始终找不到原发灶。

PET-CT 是寻找原发病灶的最常用的方法。详细的体格检查、各种内镜检查、肿瘤标志物检查也必不可少。病理免疫组化可能会为寻找原发灶提供帮助。一旦病理确诊转移性恶性肿瘤，就应该考虑针对肿瘤的治疗了。医生和患者都要摆脱"弄清真相，水落石出"的诱惑，不应为查找原发灶耽误过多的时间。如果患者体力状况良好，可以考虑先进行放化疗。

▪▪▶ 胰腺的神经内分泌肿瘤和胰腺癌有什么不一样？

2005 年,乔布斯在斯坦福大学毕业典礼上的演讲中提到了这件事,大概意思是:"一年前,我被诊断得了癌症。我在早晨七点半做了一个扫描,清楚地显示在我的胰腺上长了一个肿瘤。医生告诉我那很可能是一种无法治愈的癌症,我还有 3~6 个月的时间活着。那天晚上我做了一个活检检查,医生用一根针在我的胰腺肿瘤上取了几个细胞。当医生在显微镜下观察这些细胞的时候,他们开始尖叫,因为这些细胞竟然是一种非常罕见的、可以用手术治愈的胰腺癌症。我做了这个手术,现在我很好。"演讲中的"罕见的胰腺癌症"指的就是胰腺的神经内分泌肿瘤,它和胰腺癌虽然都长在胰腺上,但区别还是很大的。一般来说,胰腺的神经内分泌肿瘤生长比较缓慢,恶性程度并不算高,在手术切除后患者预后较好。

▪▪▶ 什么是神经内分泌肿瘤？它是良性的还是恶性的？

神经内分泌肿瘤是起源于神经内分泌细胞的肿瘤。它是一大类肿瘤的统称,既有表现为惰性、生长缓慢的良性肿瘤,也有生长速度较快、易于转移的恶性肿瘤。根据肿瘤细胞的分化程度,分为神经内分泌瘤(NET)和神经内分泌癌(NEC)。神经内分泌瘤恶性程度低,神经内分泌癌恶性程度高。

▪▪▶ 神经内分泌肿瘤都可以长在什么地方？

神经内分泌肿瘤是起源于神经内分泌细胞的肿瘤。神经内分泌细胞是人体内一大类细胞的总称,这些细胞可以分泌各种各样的激素,调控人体的各种生理功能。神经内分泌细胞既可以集聚在人体的各种内分泌腺体内(例如垂体、甲状旁腺、胰岛、肾上腺髓质、胸腺、卵巢等),也可以散在分布于皮肤、胃肠道和呼吸道黏膜等。因此,神经内分泌肿瘤可以在全身各处发生,但其最好发的部位在胃、肠、胰,大约占所有神经内分泌肿瘤的 2/3。

▐▶ 神经内分泌肿瘤和遗传有没有关系?

神经内分泌肿瘤大部分是散发的,和遗传没有关系。但约有 5% 的神经内分泌肿瘤具有明确的可遗传基因突变,这些突变的基因可以导致各种遗传综合征,例如多发性内分泌腺瘤病 I 型(MEN1)、多发性神经纤维瘤病 I 型(NF1)等。

▐▶ 神经内分泌肿瘤有哪些症状?

神经内分泌肿瘤可分为无功能性(约占 80%)和功能性(约占 20%)两大类。

无功能性神经内分泌肿瘤不分泌激素,临床上主要表现为肿瘤占位引起的各种症状,如吞咽困难、腹痛、腹胀、腹部肿块、黄疸或黑便等。也有相当一部分无功能性神经内分泌肿瘤是体检时偶然发现的。

功能性神经内分泌肿瘤是指肿瘤细胞能够分泌激素,并引起相关的临床症状,例如:分泌五羟色胺这种激素的肿瘤可以出现皮肤潮红、哮喘、腹泻等症状;分泌胰岛素的肿瘤可以导致低血糖症状;分泌胃泌素的肿瘤可以引起难治性消化道溃疡和腹泻;分泌胰高血糖素的肿瘤可以引起糖尿病。由于人体内存在很多种分泌不同激素的神经内分泌细胞,因此,功能性神经内分泌肿瘤的症状相当复杂多样。

▐▶ 神经内分泌肿瘤患者能活多久?

神经内分泌肿瘤预后的影响因素包括肿瘤的大小、发病部位、分级、分期等。分化差的 G_3 级神经内分泌癌生存期大概在 10 个月左右。分化好的 G_1、G_2 级神经内分泌肿瘤的进展通常比较缓慢,生存期为 3~20 年不等。

▮▶ 神经内分泌肿瘤如何治疗？

神经内分泌肿瘤的治疗手段包括内镜手术和外科手术治疗、介入治疗、放射性核素治疗、化疗、生物治疗、分子靶向治疗等。选择何种治疗手段，取决于肿瘤的分级、分期、发生部位以及是否具有分泌激素的功能。

对于局限性肿瘤，可以通过根治性手术切除；对于进展期的肿瘤患者则需要行全身治疗，包括化疗、靶向治疗等。

▮▶ 神经内分泌肿瘤的药物治疗有哪些？

药物治疗的目标在于控制功能性神经内分泌肿瘤激素过量分泌导致的相关症状，以及控制肿瘤的生长。药物治疗包括化疗、生物治疗和分子靶向治疗。传统的细胞毒化疗药物对于分化差的 G_3 级神经内分泌癌依然是一线治疗，而生物治疗和靶向治疗是 G_1、G_2 级神经内分泌瘤的主要药物治疗。目前用于神经内分泌肿瘤生物治疗的药物主要是生长抑素类似物，包括奥曲肽和兰瑞肽；靶向药物包括依维莫司和舒尼替尼等。

第七章 ◄▌

老年肿瘤急症
居家处理

▶▶ 老人肿瘤晚期,居家由子女照顾,医生说老人有休克的可能。什么是休克?休克就是昏迷吗?

休克是在肿瘤患者,特别是老年肿瘤晚期患者中多见的急症。有多种原因可造成晚期患者肿瘤微循环血液灌注不足,引起全身细胞缺氧、中毒,导致休克。主要表现是:

(1)早期。轻度兴奋,意识尚清,烦躁焦虑,皮肤苍白,口唇甲床轻度发绀,心率及呼吸频率增加,冷汗,脉搏细速,尿量减少。血压可骤降或略降,甚至正常或稍高。患者的清醒程度反映了脑供血情况,不一定昏迷,所以不能以是否昏迷来判断休克的存在,也不能以血压情况判断是否休克。

(2)中期。烦躁,可有意识不清、呼吸表浅、四肢温度下降、脉细数而弱、血压持续降低、皮肤湿冷、出现斑片状"花纹"、尿少或无尿。

(3)晚期。①顽固低血压:皮肤发绀或广泛出血,甲床瘀紫;②呼吸衰竭;③心力衰竭:心率加快,心律失常,也可心律缓慢,肢端发凉。

(4)急性肾衰竭,少尿或无尿。

(5)其他表现。消化功能紊乱、黄疸、腹痛、呕血和黑便等。

老人出现休克时应及时告知专业人员到场救治。

▶▶ 老年肿瘤患者高热的原因有哪些?

肿瘤患者体温持续 39℃以上即可视为高热,可分为非癌性感染发热和癌性发热两种。前者由于免疫力低下,导致细菌、病毒等感染;后者抗生素治疗无效,可能与肿瘤自身发展有关,或因治疗而引起。

常见发热病因:

(1)肿瘤生长迅速或治疗引起肿瘤细胞被大量破坏,组织相对缺血、缺氧、坏死,释放致热物质。

(2)肿瘤细胞本身可能产生"内源性致热物质",引起免疫反应,致使体温上升。

（3）在肿瘤治疗中，放化疗，应用干扰素、白介素Ⅱ、肿瘤坏死因子、集落刺激因子、肿瘤疫苗等制剂引起发热。

▐▶ 老年肿瘤患者高热有何特点？

老年肿瘤患者普遍体质虚弱，发热持续时间过长可诱发原有疾病（如心肺功能下降等），加快肿瘤的发展。有的病重体弱老人因过于虚弱，虽然存在上述高热原因，但没有表现出高热或仅为低热，所以不能仅凭温度高低判断病情的轻重。

▐▶ 肿瘤患者在家中发生高热该如何处理？

癌症发热应用抗生素和抗过敏药物常常无明显作用，但应用某些退热药物（如吲哚美辛、布洛芬等）有可能使发热尤其是高热减退。老年人如口服药有困难，可采用栓剂纳肛法；同时采取吹电风扇、体表低浓度酒精拭浴、冷毛巾擦敷的方式物理降温。也可根据肿瘤患者的年龄、体质的强弱、肿瘤的病理状况、发热的热型等服用一些中成药。如体温持续不降，须请医生诊治。

▐▶ 肿瘤患者发生大出血的原因是什么？

快速大量的失血会导致患者迅速死亡。恶性肿瘤出血的主要病因如下：

（1）肿瘤组织侵袭了肿瘤周围的血管，致使血管破裂出血。如胃癌侵袭胃内较大的血管，患者可发生大量呕血、便血。

（2）肿瘤组织生长过度，自身坏死溃破出血。

（3）放射治疗使血管壁纤维化，通透性增加，造成渗血和溢血。

（4）放化疗后，骨髓造血功能受到抑制，血小板生成减少；或放化疗损害肝功能，在肝脏内合成的凝血因子量减少，造成出血。

（5）肿瘤患者的血液处于高凝状态，消耗了大量的血小板和凝血物质，加剧出血倾向。

▓▶ 肿瘤患者在家中发生大出血时如何处置急救？

患者家属最好事先学习一些急救知识，包括止血知识，以备不时之需。大出血来势凶猛，必须紧急地将患者送到医院救治。在救护人员到来之前，应该给患者服用一些止血和安定镇静药物，给予精神安慰，让患者保持安静。同时用局部加压、毛巾捆扎、冷敷、夹闭等办法，使破损的血管关闭，有效、及时地止血。

如有血压下降、心跳加速、面色苍白、皮肤湿冷、烦躁不安等休克表现，要立即让患者平卧，或垫高双脚，取头低脚高位，改善脑部血液供应。

▓▶ 患者食管癌放疗后，医生告诫"要警惕穿孔"，有哪些原因造成食管癌性穿孔？如何预防？

食管癌直接浸润会穿透食管壁，也可因放疗后癌细胞不同程度的退行性变、坏死与分离，使肿瘤表面坏死脱落，形成溃疡，若进食较硬食物或进行器械检查，极易发生穿孔。常见的诱因是：

（1）已有癌性梗阻，仍然强行进食。

（2）放疗期间或放疗后进食干硬食物。

（3）长期依靠输食管注入食物，输食管压迫刺激，食管局部溃疡形成。

▓▶ 如何及时发现食管穿孔？可能出现哪些危险？

当有食管癌病史或原因不明的食管梗阻史，出现突然胸痛、发热、呼吸困难或伴发呛咳者，应考虑有食管癌性穿孔的可能。应及时到医院拍胸部 X 线片，可能发现穿孔造成的纵隔积气液或液气胸。

食管癌性穿孔是一种凶险的征象，一旦发生几乎无自愈的可能，可迅速引起纵隔、胸腔、肺的化脓性感染，全身中毒，伴严重呼吸困难，甚至呼吸循环衰竭。随着病情发展，坏死组织继续脱落，症状还会加重，必须及时就医。

▐▶ 胃癌穿孔是不是要马上手术？

胃癌合并穿孔是胃癌的严重并发症之一，临床表现与胃十二指肠良性溃疡穿孔无明显差别。不同的是，胃发生癌性穿孔时，手术不一定是最好的治疗手段，主要原因是难以有效地在坚硬的肿瘤组织上缝合，还可能导致二次穿孔；此外，手术效果与患者的营养体质状况及肿瘤的分期、分型等有密切关系。

▐▶ 胃癌患者在家中发生癌性溃疡穿孔时如何判断？

胃癌患者的癌性溃疡穿孔可以发生在中晚期患者的任何时期，这是一种可以危及生命的严重并发症，患者一旦出现上述情况，家人应及时准确判断，立即送医院救治。确实有必要提前了解一下有关常识。

（1）突然发生剧烈腹痛。开始于上腹部或穿孔的部位，呈刀割或烧灼样痛，持续性阵发性加重，很快扩散至全腹部、肩部，呈刺痛或酸痛感觉。

（2）休克。为中毒或感染性所致。

（3）恶心、呕吐、腹胀、便秘。

（4）穿孔后数小时出现发热、脉快。

（5）腹壁压痛、反跳痛、肌紧张等，触摸腹部硬如木板。

▐▶ 如何判断患者发生了结肠癌性穿孔？是不是应该马上将其送到医院做手术？

结肠癌性穿孔是结肠癌第二个常见而危险的并发症，仅次于结肠癌性梗阻。穿孔的发生率约为6%，以左半结肠较多见。按发病的急慢性程度，结肠癌性穿孔可分为如下类型：

（1）慢性穿孔结肠内瘘型。过程较慢，结肠癌的浸润性生长穿透邻近受累肠管或器官，形成各种类型的结肠瘘。

（2）急性穿孔腹膜炎型。常伴有程度不等的低位肠梗阻，有腹痛、腹胀和停止排便等前驱症状，大量结肠内容物流入腹腔造成急性弥漫性腹膜炎。

（3）亚急性穿孔脓肿型。往往发生在原发癌灶部位，穿孔较小，结肠内容物流入腹腔量少而缓慢。

肠癌穿孔手术清理腹腔后，缝合肠管较胃癌的成功率较高。尽管如此，患者如出现上述情况，家属应积极与医生沟通，及时送医，条件允许时手术治疗。

▶▶ **如何及时发现老年肿瘤患者的肠梗阻？**

虽然小肠的长度占胃肠道的 75% 左右，但原发性小肠肿瘤仅占消化道肿瘤的 1%～6%。肿瘤性小肠梗阻比较少见，结直肠癌的发病率远高于小肠，所以肿瘤性肠梗阻多数为结肠梗阻。

老年患者常因早期无明显症状，或认识不足、感知能力较差、警惕性不够等因素，病变发展到中晚期出现严重肠梗阻无法忍受后才就医，不得不冒险进行手术，给治疗和预后增加了许多不利因素。因此，家属及患者本人都应重视打嗝、腹部隐痛、腹胀、排便排气减少、肠鸣音增加或消失等肠梗阻的早期症状，力争及时发现、及时处理。

▶▶ **医生为什么说脑转移癌造成颅内高压可以致死？**

大脑被颅骨、脑膜等坚硬物质包裹，从而保护大脑，减少外界冲击损伤的风险。但是，当脑转移性肿瘤逐渐增大，脑组织缺氧、水肿、肿瘤出血都可导致颅骨内部压力急剧增高，挤压位于颅底生命中枢所在的脑干组织，造成"脑疝"，出现"急性生命危象"，神智丧失，呼吸和心搏骤停，终致死亡。

▶▶ **怎样才能尽早发现颅内高压？如何处理？**

颅内高压症状通常是逐渐加重的，头痛、呕吐、视盘水肿是 3 个主征。

（1）头痛。最常见，发生率为 80%～90%，初时较轻，之后持续性、阵发性加剧,清晨时加重是其特点,头痛与病变部位常不相关。

(2)呕吐。不如头痛常见,但可为患者的唯一主诉。典型表现为"喷射性"呕吐,与饮食关系不大,但与头痛剧烈程度有关。

(3)视神经盘水肿。需医生用检眼镜才能发现,是最客观的体征,发生率为60%~70%。患者可有视力模糊、色觉异常,晚期有短暂的弱视,与头痛程度平行。

(4)头昏、耳鸣、烦躁不安、嗜睡、癫痫发作等。

一旦出现上述症状,即应考虑到颅内高压的可能,在积极与医院联系的同时,患者应减少盐的摄入,少饮水,口服利尿药和激素,有输液条件时,可在医生的指导下静脉滴注甘露醇。

▶ 医生叮嘱老年高度恶性淋巴瘤患者化疗前警惕"肿瘤溶解综合征",这是一种什么情况?

肿瘤溶解综合征可发生于任何细胞高速增殖的肿瘤,以及放化疗后肿瘤细胞大量死亡的患者。多见于急性白血病、高度恶性淋巴瘤等肿瘤细胞数量大,放化疗效果又比较明显的患者。大量肿瘤细胞在体内快速死亡后,释放出各种细胞内物质,导致代谢异常和电解质紊乱。造成"三高一低"——高尿酸血症、高钾血症、高磷血症和低钙血症。少数严重者可发生急性肾衰竭、严重心律失常如室性心率过速和心室颤动、弥散性血管内凝血。

显然,患者属于化疗可能导致肿瘤溶解综合征的高危患者。对于高风险患者,医生会在治疗开始后的24~48小时,每6小时检测一次上述实验指标,一旦血清值发生异常,即给予输液等治疗。患者也应尽量多饮水"冲洗肾脏",避免癌细胞代谢的残余物质在肾脏沉积。治疗过程中如有不适,应及早告诉医生。

▶ 患者如何预防和及早发现呼吸道阻塞?

当食管癌、肺癌、恶性淋巴瘤以及甲状腺癌直接侵犯气管或大气管时,可阻塞气管,引起呼吸困难、呼吸急促,并可伴有咯血,十分危险。在肿瘤患者呼吸道阻塞前,常常先出现哮喘样或刺激性咳嗽,伴有呼吸困难,此时应首先想到气管或大气管遭受肿瘤阻塞。如有条件,可立即让患者取半卧位给氧,同时找医生急症处理。支气管镜检查及 CT 检查常常能帮助诊断。

▮▶ 患者乳腺癌腰椎转移,这几天发现背部着力点疼痛加剧,双下肢体软弱,这是瘫痪的前兆吗?有办法预防吗?

患者很可能发生了转移瘤的脊髓压迫,这是一种急症,须及时处理,避免瘫痪的发生。脊椎椎体压缩变形或破坏、椎管内或脊髓肿瘤、脊髓梗死等各种原因导致脊髓及其所属的神经纤维受到压迫,会导致相应的神经功能异常。

患者背部着力点疼痛加剧,如不治疗,一旦感觉、运动或自主神经功能症状或体征出现,病情常可急剧进展,几小时或几天后即可瘫痪。轻症患者在疼痛持续数天至数月后,也会出现肢体软弱、内脏神经功能障碍、尿潴留和肛门括约肌松弛不受控制,甚至大小便自主功能障碍,明显降低生活质量。此时应尽早找医生减除脊髓压迫,千万不能拖延。如神经损伤不重、处理及时,脊髓功能仍有望恢复。

▮▶ 脊髓压迫后果如此严重,有什么治疗手段?

脊髓压迫症的治疗目的为缓解疼痛,恢复或保留神经功能,控制局部转移癌灶,保持脊椎的稳定性。此时,彻底治愈不太现实,主要是缓和性治疗,须听从医生的意见,采取适当的方式处理。

(1)糖皮质激素治疗。一旦确诊,应立刻使用糖皮质激素,可快速缓解疼痛并改善神经功能。在放疗或手术使症状好转后可逐渐减量至停用,以避免并发症。

(2)放疗。以淋巴瘤及神经母细胞瘤等对放疗敏感的肿瘤疗效较好,肺小细胞癌、转移性乳腺癌次之,而转移性肺癌疗效较差。

（3）外科治疗。手术解除压迫也是综合治疗的一种重要手段。

▮▶ 淋巴瘤治疗间歇期居家恢复患者,医生嘱其在家警惕发生"上腔静脉综合征",这是什么情况?

上腔静脉综合征常见于发生在胸部的原发或转移性肿瘤，是一组由于肿瘤浸润压迫，使上腔静脉回流到右心房的血流部分或完全受阻所致的综合征,患者可有急性呼吸困难和面颈肿胀,为肿瘤临床上最常见的急症。检查可见面颈、上肢和胸部静脉回流受阻、瘀血、水肿,使患者头部至肩部呈"披肩发"样。进一步发展可导致机体缺氧和颅内压增高,表现为头痛、头晕、头胀、嗜睡和憋气等。严重时可造成颅内压增高,甚至颅内静脉破裂而死亡。

▮▶ 患者在家出现上腔静脉综合征该怎么办?

上腔静脉综合征是肿瘤急症,在将患者送往医院之前,应及时采取以下措施:

（1）给氧并使用镇静剂和止痛剂,以利于减轻因呼吸困难和疼痛所引起的焦虑和不适。

（2）取头高脚低位卧床,减轻颜面及上半身躯体水肿。

（3）限制盐类和液体摄入,使用利尿剂和激素减轻水肿。

（4）应在下肢静脉输液,以避免上肢输液加重症状及导致静脉炎。

有条件时,应给予一定的抗凝、溶栓治疗。大多数恶性病因所致的上腔静脉综合征应首选放疗。病理明确、化疗敏感的肿瘤,也可尽快选择有效的方案开始化疗。外科手术治疗效果往往不甚理想。

▮▶ 为什么老年肿瘤患者容易形成癌栓栓塞? 有什么危险?

癌栓栓塞是肿瘤常见并发症之一,癌细胞在生长、繁殖、转移过程中,侵袭或堆集在血管和淋巴系统内;肿瘤也可造成血液的凝血异常,导致血栓形成,使栓塞血管供应的组织器官缺血、功能异常乃至坏死。

老年人的血液黏稠度本来就比较高,更容易形成癌栓栓塞。

发生在人体重要组织和器官的癌栓严重地危及生命。由于癌栓可发生在大小动静脉、淋巴管、微循环,所以引起的临床症状和体征比较复杂,在诊断和治疗上也各自具有一定的特殊性。家属应该对此有所了解,力争及早发现,送医院救治。

第八章

老年肿瘤缓和治疗

▐▶ 肿瘤的缓和治疗、姑息治疗、舒缓治疗等是一回事吗？

缓和医疗又叫姑息治疗，在海外华人地区常称为舒缓治疗，是指提高面临生命危险的疾病（如肿瘤）的患者及其家人生活质量的治疗方法。缓和医疗通过及早发现、正确评估和治疗疼痛及其他身体或心理上的问题来预防和减轻痛苦。无论患者身患何种威胁生命的疾病，缓和医疗都是以人为本的综合医疗服务的重要组成部分，旨在减轻患者的身心痛苦，即通过全方位的医疗照护，使患者在精神上也能够超脱释然、愉悦舒适、安心和缓。显然，老年肿瘤患者如长期身患肿瘤未能治愈，对缓和治疗往往有更多的需求。

▐▶ 安宁疗护是什么意思？

安宁疗护就是大家过去经常听说的临终关怀，属于缓和医疗，一般是指危重患者去世前 3~6 个月时间内的医疗照护和疗养服务，是缓和医疗的最后部分，也是缓和医疗技术服务的核心部分。安宁疗护还包括针对生命终末期的患者和居丧期的家属及照顾者进行整体综合医疗服务。

▐▶ 患者刚刚做完胃癌切除术，准备开始化疗，现在需要进行缓和治疗吗？

刚刚做完手术，可能属于癌症的早期或中期阶段，此阶段应以抗癌治疗为主，缓和治疗居于比较次要的位置，可以体现在缓解癌症本身所致的躯体和精神心理症状，针对抗癌治疗的不良反应进行积极的预防于治疗，保障抗癌治疗的顺利实施。万一癌症有发展，出现复发、转移，则需要经医生判断，进入缓和医疗为主的阶段，进行姑息性抗肿瘤治疗和症状控制两方面工作，目标是减轻痛苦、延长生存。癌症恶化进入末期时，则以安宁疗护为主，进行生命末期的身心照护。

▌▶ 上述医疗服务似乎大同小异，就是对肿瘤实在没有别的办法而进行的"最后的安慰"？

上述几个术语的内涵确有重叠交叉，但临床上医护在实践上还是有区分的。缓和医疗和安宁疗护的共同点是以患者为中心，医疗的重点任务是维护患者的生命质量，虽然不是以根治疾病为医疗的焦点，但也绝不仅仅是"安慰"。缓和治疗是患者、家属、医务人员共同主动追求一种高质量的生活状态的方法，是基于目前医学认知水平的、现实的、顺势而为的积极医疗行为，而非一种消极的无可奈何之举。它舍弃的仅仅是对患者无益甚至有害的过度治疗或无效治疗，代之以符合患者本人、家庭以及社会最大利益的舒适治疗和护理。这一舍一取之间，包含了丰富的医学技术，更体现了医学的人文精神。

缓和治疗在良性疾病特别是各种重症疾患如心力衰竭、肾衰竭、呼吸功能衰竭等病例中也得到广泛应用。因此，肿瘤患者尤其是晚期患者及其亲友对缓和治疗应该有所了解。

▌▶ 如何实施缓和治疗？

除了对病情较轻的患者进行对症治疗、心理疏导、营养教育、身心康复指导外，缓和治疗尤其重视为病情严重的肿瘤患者减轻身体的痛苦、心理的焦虑和抑郁等，让生病的人不受罪（达到较高的生活质量），在充满爱的陪伴中走好人生旅程。再者，重视在医护、患者、家属之间建立良好的沟通和交流，形成患者和社会沟通的媒介。第三，照顾患者的家属，使他们更好地照顾和陪伴患者，使疲惫、伤心的家属也能得到照顾和关心。

▌▶ 患者确诊肿瘤3年多了，以前医生建议了不少放化疗方案，一直没有提过缓和治疗，为什么现在建议进行缓和治疗？

其实，缓和治疗一直贯穿在治疗的全过程，只是在肿瘤的不同治疗阶段，侧重有所不同。一般在治疗的初期，以手术及放化疗为主要手段的抗癌治疗效果往往比较显著，此时应以抗癌治疗为主。有些缓和治疗的措施，如心理疏导、症状处理、营养支持等，医生在做，但未必强调。但是，对大多数肿瘤患者而言，抗癌治疗不能无休止地做下去，在抗癌治疗间歇期或无效时，缓和治疗就应该走上台前"唱主角"了。

▌▶ 什么是安宁疗护？安宁疗护和安乐死有区别吗？

安宁疗护持续的时间可能较长，可以是数日，也可以是数月。因此，尽管原发疾患不会治愈，但部分患者仍能无痛苦、有尊严地存活一段时日，与亲友度过最后的一段温馨时光。在某种程度上，安宁疗护的内涵比"临终关怀"显得更丰富，更给人以希望与温暖。必须明确指出，安宁疗护不是停止或放弃治疗，不是安乐死。相反，安宁疗护是一种尽量减少患者痛苦、调动一切力量对患者负责到底的舒适治疗。安疗疗护的结局是双向的，与安乐死最大的不同是，安宁疗护强调让患者尽可能"安乐活"，而不是着眼于安乐死。

当然，最常见的情况是，病情已经进入最后阶段，种种延命举措只会增加患者的痛苦，没有任何实际意义，在医疗照护及药械使用方面不得不做"减法"，中止无效甚至有害的所谓"抢救治疗"，这也避免了患者在临终时经受更大的痛苦。

▌▶ 老年肿瘤患者有什么心理特点？

进入老年期后，人们的躯体和心理都会发生变化。生理上，各器官功能减退，精力下降，记忆力、学习能力也大不如从前，心理上，老年肿瘤患者在面对肿瘤的诊断、治疗、预后等问题时往往存在烦躁、抑郁、猜疑、焦虑、恐惧、绝望等心理问题,但相对于其他年龄段的患者,老年肿瘤患者仍然有他们自身的特点。

　　首先,大约 2/3 的老年肿瘤患者会经历更多的心理痛苦,特别是在获悉诊断的时候。这可能因为当今的老年肿瘤患者是在"肿瘤不能被提及"的年代长大的,在那个年代,肿瘤还是少见病,罹患肿瘤往往意味着死亡,相对于其他年龄段的患者,肿瘤的诊断会给老年人带来更大的精神压力。但是,也有一些老年肿瘤患者相比年轻患者面对癌症的心理痛苦和压力较小,这可能是因为老年患者丰富的生活经历使他们能够更好地应对这种困难事件。可以理解的是,这两种完全不同的心理状态,有时可能交替出现在同一位老年患者身上,须及时鉴别。老年肿瘤患者的种种差异源于自身心理社会学因素的差异,应注重老年肿瘤患者个体化的心理特点,给予有效的疏导。

▶▶ 肿瘤及肿瘤治疗对老年人的心理有哪些影响?

　　肿瘤及肿瘤治疗对老年人心理的影响有直接和间接两个方面。直接影响指躯体疾病或症状直接导致的心理或精神问题,如额叶肿瘤或额叶转移瘤导致记忆力障碍和人格的改变。肿瘤晚期的老年患者容易出现谵妄,化疗用的糖皮质激素会引起失眠、焦虑等。间接影响指肿瘤及其治疗带来的人际关系的改变、经济问题、躯体活动受限引发的心理或精神问题,如很多老年住院患者要面临陌生的环境,会担心医护人员对他们照顾不周,出现焦虑或适应障碍。长期的治疗会让患者容易丧失信心,对前途悲观失望,出现抑郁情绪,严重时可能会发展为抑郁障碍。肿瘤也会迫使老年患者正视最终要面临的死亡问题,可能会引发对死亡的恐惧和焦虑。

▶▶ 癌症患者知道自己的病情后常常产生什么心理反应?

　　心理健康的人在被诊断为癌症之后,特征性地表现为诊断冲击所带来的急性痛苦的心理反应。这种反应一般会随时间的延续而自然消

退,其过程可以分为以下几个阶段:

(1)不适应期。主要表现为恐惧、多疑等。

(2)烦躁不安期。主要表现为绝望、焦虑、忧郁、厌食、失眠、注意力不集中、日常活动中断,这一阶段一般持续12周。

(3)适应期。主要表现为接受事实,正视目前的问题,恢复正常的生活。

心理健康的患者的心理反应往往自然消退较快,但由于各种原因,某些患者的适应性反应程度严重且持续较长时间,被视为精神障碍。

▮▶ 老年肿瘤患者作为弱势个体,经常担心什么问题?

老年肿瘤患者的社会、家庭支持系统相对较弱,常常由于丧偶或没有跟家人生活在一起,长期做"空巢老人",使得老年肿瘤患者的孤独、失落以及无助的感觉更加强烈。老年肿瘤患者面对的另一个较为突出的问题就是肿瘤治疗费用很高,患者担心会给亲人及家庭造成严重的经济负担,觉得拖累了家人,严重者甚至出现自责、自罪的想法。这些想法在肿瘤迁延多年仍然未能治愈时会日渐强烈,矛盾更为集中。

▮▶ 老年肿瘤患者的哪些情感障碍容易被忽视?

老年肿瘤患者的精神症状常常被自己、家人乃至医生所忽视。有64%～84.4%的肿瘤患者说,他们的医生很少或几乎没有注意过他们的功能状态或情绪问题,70.5%的患者说医生很少或几乎没有问过他们是不是会紧张、焦虑、抑郁或失眠等。

对老年肿瘤患者的感知需求、心理压力及生活质量的调查研究显示,老年患者除了性需求较年轻患者少外,他们的感知需求和心理压力与年轻患者几乎无差别。老年肿瘤患者出现最多的情感障碍为抑郁、焦虑和疲乏。这种情绪的改变会加重患者机体免疫功能的改变,同时又可能诱发或加重躯体疾病,使治疗变得更为复杂,并影响治疗效果。

▮▶ 如何疏导老年肿瘤患者的情感障碍？

良好的社会支持能有效地缓解负面情绪，家庭成员是老年患者情感交流的主要对象，也是其社会支持系统的重要组成部分。因此，每位老年肿瘤患者的家人，都应当义不容辞地承担这份责任。老年患者本人也应该提醒医生，让医生关注自己可能存在的情感障碍。

对患者释放的负面情绪，亲友、家人和医生都要做一个任劳任怨、照单全收的"情绪垃圾箱"，听者要设身处地、换位思考、仔细倾听，即所谓"共情"。有时，做一个认真的倾听者，比起只能说一些无足轻重的套话，对老人的效果要好得多。

▮▶ 老年肿瘤患者的焦虑有何表现？

焦虑是对应激（如，获悉肿瘤的诊断）的一种正常反应，适当的焦虑能够让人鼓起勇气去应对即将发生的危机。每个人在一生中都有过焦虑的情绪，这并不等于患上了焦虑症。过分或过度的焦虑情绪才是焦虑症，通常分为精神性焦虑和躯体性焦虑。

精神性焦虑主要表现为患者经常担心未来可能发生的某种危险或不幸，如对肿瘤复发、转移和死亡感到紧张不安、心烦意乱。这类焦虑的严重程度和持久性与现实境况很不相称，患者表现出的焦虑程度常比较"过分"，与肿瘤的严重程度和预后不一致。

躯体性焦虑常常表现为运动性不安，老年患者往往会搓手顿足，来回走动，紧张不安，不能静坐，可见眼睑、面肌或手指震颤。患者常常会有自主神经系统的症状，表现为心悸、心慌、胸前区不适感、气促或窒息感、多汗、口干、上腹部不适、便意频繁或稀便，有时还有尿频、头痛、头晕等症状。

▮▶ 老年肿瘤患者的焦虑应如何处理？

老年肿瘤患者的焦虑应在专科医生的指导下进行系统诊疗，管理老年癌症患者焦虑的主要目标是减少患者的焦虑和痛苦，改善整体功能。重要的是要识别出诱发因素、临床表现和焦虑症状。其他因素还包括患者的行为问题，如治疗依从性，以及家属和工作人员对患者痛苦的反应。

心理治疗的选择包括心理教育和认知行为治疗，识别出导致患者过度担忧的自动的、不现实的观念，帮助患者提出一个更可信和准确的观点。一些行为方法也可以有效地减少焦虑症状，如进行性肌肉放松、呼吸练习、冥想、基于正念的减压、催眠、生物反馈、系统脱敏和引导意象。

老年肿瘤患者焦虑的药物治疗包括有效地选择抗抑郁药、苯二氮䓬类药物和抗精神病药物。药物治疗焦虑症状可带来获益，但在老年患者中使用应谨慎。在年轻患者中，苯二氮䓬类药物可能是一线治疗药物；然而，对于老年患者，临床医生可能希望首先尝试其他药物，如抗抑郁药，但如果需要，可考虑使用较低剂量的苯二氮䓬类药物。对于老年患者，药物起始剂量应该减半，甚至 1/4 或 1/8，这取决于老年患者的身体状况，需要回顾药物间的相互反应。在需要时逐渐缓慢加量，并密切监测不良反应。短期使用小剂量抗精神病药物通常用于治疗严重的焦虑症状。然而，在老年人中，应谨慎考虑使用抗精神病药物的风险和获益，特别是有潜在痴呆的患者，因为有报道称，这类患者使用抗精神病药物会导致死亡率以及心脑血管事件的风险增加。

▮▶ 老年肿瘤患者的抑郁有什么特点？

抑郁的特征是悲伤和绝望，这些感觉可能伴随着易怒、丧失快乐、从事任何愉快活动的动机减弱、注意力下降、躯体症状（如，食欲和睡眠模式的改变）、精神运动障碍、身体疼痛、疲劳等。在老年人中，抑郁的躯体症状可能比年轻人更为突出。老年患者不易抱怨精神症状，更容易出现抑郁的躯体症状、易怒和无食欲，而不是抑郁或悲伤的体验。对于医生来说,由于"年老"而忽视抑郁症状并不罕见,抑郁的躯体症状可能与肿瘤本身或治疗不良反应重叠, 也可能被错误地归因于肿瘤本身或治疗不良反应,反之亦然。此外,常见的抑郁症诊断量表对老年癌症患者并不敏感或特异。因此,老年肿瘤患者抑郁患病率较低很可能是由对抑郁症状认识不足所导致。老年肿瘤患者的抑郁是一个诊断难题,可能导致诊断不足和治疗不足,现象学上不同于年轻、无躯体疾患的群体。肿瘤心理学家在评估和治疗时应注意共存的疾病问题。

▮▶ 如何及时判断老年肿瘤患者是否抑郁?

老年肿瘤患者抑郁情绪的发生率约为40%, 高于一般住院和社区的老年患者。抑郁状态症状以情绪低落、食欲缺乏、体重变化、失眠、疲乏为主。抑郁不仅仅是一种表面现象,还可以直接影响老年肿瘤患者的生理、心理健康,进而严重影响肿瘤的治疗效果,从而降低老年肿瘤患者的生活质量。抑郁情绪对患者的认知功能有严重的损害,损害程度与抑郁情绪的程度明显相关。

▮▶ 如何处理老年肿瘤患者的抑郁情绪?

如果患者出现抑郁,应及时到正规医院进行评估、判断,不应讳疾忌医。抑郁的治疗方法有非药物治疗与药物治疗。心理社会干预在老年癌症患者的抑郁治疗中发挥着重要作用。有一些专门针对老年癌症患者的干预措施。CARE 是一种专门针对衰老和肿瘤"双重打击"所致抑郁、孤立和绝望的干预措施。治疗目标是培养关系、接受疾病和有意义的融合感。此外,改善情绪促进治疗干预、支持性心理治疗、认知行为治疗和人际心理治疗等心理社会干预措施,对老年抑郁症患者均有效。药物治疗包括抗焦虑、抗抑郁、抗精神病药等。治疗抑郁的药物应该由专科医生开具处方, 患者不应给自己随便用药。治疗原则有早期干预原则、鼓励治疗对象主动参与原则、综合干预原则、个体化原则及团队协作原则。

▶▶ 老年肿瘤患者应该知道自己的病情吗？家人应该向老人告知肿瘤病情吗？

究竟要不要告知肿瘤患者真实的病情，一直是家属和医护人员所面临的难题和困境。人们通常会担心告诉肿瘤患者真实病情可能使患者本人产生心理问题，进而导致其拒绝接受治疗。有的患者家属甚至认为，告知真相会对患者造成伤害，会让患者痛苦。

肿瘤长在患者自己身上，患者有权知道自己的真实病情，这是国际上对患者基本权利的普遍共识。经验证明，绝大多数患者都希望知道他们所患疾病的全部信息，都不愿人们对他们隐瞒真相。老年患者本人也不要胡思乱想，要鼓励家人和医生讲真话，表达自己能够正确面对肿瘤、战胜疾病的信心。

不少发达国家的经验都证明，患者知道自己的真实病情后，虽然都会经历短暂的心理震撼，但多数都能积极追求良好的治疗，主动与医生沟通、配合，力争对疾病有较好的认知，争取最好的治疗结果。所以，患者了解自己的真实病情利多弊少。

▶▶ 如何向老人告知肿瘤病情？

患者的家人及亲友应关注如何选择最适合的时机，以及如何用最恰当的方式告知患者病情。首先要重视患者的心理评估，了解患者的心理和社会背景。患者对罹患癌症这一事实的接受程度往往和教育背景、文化程度有关，因此，通过个体心理评估来指导告知病情的方式是告知真相的第一步。

其次，患者和家庭是一个整体的动态系统，经历了患病之前的平衡，以及患病之后的紊乱或危机，因此，在决定告知方法时，家庭主要成员事先进行交流与沟通具有关键意义。要营造一个让患病老人感到舒适、放心的家庭气氛,选择适当的时机,由大家公认合适的家庭成员向患者告知,同时决定告知患者真实病情的步骤,采取循序渐进的方式告知病情。

▶ 老年肿瘤患者如何克服面对死亡的恐惧?

经过肿瘤长期治疗的老人,可能意识到已经没有更好的治疗方法来控制肿瘤。这意味着来到了生命的最后阶段,并将面对死亡,这是非常令人沮丧的。在这个特别困难的时刻,老人应在医护和家人的帮助下,尽可能维持较高的生活质量,控制可能出现的症状,力争实现优逝,做到身无疼痛、心无牵挂、人有尊严。

此时,患者及其家人接受辞世教育是必要的。辞世教育的内容包括:

(1)对死亡由恐惧、焦虑、逃避等消极态度转化为自然接受、正向接受。临终不是毫无价值地等待死亡,而是一种特殊类型的生活,要提高临终阶段的生活质量和追求死亡过程的健康状态。

(2)实行临终关怀,宗旨是提高临终患者的生活质量,帮助患者积极面对死亡,追求安详死亡,帮助患者提高求生的能力,同时也要帮助患者提高坦然面对死亡的能力。

(3)直面死亡,善待死亡。认识到死亡是生命的一个自然阶段。死亡本身并不痛苦,疾病的折磨和心理压力才是痛苦的,只有坦然面对,才能有效地摆脱面对死亡的恐惧。

▶ 老年患者失志与抑郁有什么不同?

老年人失志的发生率是抑郁的两倍。失志是指对自己所过的生活感到后悔。Kissane 把失志定义为存在的绝望、无望感、无助感和个人的失败感。失志包括一种无能感、生活意义和目的的丧失以及社会疏离感。失志有别于抑郁之处在于有一种无法实现人生目标的主观挫败感。在老年患者中,失志有忧虑的特征,与生活中的目标和意义、人际关系以及自我丧失的感觉有关。这些患者经常说："没有任何意义,没有理由继续下去了。"导致患者失志的因素,包括社会孤立、健康下降、毁容、残疾、丧失尊严感、担心成为家庭负担等。对很多患者来说,希望和价值感取决于在日常生活中发现持续意义的能力。临床医生应该筛查老年癌症患者的失志综合征,并利用心理治疗模式来管理这种存在痛苦。

▶ 怎样为老年肿瘤患者提供心理干预?

对老年患者的心理干预主要从以下 4 个方面着手:①提供充足的信息。面对焦虑、抑郁的患者,要提供充足的疾病及医疗信息,减轻他们的心理负担,解决他们真正关注的问题。②关注情感需要。应随时注意患者的倾诉及忧虑,及时进行解释和心理疏导。③促进相互交往。用治疗较好的典型病例现身说法,解除患者的紧张心理,病友之间的交谈往往比医护人员或家属的说教更有利。④多鼓励和表扬。正性的鼓励和表扬使患者树立战胜肿瘤的信心,积极面对现实,从无望、无助的精神困惑中走出来。

▶ 该怎么应对老年肿瘤患者的固执?

随着年龄的增长,人脑细胞发生退行性变,大脑功能衰退,老年患者容易固执己见、思想顽固,不易被人说服,不听劝告,不服从医嘱,病情发生变化时就更容易出现紧张情绪,常常对医护人员的诊疗要求过高,遇事缺乏耐心,态度生硬、粗暴。家人对于固执、偏见、自制力欠缺者,应注意心理开导,交流时要耐心、细心,及时发现患者的情绪变化并予以相应的解释。尊重在先,解释在后,与患者逐步建立信任感和安全感,用婉转的语言对问题做耐心、恰当的解释,得体的语言具有治疗性。

▌▶ 癌症患者是不是都会疼痛？如何分辨癌痛？

癌性疼痛是癌症患者的常见症状，特别是重度疼痛多出现于中晚期，早期癌症出现疼痛的概率比较小，程度也比较轻。患者本人要对疼痛有所认知。不少癌痛并不典型，有时感到局部难受、酸胀、沉痛、不舒服，但可以通过止痛缓解，这其实就是癌性疼痛，有的还可能是癌症出现的第一个症状。部分老年患者可出现与肿瘤无关的非癌症性疼痛，多与原有病变有关，如椎间盘突出症、关节炎、骨质疏松引起的腰腿痛以及糖尿病引发的血管性疼痛或痛风造成的小关节痛等。所以，对癌症患者疼痛的原因要有所分析。

▌▶ 老年癌痛患者癌痛的原因有哪些？

近90%的癌痛是直接由癌灶引起的，老年患者应该注意如下情况：肿瘤造成的组织压迫或毁伤，如胰腺肿瘤造成腹部深在性疼痛；空腔脏器（如，胃、肠、胆管）被肿瘤阻塞，出现痉挛、剧烈绞痛；肿瘤生长对实体组织包膜产生张力作用，如肝、肾肿瘤生长迅速时，绷紧外包膜，可出现腹、腰的剧烈胀痛；肿瘤溃烂和感染也可引起剧痛。

此外，10%左右的癌痛和肿瘤治疗有关，肿瘤间接引起的疼痛仅占约1%。疼痛是肿瘤治疗的常见并发症，如放化疗后可出现的带状疱疹产生疼痛，化疗药物渗漏出血管外引起组织坏死。

▌▶ 老年患者的癌痛有什么特点？对疼痛治疗有什么影响？

老年人对疼痛的感知不同于年轻人，对外界环境的适应能力差，体内环境脆弱，很容易受各种内外因素的影响。老年人代谢缓慢，肝、肾对镇痛药物的解毒能力不及年轻人的一半，药物清除时间延长、体内滞留时间长，医生在调整用药品种以及药物剂量时，对此要有充分考虑。受传统观念的影响，和年轻人相比，老年人对镇痛药的使用顾虑大，有抵触,怕成瘾。不少老年人同时使用其他药物来治疗原来的基础性疾病,可能每天服用很多药物,由于不理解镇痛药应按时服用而非按需服用的原则,老年人最容易首先放弃按时服镇痛药。

▥▶ 如果出现了癌痛,有什么办法可减轻疼痛?

减轻疼痛大致可以采用治本和治标两大手段。如果有治本的方法,我们一定要尽量使用。但不管能不能治本,治标是随时要做的。

举个例子来说,如果一位患者是因为肺癌合并骨转移而导致腰部骨转移的部位疼痛,我们首先会用药物尽量将疼痛控制住,同时针对肺癌这个引起疼痛的原因进行治疗,如化疗或者靶向治疗。针对腰椎发生骨转移的骨头其实也可以进行放疗,也就是说,针对这个骨转移的疼痛可能会采用镇痛药物、化疗或靶向治疗、放疗等方法,但具体什么时候用哪种治疗方法要由患者的医疗团队经过判断,并与患者和患者的家人一起讨论后最终决定。其实,绝大部分癌症引起的疼痛是可以得到控制的,患者对这一点要有信心。

▥▶ 如何治疗癌痛?

癌痛一般以药物治疗为主。明确患者的疼痛原因并给予治疗后,必须对镇痛效果及疼痛的缓解程度予以评价,以便制订今后的治疗方案及用药剂量。

癌痛的药物治疗原则如下:

(1)尽量首选口服给药,方便、安全、易于调整,口服是最主要的镇痛药物的使用方式。

(2)应该有规律地按时给药,而不是等待出现疼痛时再给药。

(3)阶梯式给药,根据世界卫生组织推荐的癌痛三阶梯疗法给药。

(4)用药应该根据患者的情况实现个体化。

(5)注意使用抗焦虑、抗抑郁和激素等辅助药物,从细节方面提高镇痛治疗效果。

▶ 癌痛三阶梯疗法是怎么回事？

癌痛三阶梯疗法是世界卫生组织倡导的行之有效的癌痛治疗原则,分为3个阶梯。

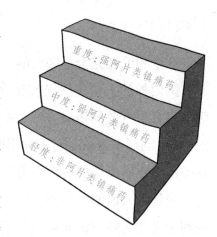

（1）第一阶梯。对轻度癌痛患者使用非阿片类镇痛药，主要药物有阿司匹林、对乙酰氨基酚等,可酌情使用其他辅助药物。

（2）第二阶梯。对中度癌痛患者使用弱阿片类镇痛药，主要药物有可待因或低剂量的强阿片类药物,可与第一阶梯药物合用,增强镇痛效果。根据需要也可以使用一些辅助药。

（3）第三阶梯。对重度癌痛患者使用强阿片类镇痛药,该类药物可用于治疗中度或第一阶梯和第二阶梯药物疗效差的情况，主要药物有吗啡、羟考酮、芬太尼贴剂等,也可酌情配合使用辅助药物。

癌痛治疗的药物必须在医生的指导下、依照国家的有关规定办理一个简单的手续后方可获得。国家规定,凭麻醉性镇痛药物的控释制剂型,一次处方可以拿到15天的量,极大地方便了患者。

▶ 肿瘤晚期是不是一定会出现疼痛？

不一定。虽然疼痛是肿瘤患者经常出现的症状,但是它的发生与所患疾病的种类、疾病发展的特点、患者本人的痛阈等因素有密切关系。有的患者即使出现了肿瘤病灶,也不一定会疼痛,如,肿瘤位于肺内但不靠近胸膜、胸壁;肝脏内肿瘤体积不大;脑部数量不多、体积不大的肿瘤等,这些都不会导致疼痛。但是,一些患者刚诊断出肿瘤就可能会有疼痛,如肿瘤长在神经丰富的地方或有骨转移等。所以,患者不用为可能但还没有出现的疼痛而恐慌,需要做的就是将不适感告诉主治医生。

▶▶ 听说给肿瘤患者的镇痛药物都是吗啡类药物,长期使用会成瘾吗?

这个顾虑是完全不必要的。

国内外的大量实践已经证明,使用阿片类药物(包括吗啡)是目前癌痛患者最有效的镇痛方法,对于晚期患者而言,有时甚至是唯一有效的治疗。癌痛本身就是对阿片类药物成瘾最好的拮抗。癌症患者使用阿片类药物止痛成瘾的病例极为罕见。因此,限制癌痛患者使用阿片类药物止痛是不人道的,也是完全不符合中国现行政策法规的。医疗部门有权利和义务无障碍地向癌痛患者提供充足的止痛药品,特别是阿片类药物。患者也有权利在癌痛出现后的全过程要求医疗部门提供足够的药物止痛。

当然,患者也有义务向医生如实叙述病情,确保镇痛药物只用于个人癌痛的治疗。坚决不准麻醉性镇痛药物流入社会,并按照国家有关规定,应该让患者签署知情同意书。

▶▶ 为什么哌替啶不能用于癌痛治疗?

哌替啶是用于治疗急性疼痛的有效药物,但将哌替啶用于肿瘤患者镇痛,则被视为不合理用药。这是由于癌痛是一种经常存在的慢性疼痛,实验室和临床研究都证明,哌替啶的止痛治疗效果只有吗啡的1/10,但其进入体内的代谢产物的毒性却比吗啡等阿片类药物大很多,经常使用可以造成神经、肌肉、血管的损伤,特别是对老年人的心脏还有一种负性肌力作用,可造成心搏缓慢甚至骤停。显然,在癌痛时使用哌替啶是错误的选择。

▶▶ 有人说,患者如果饿着,肿瘤就不会长了,这种说法对吗?

这种说法显然是错误的。没有证据证明,患者的营养充分了,肿瘤会生长得更快;也没有证据证明,患者的"饥饿疗法"会使肿瘤"饿死"。相反,一些庸医鼓吹的荒谬"营养理论"造成恶果的事例却屡见报端。

随着年龄的增加,老年人各方面的生理功能有不同程度的降低,与饮食相关的胃肠道动力下降和消化液分泌量减少,常使饮食量下降,消化吸收营养的能力降低。老年肿瘤患者在罹患肿瘤后的身心变化常会导致饮食量下降,使机体处于饥饿或半饥饿状态,逐渐营养不良,免疫力下降。世界各国的长期实践都证明,营养不良不仅不会遏制肿瘤的生长,反而会通过消耗机体原本储备的能量快速增长,加剧病程的发展,干扰治疗效果,增加住院时间和住院花费。因此,老年肿瘤患者一定要保证充足的营养,提高免疫力,才能有一个良好的身体底子去对抗肿瘤。

另外,如果患者日渐消瘦,或是饭量大不如前,一定要及时与主治医生或临床营养师沟通,配合医护人员进行必要的营养支持措施。大量研究表明,合理的营养干预能有效提高患者的生存质量,延长患者的生存时间。

▶▶ 年近 80 岁的肿瘤患者身体状况良好,肿瘤手术后仍然迅速恢复,还需要额外补充些什么营养?

虽然患者平时的营养状况良好,但因为老年人的营养状况很容易受损,建议听取医生特别是临床营养师的意见,通过合理的营养风险筛查和营养评估,来判断是否需要额外的营养补充。尤其是消化道肿瘤患者,术后可能较长时间无法恢复正常饮食,一定要相信医生或是临床营养师的判断,进行合理的饮食调整或是营养干预,保证良好的营养状况,促进术后恢复。

对预期生命较短(<30 天)的晚期肿瘤患者,过多的营养补充已经无济于事,不赞同大量补充所谓营养。

▦▶ 如何进行"营养状况评估"? 患者应该做些什么?

营养状况评估是决定是否对患者进行以及如何进行营养支持治疗的必要步骤,患者应积极配合,向医生尽可能准确地说明病史、用药史、体重变化、饮食特点、体能状态、活动能力及对患者进食有影响的各种不适和感觉,如食欲差、偏食、恶心、呕吐、腹泻、便秘、疼痛、焦虑、抑郁等。另外,为综合评估患者的营养状况,可能还需要进行人体成分分析、实验室检查、人体测量、器械检查等,这些检查会有专业人员指导,患者只需要按照要求完成即可。医生将根据患者提供的信息,配合检查结果,进行专业分析,提出适合患者情况的个性化营养支持方案。

▦▶ 如何在家自我判断营养状况?

体重是一种最简单、快速判断自身营养状况的方法。因此,患者应该长期监控自己的体重,确保自己的体重可以稳定维持在正常范围。BMI 可以简单预判患者的体重是否属于正常范围, 其公式为体重(kg)/身高(m)^2。当患者年龄 <65 岁,BMI 应保持在 18.5~23.9kg/m^2;当年龄 ≥65,BMI 可保持在 20~23.9kg/m^2。但对于老年患者而言,如果体重稍微偏高,也不建议为了达到正常的 BMI 而实施减重,因为肿瘤属于消耗性疾病,体内肌肉脂肪储备多一些,对健康是有益处的。每天监测的过程中,如果发现体重无缘由地下降(饮食量没有变,并且运动量没有增加),一定要提高警惕,及时与医生或营养师沟通。

体重测量方法:每日清晨,使用同一台体重秤,空腹,排空大小便后,穿着同样的衣服进行称量。每日做好记录,观察体重的变化趋势。

▶ 哪些患者需要进行"营养支持治疗"？

是否需要进行营养支持，是根据营养风险筛查和营养评估的结果来判断的。住院患者在入院后的 24 小时内，由护士、营养师或医生完成营养筛查工作。如果筛查结果表明患者存在营养风险，则需要进行营养状况评估及营养干预等措施。如果患者并未筛查出营养风险，则需要在住院期间每周重复筛查一次。根据筛查评估结果，对患者的营养状况进行合理的干预。

所以，在住院患者中，营养风险较高的人群，通常是需要营养支持的，这类人群主要有：

（1）老年肿瘤患者。老年肿瘤患者是营养不良的高发人群，严重程度也普遍比年轻人高，并且随着年龄的增长，营养不良的风险越来越大，因此需要格外注意自己的营养状况。

（2）消化道 / 消化腺肿瘤患者。消化道肿瘤包括胃癌、食管癌、结直肠癌等，消化腺肿瘤，如肝、胆、胰腺癌。这类患者因为肿瘤破坏了消化道功能，消化吸收能力因此变差；再加上抗肿瘤治疗的不良反应，导致患者进食量下降。这一系列的生理变化，严重损害了患者的营养状况，增加了营养不良风险。一般来说，上消化道肿瘤患者的营养风险高于下消化道肿瘤患者，但总的来说，消化道 / 消化腺肿瘤患者发生营养不良的可能性非常高。

（3）头颈部肿瘤患者。头颈部肿瘤，如喉癌、口腔癌、鼻咽癌等。头颈部肿瘤患者常发生进食困难，营养不良风险明显高于其他肿瘤类型。

▶ 如何进行营养支持治疗？

营养支持治疗的方法一般分为两类：营养教育和人工营养。对于轻度营养不良或是仅具有营养风险的患者，营养教育是最经济实用的营养干预手段。营养教育包括营养咨询、饮食指导以及饮食调整。通过宣教的方式,改变患者的饮食模式,从而改善其营养状况。

对于中重度营养不良的患者而言,营养教育可能不足以改善其营养状况,则需要人工营养。人工营养即非日常营养膳食的一种营养干预手段,细分为肠内营养和肠外营养。

肠内营养分为口服营养补充和管饲营养。口服营养补充是指通过口服特殊医学用途的食品进行营养补充。这类特殊医学用途的食品富含各种营养成分,比任意一种食物中所含的营养成分更加全面合理,能够迅速帮助患者摄入充足的营养。如果中重度营养不良患者经口进食没有问题,则首先推荐口服营养补充。另一种肠内营养是通过管饲的方法进行营养补充,把喂养管从鼻腔插入消化道(鼻饲管),或是把饲管经过腹壁放置于胃部或空肠(造瘘置管),再通过输注医用营养补剂进行营养补充。对于经口进食困难的患者,管饲营养较为常用。预计短期营养支持的患者建议使用鼻饲管途径,长期需要营养干预的患者则建议造瘘置管。

肠外营养即为通过静脉为患者提供营养素。对于无法经口进食,并且只有当肠内营养无法实施,或即使使用肠内营养和经口进食也无法满足营养需求时,才建议患者使用肠外营养。如果长期使用肠外营养,胃肠道处于不工作状态,会使其消化吸收功能退化。因此,若患者的胃肠道功能有恢复的可能,应尽量缩短肠外营养的时间,一旦胃肠功能恢复,立即停止肠外营养,过渡到肠内营养和经口进食。

▶▶ 放疗期间局部反应明显,无法正常进食,怎么解决放疗期间的营养问题?

放疗通常应用于头颈部肿瘤、食管癌、肺癌、宫颈癌和前列腺癌的治疗,对进食产生影响最常见于头颈部肿瘤和食管癌,由于连续的治疗,局部组织会产生水肿、坏死等变化,这些变化的出现就会影响到患者的进食甚至产生喝水问题。国内外医生目前普遍通过管饲肠内营养,解决患者由于放疗所产生的局部不良反应而无法正常进食的问题。管饲肠内营养包括鼻胃管、鼻肠管、胃肠造瘘管等,这些肠内营养管可根据患者不同的临床病情和个人意愿进行选择。进行管饲肠内营养的患者应该在医院营养科专业人员的指导下进行, 以达到较好的临床治疗效果。放疗结束后,局部反应不会立即消失,为了防止患者出院后无法达到正常的营养摄入需要,通常会建议患者保留营养管 2~3 周,待反应彻底消失后再拔出,开始经口进食。

▐▶ 放疗结束后应如何进行营养调理?

患者在放疗结束后并不意味着自身的营养状态能够马上恢复,因为放疗所引起的口腔溃疡、局部水肿、坏死和器官功能损伤依然存在。这种情况下, 应该在保证患者主食量的同时适当增加高蛋白质和高维生素食物(如,鸡蛋、酸牛奶、豆制品、瘦肉、多种蔬菜、水果)的摄入量,存在放射性炎症的患者还要注意进流食或半流食,如牛奶、鸡蛋羹、米粥、果蔬汁、匀浆膳等,并避免过冷、过热及酸辣等刺激性食物。口腔炎患者还应定期漱口 (如用 1 汤匙小苏打加 250mL 白开水或淡盐水),有助于预防口腔感染。此外,饮食中增加一些滋阴生津的食物,如藕汁、梨汁、橙汁、橄榄、酸梅汤、无花果、罗汉果等。肠道放疗导致放射性肠炎的患者,应尽量避免油腻和油炸食品,以及产气多的蔬果(洋葱、笋、萝卜、韭菜、青椒、葱、甜瓜)、刺激性食物(如,干辣椒、胡椒等)、碳酸饮料等。

▐▶ 患肿瘤以来为什么体力逐渐下降?

患者自发病以来体力逐渐下降的主要原因是肿瘤患者营养及能量需求增加的同时,饮食摄入量却在下降,这种情况经常导致全身肌肉量的减少,尤其是骨骼肌,这是感觉体力下降或者乏力的主要原因。而体力下降也会反过来影响活动度、情绪、食欲等。

▮▶ 老年人患肿瘤后有必要常规补充"营养素"吗？什么时候需要补充？如何补充？

不需要常规补充，主要指对于能够足量进食且进食的种类和数量与正常情况下没有差别或差别不大，并且体重没有下降、没有营养风险的患者。当患者出现饮食量降低并伴有体重下降时，则要高度重视，咨询临床营养师或临床医师，给予个体化营养咨询或治疗。另外，有些癌症，如肺癌、胃癌、结肠癌，在患者发病初期直到就诊时都没有饮食量的改变，体重却在慢慢下降，这是由肿瘤诱发身体产生的高基础代谢和分解代谢亢进导致的，这种状态下推荐补充一些特殊的免疫营养素，可能会改善患者的营养状态和提高临床治疗的耐受性。

对于在患病后饮食量下降的患者，要由医院内的营养师进行专业的膳食史调查，如果持续 3~5 天低于正常进食量的 60%，则需配合饮食进行口服营养补充；如果 3~5 天后饮食配合口服营养补充仍然无法满足 60% 的目标需求量，则建议完全肠内营养；完全肠内营养仍不能满足需求时，则建议部分肠内营养和部分肠外营养；如果患者无法经肠道进食，则建议完全肠外营养。

▮▶ 有人说老年肿瘤患者放化疗不良反应不足 7 天，就会对患者的营养状况产生影响，这样说有道理吗？

确实是这样。其理由是：第一，老年患者由于器官功能和机体营养状态等原因导致化疗产生的不良反应，与中青年患者相比持续时间相对较长，一般情况下不良反应的持续时间超过一段时间（一般是 7 天左右）就会对患者的营养状态产生影响，然而，对于老年患者来讲则可能时间会更短，可能不到 7 天就已经造成了老人的营养不良。第二，老人出现的营养不良程度往往比较重，放化疗对肝、肾功能，骨髓造血功能，消化道等产生的毒性相对较强，患者会出现恶心、呕吐、乏力、情绪低落等临床表现,直接影响患者的进食和消化系统的功能,进而影响患者的营养状态。

▌▶ 膳食指导和口服营养素补充能减轻化疗期间的不良反应吗?

回答是肯定的。化疗期间不良反应的程度与多种因素有关,其中一个非常重要的因素是营养状态。营养状态良好的患者治疗的相关不良反应较小,治疗顺应性增加。许多患者在发病后会被来自网络和社会上宣传的一些不科学的理论所误导,饮食结构和补充剂的选择就会存在误区,如果没有一个正确的膳食指导和口服营养素补充,就会使患者的营养状态下降,降低对化疗的耐受性和依从性,进而加重患者治疗期间的不良反应。反之,患者在化疗期间接受了正确的膳食指导和口服营养素补充则会使患者出现营养不良的机会显著降低。

▌▶ 老年肿瘤患者术前体重下降,对术后的康复有影响吗?如何干预能改善预后?

答案是肯定的。老年人由于生理性改变会出现体重下降,肿瘤本身也是消耗性疾病,所以老年肿瘤患者在接受手术前出现体重下降的情况也是比较常见的。目前的很多研究已经证明,手术之前存在体重下降的老年肿瘤患者出现并发症的概率和住院时间高于未出现体重下降的患者。老年肿瘤患者在术前存在体重的下降只是表面现象,很重要的一个原因是患者营养摄入不足,包括能量摄入不足或某种营养素摄入不足。体重下降的患者在入院之后应该接受营养科医生的营养评估和监测,并结合最新的血液检查结果,才能准确地得知患者目前的营养状况,再根据患者的临床治疗计划制订出具体的营养干预方案。

另有指南建议,针对手术患者,无论营养状况如何,入院前患者最好可以接受肠内或口服营养补充剂,以避免不必要的住院治疗,降低院内感染的风险。

▶▶ **肿瘤术后特别是胃肠肿瘤术后无法足量进食，如何进行营养支持？**

胃肠道术后的患者无法足量进食主要是由于胃肠道解剖结构发生了改变和胃肠道的分泌、消化、吸收功能的下降。针对这部分患者，推荐制作软、烂、细、碎的食物，少食多餐，或者进食预消化食物。对于短期内仍然不能满足营养摄入量，并且体重下降的患者推荐口服营养素补充，也就是说，在患者正常进食的情况之外，经口补充一定量的对机体维持正常功能所需的特殊医学用途食品。补充营养须由临床医师或营养师指导，避免进入迷信保健品的误区，不要相信一些保健品的夸大宣传。

▶▶ **老年肿瘤患者康复期或带瘤生存期推荐什么样的饮食？**

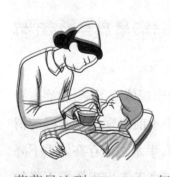

从营养学的角度来讲，根据生理需求和代谢特点，康复期的老年肿瘤患者和普通的老年人的营养需求几乎没有什么区别，但应保证充足的蛋白质摄入。

每日谷类和薯类摄入在 200~400g 为宜，在胃肠道功能正常的情况下可以粗细搭配；蔬菜量达到 300~500g，每天深色蔬菜和叶类蔬菜必不可少，比如紫甘蓝（紫色）、彩椒（红、黄色）、菠菜（绿色）和胡萝卜（橙黄色）；水果推荐摄入 200~300g；动物性食物以"白肉"（鱼、鸡、鸭肉）、蛋、奶为主，也可适当食用"红肉"（猪肉、牛肉、羊肉），但要限制加工肉类的摄入；豆类及豆制品每天建议约摄入 50g；食物油作为烹调油每天控制在 25~50g。

戒酒，避免烧烤、腌制、煎炸、烟熏的食物，不吃发霉的谷类和豆类。目前很多研究表明，在癌症康复期保持健康合理的膳食结构有助于延长患者的生存期。然而，对于荷瘤生存的老年患者，由于体内肿瘤的存在,消化、吸收和代谢营养素的特点也发生了变化,应该在医院营养科医生的建议下保持一个适合于自己的饮食结构。营养科医生要根据患者现在的疾病状态、脏器功能和各项辅助检查的结果,综合制订科学的膳食结构,因此,每一位荷瘤患者的饮食很难完全相同。常推荐荷瘤患者相对高蛋白、高维生素、高纤维素、低精制糖的饮食结构,并定期观察患者的各项辅助检查的结果,做出定期的调整。

▮▶ 肿瘤患者可以吃"发物"吗?

一些患者认为鸡肉、牛肉、海鲜等属于"发物",会刺激肿瘤生长,恶化病情,引起癌症复发,所以不敢吃这些食物。但所谓"发物"是中国古代民间的一种说法,临床营养学及西医医学中并没有这个概念,这类动物食品营养含量丰富,对治疗期及早期康复期患者均非常有益。

▮▶ 甲鱼、排骨等肉汤是不是很有营养?肿瘤患者应该多饮用吗?

很多患者认为汤品,例如,排骨汤、鸡汤、甲鱼汤等,非常有营养,患者应该多饮用。但其实汤中的营养可能还不及原材料的1/10,仅仅含有一些脂肪,以及少量的维生素和矿物质。癌症患者最需要的蛋白质是很难溶于水的,只有非常少量的多肽和氨基酸会溶解在汤里。喝一大碗汤也完全无法满足患者的蛋白质需求。其次,汤也是能量密度很低的食物,而且非常容易让人产生饱腹感,食管癌患者喝了汤不仅没有补充足够的能量,反而可能没有胃口再吃其他食物,非常不利于患者营养状况的恢复。除此之外,肉汤中含有大量食盐和嘌呤,对患者的健康是无益的。因此,建议患者少量饮用汤品,如果喝汤别忘记吃肉。

▮▶ 老年肿瘤患者为什么容易跌倒?

老年肿瘤患者随着年龄的增长,视力、听力、平衡力、感觉及对外界的应激能力等功能有所退化,而且,肿瘤患者不仅因有重病而体弱,还要考虑肿瘤骨转移和脑转移导致的神经运动性障碍,使跌倒更易于发生。有下列情况时应予警惕,加以预防。

(1)记忆力减退,反应迟钝,对险情不能及时发现并做出反应。

(2)老年人平衡控制能力降低,出现走路不协调、站立不稳。

(3)老年人运动系统功能下降,肌力减退,关节灵活性减退,动作缓慢,步态蹒跚。

(4)长期服用降压、降糖、镇静、安眠类药物使老年人跌倒的发生率大幅提高。另外,意外事件的发生,也是老年人跌倒的重要原因。

(5)骨转移,特别是长骨和脊椎骨的转移以及脑转移。

▶▶ 老年肿瘤患者如何预防跌倒?

老年患者应在生活中根据自身的特点做好跌倒的预防工作。平时性急的老人,尤其要放慢生活节奏,如醒后 30 秒再起床,起床后 30 秒再站立,站立后 30 秒再行走,如怀疑有骨转移和肿瘤病灶累及神经系统的老人更应该注意避免体位改变引起眩晕,发生跌倒。老年患者的活动场所要布局合理,清空障碍物,要有明亮的光线照明,设立明显的标识;日常生活中注意穿防滑拖鞋,选择合身的、利于活动的衣裤,避免到人多混杂的场所。在如厕或洗浴时应格外小心,避免由于地面湿滑而发生跌倒。安全用药,在服药期间注意休息,时刻注意要行动缓慢,避免药物原因引起的跌倒。

▶▶ 老年肿瘤患者如何正确使用手杖?

老年肿瘤患者体力较弱,有的因骨骼肌肉神经病灶而行动不便,难免依赖手杖以减轻患侧压力,保护肢体和关节。老年人一定不要逞强,家中应该常备手杖,该使用时就要使用。在使用手杖的过程中,手肘最好能弯曲 20°~30°角,两肩保持水平。用活动灵活的手握住手杖顶端,如,右腿为患肢时,对侧左手拿手杖,使用手杖前系好鞋带、整理好衣服,行走时身体挺直往前看,手杖距离脚大约10cm的地方,走路时,将身体重量放在两条腿和手杖上,让重心转移保持在较小的范围,保持身体平衡,降低能量的消耗。

▮▶ 老年肿瘤患者如何选择输液方式?

目前常用的输液方式有3种:静脉留置套管针输液、经外周静脉穿刺中心静脉置管(PICC)输液和经输液港(皮下中心静脉置管)输液。老年患者由于皮肤松弛,血管弹性变差,脆性增高,血管通透性改变,进行静脉留置针穿刺时容易穿刺失败或引起药物外渗。再加上老年患者新陈代谢减低,致使化疗药物外渗后不能及时代谢清除,使机体损伤更为严重。因此,老年患者最好选择经PICC输液或经输液港输液。

▮▶ 什么是置入式输液港?

置入式输液港又称置入式中央静脉导管系统,简称输液港,是一种可以完全置入体内的闭合式的静脉输液系统。其主要由供穿刺的注射座及静脉导管两部分组成,可经皮穿刺导管置入和切开式导管置入,导管末端位于中心静脉。它的好处显而易见:可以减少穿刺次数,减轻患者的痛苦,减少感染的机会,在紧急情况下可及时实施救治。这一技术已逐渐普及,常用于肿瘤患者长期输注高浓度化疗药物、细胞毒性药物、完全肠外营养液、血制品以及血样的采集等。

输液港的优点在于:

(1)输液港港座埋于皮下,不易被人发现,在输液间歇期不影响日常生活,可洗澡和游泳。

(2)输液港操作简单,且埋于皮下,可降低感染的风险。

(3)可减少静脉穿刺次数,保护了血管,减轻了痛苦,减少了液体外渗的机会,也减少了静脉炎的发生。

(4)使用时间长,可达数年及以上,在紧急情况下可及时实施救治。

▥▶ 置入式输液港的日常注意事项是什么?

输液港置入后至伤口愈合前应避免感染,如减少出汗、避免坐浴等。伤口愈合后基本不影响日常生活,但应避免剧烈的肩胸部运动,避免做重体力工作,防止注射座翻转和导管扭转。置港期间须观察置入部位有无红肿、疼痛等,治疗间歇期每4周应回到医院冲封管一次,做好记录,如有异常应及时告知医护人员处理。

▥▶ 医生建议患者化疗前先行"PICC"。什么是PICC? 有什么用处?

PICC(peripherally inserted central catheter)就是经外周静脉穿刺中心静脉置管,是利用导管从外周手臂的静脉进行穿刺,导管直达靠近心脏的大静脉,避免化疗药物与手臂静脉的直接接触,加上大静脉的血流速度很快,可以迅速稀释化疗药物,防治药物对血管的刺激,因此能够有效保护上肢静脉,减少静脉炎的发生,减轻患者的疼痛,提高患者的生命质量。

PICC的优点在于:

(1)PICC置管时因穿刺点在外周表浅静脉,不会出现血/气胸、大血管穿孔、感染、空气栓塞等威胁生命的并发症,且血管的选择范围较大,穿刺成功率高,穿刺部位肢体的活动不受限制。

(2)可减少因反复静脉穿刺给患者带来的痛苦,操作方法简单易行,不受时间地点限制,可直接在病房操作。

(3)PICC导管材料由特殊聚氨酯制成,有良好的组织相容性和顺应性,导管非常柔软,不易折断,在体内可留置6个月至1年,置管后患者的生活基本不会受到影响。

(4)因导管可直接进入上腔静脉,此处血流量大,可迅速降低液体渗透压,或减少化疗药物造成的局部组织疼痛、坏死、静脉炎等。

▋▶ 老年肿瘤患者携带 PICC 导管应注意哪些方面？

患者要适度抬高置管侧肢体,避免导管随置管侧肢体过度屈曲、外展、旋转而增加对血管内壁的机械性损伤。在输液及休息时避免长时间压迫置管侧肢体,导致血流缓慢。按照出院时的医嘱每周定时返院维护导管,每日观察导管外留刻度以及穿刺部位、肢体有无红肿、酸胀、疼痛、异常分泌物等情况,及时将结果记录于导管维护记录本上,有异常时应及时联系相关科室以便及时处理。避免置管侧肢体提过重物体、外展活动、测血压等。穿衣时先穿置管肢体侧,脱衣时先脱健侧。导管有脱出时不得送回,妥善固定导管,敷料湿、脏、卷边时应及时更换,保持敷料干净、平整并固定妥当。

▋▶ 老年肿瘤患者化疗期间如何预防感染？

化疗造成的骨髓抑制作用对老人更加明显,使老人白细胞降低、机体抵抗力下降,更容易发生感染。因此,老年肿瘤患者应该格外注意在日常生活中预防并减少感染的发生。居室要经常开窗通风,保持空气的流通;避免去人口密集的区域,避免和感染期(感冒、发烧等)人群接触;每日三餐或进食后及时漱口(用清水或绿茶水等);养成良好的个人卫生习惯;注意不吃生食;保证充足的营养的摄入;适度锻炼,提高自身免疫力。

▋▶ 老年肿瘤患者化疗期间为什么要观察记录液体出入量？

老年人肾功能随年龄增加而减退,肾小球滤过率下降。大多数抗肿瘤药物(铂类、甲氨蝶呤、博来霉素等)都是经过肾脏排泄的,肾小球滤过率下降将导致药物蓄积,对肾脏毒性增加,进一步损伤肾功能,导致恶性循环。记录患者的液体出入量(入量包括进食、进水、输液量,出量主要为尿量、引流液量、呕吐物量)是一种简单的衡量肾功能的方法,可以帮助医生及时发现肾脏功能的改变,尽早给予处置,以减少抗肿瘤药物对肾脏的损伤,因此对于老年肿瘤患者而言,记录出入量尤为重要。

▐▶ 老年肿瘤患者为什么比一般人更容易出现压疮、溃破等皮肤损伤?

老年人的皮肤功能随着年龄的增长而逐渐衰退,抵抗外来侵袭的能力随年龄增长而降低,表现为:

(1)皮下脂肪和表皮细胞减少,再生缓慢,组织萎缩、变薄、弹性差;皮肤色素沉着,颜色加深,出现老年斑和老年痣等。

(2)皮脂腺和汗腺减少、萎缩、分泌减少,皮肤表面干燥、粗糙、无光泽,皮屑脱落增多,皮肤调节体温功能降低。

(3)皮下毛细血管减少,血流量降低,影响营养供应。

(4)皮肤的附属感受器减少,对冷、热等感觉反应迟钝。

老年肿瘤患者自主改变体位困难是发生压疮的首要危险因素。疼痛使患者呈强迫体位或被动体位,营养不良也是直接影响压疮愈合的因素。潮湿会削弱皮肤角质层的屏障作用,加大了压疮的风险。同时,老年肿瘤患者感觉反应迟钝,早期发生皮肤压迫时患者不容易感知,从而造成局部组织长时间受压,引起组织缺血、缺氧,容易发生较严重的皮肤问题,甚至坏死。

▐▶ 老年肿瘤患者如何保护好皮肤?

首先要了解老年肿瘤患者皮肤的特点和保护皮肤的重要性,注意个人防护,保持皮肤清洁,定期洗浴;内衣选择质地柔软、光滑、吸湿性强、通气性好的纯棉、麻丝织;衣裤穿着宜宽松,有利于吸汗并减少对皮肤的摩擦;鼓励患者进高蛋白、高热量、高维生素饮食,多选用黄色、橘色和红色的蔬菜、水果,从中摄取维生素 A 和维生素 C,延缓皮肤老化;

加强锻炼,保持愉快的心境。卧床的老年肿瘤患者宜采取相应的护理措施,避免压疮的产生。

▌▶ 老年肿瘤患者如何保持口腔清洁?

老年肿瘤患者由于生理功能的减退,口腔黏膜随着年龄的增长而变薄,弹性减退,唾液分泌减少,容易发生口腔问题,在日常生活中要做好口腔清洁工作。刷牙时选用软毛小头的牙刷;三餐后推荐用牙线清洁牙齿间的残存食物;漱口时选用清水、茶叶水或不含酒精成分的漱口液,也可以用柠檬水或冰水,以利于唾液的分泌;佩戴义齿的老年人,尤其要注意义齿的清洁;必要时遵医嘱进行口腔专科医疗护理,如洗牙和修补。

▌▶ 老年肿瘤患者出现恶心、呕吐的原因有哪些? 如何应对?

老年肿瘤患者因病情的发展如胃肠梗阻或抗癌治疗,服用阿片类镇痛药物等,均可引起恶心、呕吐。此时,要远离油烟及其他异味的环境,消除房间中令患者不快的气味,调整和亲友的关系,营造和谐的养病氛围。症状发作时不要勉强进食;症状缓解时要少食多餐,以易消化、易吸收、清淡温凉食物为宜,不必刻意强调营养;味道以酸、咸为主,可以搭配如酱瓜或酸咸味较重的食物,能起到开胃下饭的作用;避免油炸、过甜等可使恶心感加重的食物;温、冷的食物可以减轻恶心、呕吐,避免同时吃过冷过热的食物,进食不要过快,以免诱发恶心、呕吐的发生。喝水要少量多次,缓慢咽下,避免在进食前一小时内饮水,以免影响进食。确保个人舒适也是减轻恶心、呕吐的重要方面,如宽松的衣物、轻软的被服、口腔清洁、温水足浴,在空气清新、闲适的条件下经常散步、听喜欢的音乐等。当然,根据医嘱合理应用止吐药也是必要的。

▌▶ 老年肿瘤患者缓解便秘的方法是什么?

患者及家属应重视便秘,采取措施积极预防。减轻心理负担,合理安排饮食,多食用富含维生素的新鲜水果、蔬菜及含粗纤维的糙米及全麦食品,避免食用过于精细、肥腻、油炸产气的食物及碳酸饮料,促进肠蠕动,增加饮水量,利于排便。此外,尽可能下床活动或进行床上运动,如按摩腹部、活动肢体等。掌握正确的排便方式,养成每日按时如厕蹲便的习惯,对缓解便秘有一定的促进作用。如已发生便秘或3天以上未排大便则应咨询医生,遵医嘱应用缓泻剂,必要时应通便灌肠。

▐▶ 老年肿瘤患者发热的原因有哪些?

(1)肿瘤性发热。肿瘤自身坏死或分泌致热源。

(2)药物性发热。多见于化疗药物引起的发热,如博莱霉素、平阳霉素等药物。

(3)肿瘤合并感染引起的发热。由癌灶及周围组织合并细菌感染或癌组织阻塞空腔器官,造成引流不畅而继发局部或全身性感染、引起感染性发热。

(4)晚期患者长期营养不良、过度消耗,致使体温调节中枢失去平衡,也会引起发热。

▐▶ 老年肿瘤患者发热时如何应对?

密切监测生命体征变化,特别是体温的变化,体温低于38.5℃可行物理降温,如头部及大动脉处冰袋冷敷或酒精擦浴、温水擦浴等;多饮水,促进代谢产物的排出,发热时间过长者可采取静脉补液,及时补充水分、电解质及营养成分;保证充分的休息,减少机体消耗;做好房间的通风换气,保持口腔及皮肤的清洁。体温持续高于38.5℃可疑合并感染时,及早就医治疗。

▐▶ 老年肿瘤患者出现口腔黏膜炎时如何处理?

放射治疗的剂量及频率与口腔黏膜炎的发生直接相关, 当放疗对黏膜的侵害超过黏膜自身的修复能力时,就会对黏膜造成伤害。一些化学药物会直接伤害患者的口腔黏膜,通常在化疗后 5~10 天会引发口腔黏膜炎。

　　使用生理盐水、无菌用水等含漱是传统的简单有效的口腔护理方法,可以稀释口腔内的有害菌群浓度。要注意使用正确的含漱方法:漱口时将含漱液含在口内,闭上口,然后鼓动两腮与唇部,使漱口液在口腔内充分与牙齿接触,并利用水力反复地冲洗口腔各个部位,使口腔内的细菌数量相对减少,达到清洁的目的。尤其应在早晨起床、饭后半小时及晚上睡觉前进行,每次含漱 3 ~ 5 分钟,让漱口液与黏膜皱襞部位充分接触,保持口腔的洁净。放化疗后的老年患者最好遵照医嘱使用不同的漱口液漱口,如 2% ~ 4%硼酸溶液、1% ~ 4%碳酸氢钠溶液、1% ~ 3%过氧化氢溶液、1%醋酸溶液等。

▐▶ 老年肿瘤患者如何应对癌因性疲乏?

　　首先要营造较为舒适的环境,调整合适的室温,保持环境清洁、通风良好、湿度适宜;建立良好的人际关系,与病友保持联系,进行良好的沟通交流;积极应对工作和生活,适度恢复工作,回归社会;养成良好的饮食习惯,维持良好的营养状况;保持适量的体育锻炼和充足的休息;遵医嘱用药,积极治疗疼痛、贫血、营养不良等症状。

▐▶ 老年肿瘤患者留置胃管期间应注意什么?

　　照护者应学会鼻饲的操作方法:用 50~100mL 注射器在注入食物前先抽吸胃液,确保胃管在胃内,要了解消化情况及有无腹胀、胃潴留等异常,并决定本次注食量(每天 4~6 次,每次总量不超过 200mL),再缓慢均匀注入鼻饲膳食。注射器用后应及时清洗,晾干后备用。

　　家庭自备鼻饲膳食要注意餐具卫生,夏季最好现配现用。鼻饲液营养应搭配合理,以高热量、高蛋白、高维生素、易消化的流质为宜,或可参照出院前的鼻饲液或遵医嘱。注食前需用手背试温,一般为 38~40℃,

注意速度不宜过快,鼻饲时床头抬高 30°~60°,每次注入后均用少量温开水冲洗胃管,以免堵塞胃管,并记录膳食内容及总量。鼻饲后使患者保持半坐卧位 30 分钟,尽量不要翻身或搬动患者;注意观察患者有无呛咳、口唇发绀、咳出胃内容物等症状;避免咳嗽、吸痰,减少呕吐发生。如发生误吸,应立即取侧卧位,头部放低,清除口腔内食物,并立即通知社区医护人员或送入医院处理。

一般胃硅管可每 4 周更换一次。妥善固定鼻胃管,以免牵扯滑脱;对意识不清或躁动不合作者,须预防鼻胃管被拉出,必要时可将患者双手做适当的约束保护;每日注意鼻胃管刻度,若有脱出应通知社区医护人员处理。加强口腔护理,鼓励患者刷牙、漱口,使患者养成良好的卫生习惯,对生活不能自理或昏迷的患者可用棉签给予口腔护理。

▌▶ 老年肿瘤患者留置导尿管期间应注意什么?

照护者应注意保持集尿系统的密闭,妥善固定导尿管,防止导尿管自行脱出;保持患者会阴部清洁,老年患者每日应用消毒液如 0.1% 新洁尔灭等擦洗尿道口及会阴部,多饮水,每日饮水量在 1500~2000mL 或以上,保持每日尿量在 1500mL 左右,以达到机械性冲洗、预防尿路感染的目的。除非患者病情需要,应避免膀胱冲洗。

长期留置者应及时与医院或社区沟通,根据尿液的 pH 值的情况来更换导尿管,若 pH 值 >6.8,每两周更换一次,若 pH 值 <6.7,则每 4 周更换一次。当患者有尿痛、尿急、尿频等尿路感染征兆时,应尽早更换导尿管,可降低相关尿路感染的发生。

▌▶ 老年肿瘤患者肺部感染的常见表现有哪些?

老年肿瘤患者肺部感染的常见表现有呼吸困难、体温升高、咳嗽、痰量增多、痰液性状如颜色和黏稠度较日常发生改变。严重的肺部感染可能出现感染性的休克,表现为四肢湿冷、昏迷等。需要特别提醒的是,不是所有老年肺部感染患者均存在发热症状。

防癌抗癌新媒体科普平台

一、网站

1.中国抗癌协会：

   http://www.caca.org.cn/

2.中国抗癌协会肿瘤防治科普平台：

   https://www.cacakp.com/

3.中国抗癌协会神经肿瘤专业委员会：

   http://www.csno.cn/

4.甲状腺肿瘤网：

   http://www.thyroidcancer.cn/

5.中国抗癌协会肿瘤标志专业委员会：

   http://tbm.cacakp.com/

6.中国肿瘤营养网（中国抗癌协会肿瘤营养专业委员会）：

   http://cancernutrition.cn/ainst-1.0/

7.中国抗癌协会肿瘤心理学专业委员会：

   http://www.hnca.org.cn/cpos/

二、新媒体平台

1.中国抗癌协会官方 APP   2.中国抗癌协会科普平台（微信公众号）

3.中国抗癌协会科普平台（今日头条） 4.中国抗癌协会科普平台（微博）

5.中国抗癌协会科普平台（学习强国） 6.中国抗癌协会科普平台（人民日报）

7.中国抗癌协会科普平台（网易新闻） 8.中国抗癌协会科普平台（新华网客户端）

9.中国抗癌协会肿瘤防治科普平台 10.中国抗癌协会科普平台（人民日报健康客户端）

11.CACA 肿瘤用药科普平台 12.CACA 早筛科普平台

与医生一起
做家庭健康卫士

我们为阅读本书的你，提供以下专属服务

用药指南
随时查询药品说明书
及注意事项

交流社群
寻找一起阅读的
朋友

读书笔记
边读边记，好记性
不如烂笔头

在线复诊
在家中与医生对话，
进行在线复诊

扫码获取健康宝典